Ateliers
RENOV'LIVRES S.A.
2002

GUIDE DES MALADES

AUX

EAUX DE BAGNOLS

(LOZÈRE).

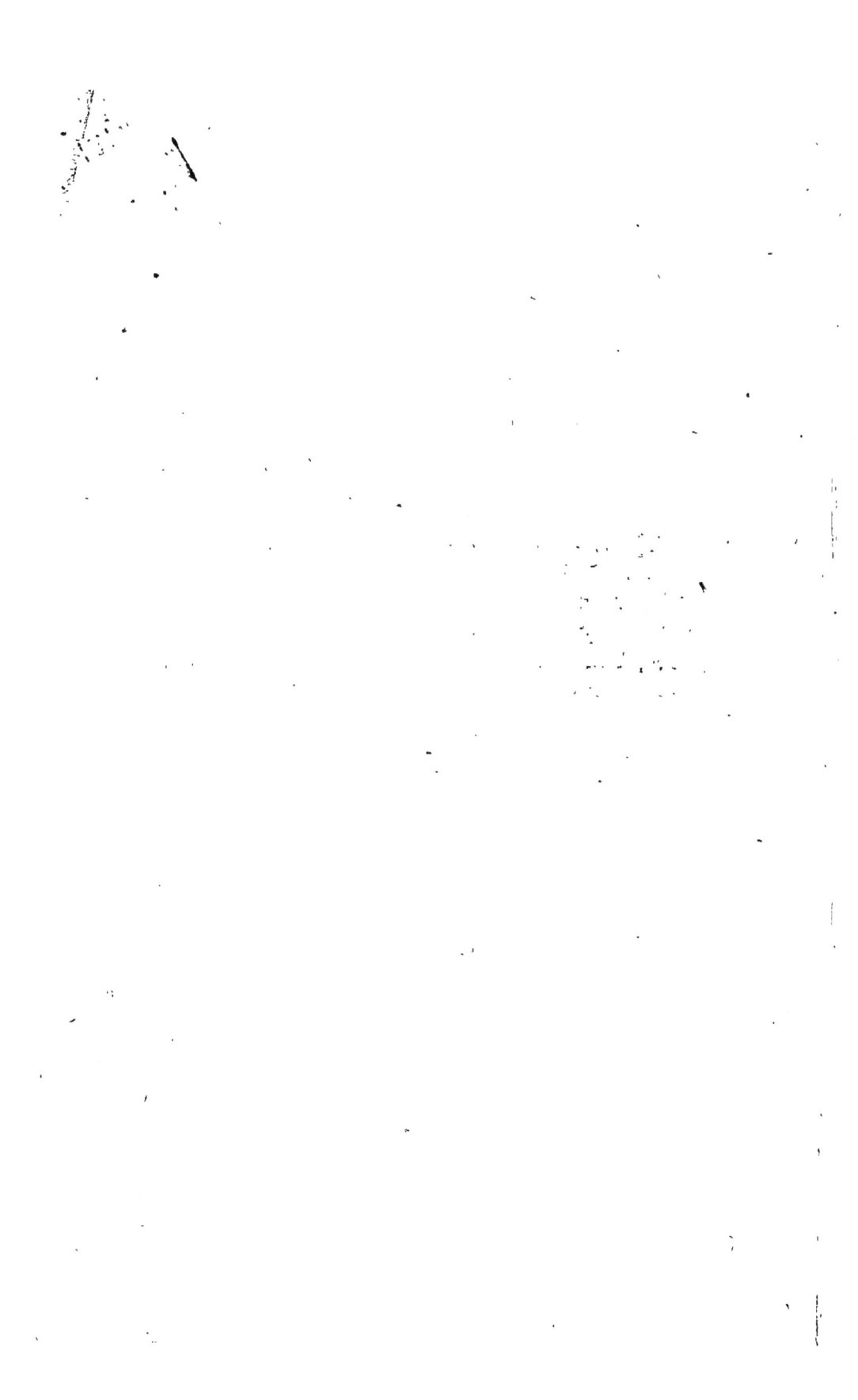

GUIDE DES MALADES

AUX

EAUX DE BAGNOLS

(LOZÈRE),

SUIVI DE

RECHERCHES SUR LES PROPRIÉTÉS PHYSIQUES, CHIMIQUES ET MÉDICALES DE CES EAUX,

PAR

LÉON J. DUFRESSE DE CHASSAIGNE,

Inspecteur en chef,

Lauréat de l'Académie impériale de Médecine en 1852 et en 1855,

Membre correspondant de la Société de Médecine du 1ᵉʳ arrondissement et de la Société d'Hydrologie médicale de Paris.

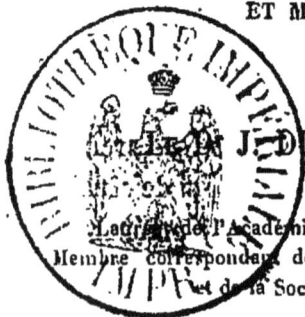

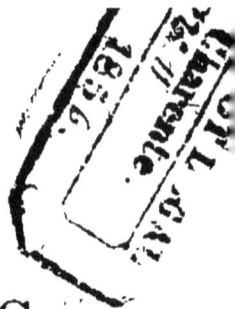

Veritas inter secula progreditur
Et sola nunquam senescit.

———◇———

ANGOULÊME,

LIBRAIRIE DE TH. CHABOT & Cⁱᵉ, ÉDITEURS,

RUE DU MARCHÉ, N. 9.

*À Messieurs les Membres de la Commission des Eaux
minérales de l'Académie impériale de Médecine.*

MESSIEURS,

Dans votre séance du 15 avril dernier, vous m'avez engagé à faire connaître au Corps médical toutes les propriétés des Eaux thermales de Bagnols (Lozère). Surpris, comme vous, que des eaux aussi importantes, les seules sulfureuses chaudes situées au centre de la France et qui n'ont de rivales qu'à Aix et aux Pyrénées, ne fussent pas aussi généralement connues que ces dernières, pendant l'hiver, j'avais déjà préparé la plus grande partie des matériaux nécessaires pour faire le travail long et difficile que je viens, aujourd'hui, soumettre à votre appréciation.

Puissiez-vous, Messieurs, le trouver digne de votre glorieux patronage et le traiter avec la bienveillance que vous avez daigné accorder à mes autres travaux sur les Eaux minérales ; ce sera pour moi la plus douce des récompenses et le plus grand encouragement pour continuer à marcher dans cette voie.

J'ai l'honneur d'être,

Messieurs,

Avec le plus profond respect, votre très-humble et très-obéissant serviteur,

DUFRESSE DE CHASSAIGNE.

INTRODUCTION.

L'utilité des eaux minérales dans les maladies chroniques est incontestable, les anciens en ont fait un grand usage ; le peuple romain surtout, incomparable par son génie, sa force et sa grandeur, avait deviné leur puissance ; aussi leur rendait-il un culte presque divin, en facilitant leur accès par de belles voies, en élevant, partout où il en trouvait, des monuments magnifiques et grandioses, où il envoyait ses vieilles légions se reposer des fatigues de la guerre et guérir les blessures qu'elles avaient reçues dans les combats. Lorsqu'on recherche les causes pour lesquelles ce grand peuple s'était montré si libéral pour les sources thermales, on reconnaît

de suite qu'outre l'usage de bains fréquents nécessités par la chaleur du climat, et l'habitude de
porter sur la peau des tuniques de laine, qui, en
surexcitant cette membrane, auraient pu y déterminer des maladies, les sciences médicales privées
à cette époque de bases solides et livrées à l'em-
pirisme pur, offraient peu de ressources aux
malades, tandis que les eaux minérales leur présentaient, sous une forme agréable et parfaitement
appropriée, des remèdes efficaces contre la plupart de leurs maladies chroniques.

Mais comme si toutes ses créations avaient dû
s'écrouler avec lui et s'ensevelir sous ses ruines,
on n'en retrouve que des vestiges, des restes ou
des débris, bien suffisants cependant pour permettre à l'archéologie de reconstruire leur forme
et leur étendue.

Quant à nous, peuples modernes et régénérés,
si après avoir secoué le joug de la barbarie, conduits par les principes austères et mal interprétés
de la religion chrétienne, nous avons longtemps
négligé les soins du corps pour nous livrer tout
entiers à ceux de l'âme, et laissé tomber en
ruine, sous ce prétexte, les monuments thermaux légués par les Romains, lorsque la civili-
sation a eu repris son empire, et à mesure que
les connaissances humaines se sont étendues,
nous avons tâché de parvenir, non plus par intui-

tion ou par tradition, mais par la science, mais par des recherches et par des analyses longues, difficiles et patientes, à déterminer les propriétés médicales et les applications des eaux minérales, et à leur rendre le culte qu'elles méritent soit par la restauration des anciens monuments fondés près d'elles, soit par la création de nouveaux établissements. Mais jusqu'à ces derniers temps, toutes ces recherches sont en grande partie restées confinées dans la théorie et sont à peine passées dans la pratique. Malgré les écrits de Théophile Bordeu, sur les eaux des Pyrénées et principalement sur celles de Barrèges, la génération médicale, qui existait il y a vingt-cinq ans, asservie au joug de la médecine physiologique, rapportait toutes les maladies à l'inflammation simple, rejetait bien loin les maladies causées par la viciation des humeurs, et ne paraissait pas se douter qu'un jour viendrait où les eaux minérales seraient considérées à juste titre comme l'agent le plus efficace contre la plupart des maladies chroniques. A l'école de Paris, c'est à peine si le professeur Alibert consacrait, chaque année, quelques leçons à donner aux nombreux élèves qui suivaient ses cours, quelques notions sur les principales sources minérales de la France et de l'étranger ; aussi n'étaient-elles fréquentées que par un très-petit nombre de malades riches aux-

quels on les conseillait autant comme distraction
que comme remèdes, lorsqu'on avait épuisé sur
eux, sans succès, tous les moyens pharmaceutiques. Combien de milliers de malades, cependant,
qui auraient recouvré la santé et auraient encore
joui, pendant de longues années, d'une existence
agréable, s'ils eussent pu en faire usage, sont
morts faute d'avoir connu ce moyen si utile, si
héroïque et si doux? Il faut bien convenir aussi
que la plupart des sources minérales, situées au
milieu de montagnes élevées et presqu'inaccessi-
bles, étaient, pour ainsi dire, inabordables, faute
de routes convenables et de moyens de transport faciles, et que beaucoup de malades ne s'y
rendaient pas, parce qu'on redoutait pour eux la
longueur et les fatigues inséparables d'un voyage
toujours pénible et dispendieux.

Mais, aujourd'hui, quelle différence avec le
temps passé. Les médecins de notre époque, af-
franchis de toute doctrine exclusive, se livrent
avec ardeur à la recherche de la vérité. Eclairés
par la physique, la chimie, l'anatomie et l'anatomie pathologique, et ne se fiant plus au mirage
trompeur de vaines théories, mais se fondant sur
l'observation et sur les expériences qui constituent
la seule base solide de toute bonne médecine, ils
ont reconnu l'insuffisance des connaissances médicales actuelles dans la plupart des maladies

chroniques, et ont bien compris tout le parti qu'on
pouvait tirer des eaux minérales pour suppléer
à cette insuffisance et pour guérir certaines maladies rebelles aux divers agents de la pharmacie,
ou pour terminer la cure de maladies incomplètement guéries ou passées à l'état chronique.

Les travaux de M. Bertrand père sur les eaux
du Mont-d'Or, de Charles Petit sur celles de Vichy, de M. Fontan sur celles des Pyrénées et
principalement de Bagnères-de-Luchon ; les
traités généraux sur les eaux minérales de MM.
Isidore Bourdon, Patissier, Boutron-Charlard,
Constantin James, etc.; un nombre considérable
de mémoires et de notices, publiés par des hommes honorables, instruits et consciencieux ; les
comptes-rendus annuels faits à l'Académie impériale de médecine, par le savant docteur Patissier,
l'un de ses membres ; des rapports et des travaux
qui lui sont adressés par les médecins attachés
aux diverses stations thermales ; les publications
mensuelles des sociétés d'hydrologie médicale
de Paris et de Toulouse, rédigées par des hommes distingués, réunissant la théorie à la pratique; les nombreuses analyses faites par de sa-
vants chimistes, tels que MM. Chevalier et O.
Henri, membre de l'Académie, ont considérablement contribué à faire connaître aux praticiens
des villes et des campagnes les grandes ressour-

ces qu'offrent les eaux minérales. Enfin un cours spécial sur la matière, par le docteur Durand Jardel, en initiant de bonne heure la jeunesse des Ecoles aux secrets de la science ; les nombreuses routes de communications qui sillonnent de toutes parts le sol de la France ; des moyens de transport commodes et rapides, une répartition plus générale des lumières et de la richesse, en popularisent chaque jour, de plus en plus, l'usage. Quelques années encore, et sous l'influence de bonnes lois, décrétées par un gouvernement ferme et vigilant ; par les chemins de fer qui s'exécutent partout, par la création de nouveaux établissements et par l'amélioration de ceux qui existent, les distances seront considérablement abrégées, les dépenses diminuées, et ces précieux moyens de guérison se trouveront sinon à la portée de tout le monde, du moins infiniment plus répandus.

Cette utilité des eaux minérales étant donc aujourd'hui généralement reconnue, il est évident qu'il devient de la plus haute importance d'étudier avec soin leurs propriétés les plus saillantes, leurs propriétés similaires, et les formes des maladies dans lesquelles telle ou telle eau minérale convient de préférence ; et de livrer les résultats obtenus à la publicité afin de guider sûrement les praticiens et les malades dans ce dédale et dans le choix qu'ils ont à faire. Cette étudè a plusieurs buts : le premier , de démontrer que , dans telles affections , on trouvera à telle source une amélioration ou une guérison qu'on chercherait vainement ailleurs , ou qui n'y serait pas aussi certaine ; le second, de mettre à la portée du plus grand nombre le traitement par les eaux thermales , en prouvant que telle source placée dans le voisinage peut en remplacer une autre située à une distance éloignée ; le troisième, de démontrer que la même eau minérale ne convient pas à toutes les formes de la même maladie.

C'est ainsi d'une part que les propriétés les plus saillantes des eaux de Bagnols sont : 1o de guérir l'endocardite rhumatismale chronique , maladie qui consiste dans l'endurcissement des valvules des orifices cardiaques , dans le rétrécissement progressif de ces orifices, et se termine généralement d'une manière funeste ; 2o d'avoir une puissance bien manifeste contre les affections de poitrine qu'on ne trouve pas ailleurs à un degré aussi élevé , puissance qui du reste avait déjà été observée par mes prédécesseurs ; je veux parler ici surtout de l'affection tuberculeuse avant, bien entendu, qu'elle ait produit la fonte pulmonaire, car alors il n'est plus possible de refaire des organes détruits.

C'est ainsi, d'autre part, que beaucoup d'eaux minérales possédant des propriétés similaires, mais à des degrés divers, peuvent se suppléer jusqu'à un certain point, et dans certaines limites; que le traitement par les eaux thermales étant généralement dispendieux et que les frais de voyage étant souvent un obstacle à sa mise en usage, s'il existe dans le voisinage une eau minérale susceptible de remplir le même but qu'une eau plus éloignée, il sera utile de faire connaître ses propriétés pour en faire profiter le plus grand nombre. Ainsi, les paysans et les artisans des environs de Vicq-sur-Cire, ou de Saint-Nectaire, ne vont point à Vichy, parce qu'ils ont à leur porte des eaux très alcalines possédant les mêmes propriétés, et dont l'usage leur coûte moins cher; ainsi, une partie des populations de la Loire, de la Haute-Loire, de l'Ardèche, de Vaucluse, du Gard, de l'Hérault, de l'Aveyron, du Cantal et de la Lozère, ne vont que par exception aux eaux des Pyrénées, parce que les eaux de Bagnols peuvent les remplacer.

Lorsque la guérison de certaines maladies ou formes de maladies est indépendante des propriétés spéciales d'une eau thermale, mais dépend seulement de la température de l'eau, de sa force de percussion, de la durée des bains, etc., l'eau ordinaire pouvant donner les mêmes résultats que l'eau thermale, l'hydrothérapie trouvera son emploi.

En troisième lieu enfin, il est important de rechercher les formes des maladies auxquelles une eau minérale doit être appliquée de préférence à une autre ; prenons pour exemple la gastralgie. On lit partout que les eaux de Vichy sont souveraines dans la gastralgie en général, c'est une erreur ; elles sont plus puissantes que les autres eaux contre la forme de gastralgie acide ; mais dans les formes nerveuses les eaux salines faibles de Plombières, Néris, Chaudes-Aigues, etc., sont préférables, et dans les formes atoniques les eaux sulfureuses et ferrugineuses produisent des guérisons qu'on chercherait souvent en vain à obtenir ailleurs.

Cette méthode, que j'ai suivie, n'est pas assurément la plus courte et la plus facile, car elle exige beaucoup plus de travail, de recherches et de soins que les autres, mais elle est la plus sûre, la plus rigoureuse et la plus satisfaisante. Si je n'ai pas réussi à rendre ce travail aussi utile et aussi complet que je l'aurais désiré, j'ai, du moins, la conscience d'avoir dit la vérité (*veritas inter secula progreditur et sola nunquam senescit*), et j'ose espérer que le corps médical me saura gré de mes efforts.

Cet ouvrage est divisé en deux parties : la

première contient trois chapitres. Dans le premier, je donne la description de Bagnols, de ses ressources, de son climat et de ses moyens de communications. Dans le deuxième, je fais l'historique de l'établissement thermal, depuis son origine jusqu'à nos jours, et je décris ses dispositions actuelles et les nombreux moyens de traitement qui y sont mis à la disposition des malades; enfin les sources thermales, et leurs propriétés physiques et chimiques avec les recherches qui me sont propres. Dans le troisième, j'indique et j'apprécie les divers modes d'administration des eaux de Bagnols, leur action physiologique pendant la durée du traitement et les précautions à prendre pendant et après leur usage.

Dans la deuxième partie, je traite des propriétés médicales des eaux de Bagnols. Je donne d'abord, dans un tableau indicatif, les genres de maladies qu'on y observe le plus souvent; puis, dans divers chapitres successifs, je reprends ces groupes et donne, dans chacun d'eux, un nombre d'observations plus ou moins grand, suivant son importance et relatives au genre, à l'espèce et aux formes de maladie dont il est question. Le plus souvent, je place mes réflexions après chaque observation, parce qu'elles sont plus directes; cependant, lorsque

plusieurs observations se corroborant mutuellement sont placées les unes à la suite des autres,
je généralise et j'en déduis des conséquences.

Les chapitres que je signale plus spécialement
à l'attention des lecteurs, sont les chapitres IV,
V, VI et XIII. Dans le premier, on trouvera des
détails intéressants sur une méthode de traitement que j'ai souvent employée avec succès pour
opérer la fonte des ganglions lymphatiques et
obtenir des cicatrices linéaires, à la place de ces
cicatrices indélébiles qu'ils laissent ordinairement après eux. Dans le cinquième, des observations remarquables sur les maladies de poitrine ; le sixième, qui traite du mode d'action
des eaux de Bagnols dans quelques maladies du
cœur, et surtout dans l'endocardite rhumatismale, est entièrement extrait de mes notes.
Enfin, dans le chapitre XIII, on trouvera des re-
marques nouvelles sur le relâchement de la capsule iléo-fémorale, la déformation de la cavité
cotyloïde qui la précède, et la claudication incurable qui en résulte.

PREMIÈRE PARTIE.

Cette première partie comprend la description de Bagnols et de ses environs, celle de l'établissement thermal et de ses sources, leurs propriétés physiques et chimiques, le mode d'administration des eaux thermales et leurs effets. Elle est divisée en trois chapitres.

CHAPITRE PREMIER.

Description de Bagnols, sa situation, ses promenades. — Le quai Moreau. — Le vallon de la Bessière. — La vallée et le village de Chadenet. — La promenade du bout du monde. — Saint-Julien. — Le tunnel et les ruines du château du Tournel. — Ancienne route de Mende. — La Loubière. — Climat de Bagnols. — Productions. — Moyens de communications.

———

ARTICLE PREMIER.

Bagnols.

Situé seulement à quelques lieues de Mende, chef-lieu du département de la Lozère, bâti en amphithéâtre sur la rive gauche du Lot, au pied de la Pervenche, montagne qui est une suite et une dépendance de la Lozère et de la chaîne des

Cévennes, le village de Bagnols où sont les thermes de ce nom, vu du Pont-Neuf et de la nouvelle route, paraît encadré dans un lit de verdure, et présente, au voyageur, un aspect des plus agréables et des plus riants, bien différent de ce qu'il est en réalité. Il est composé d'une centaine de maisons dont la plupart mal construites avec des moellons plats en schyste noirâtre, mal aérées et d'une propreté très-équivoque, logent une population d'environ 400 habitants, qui, je me hâte de le dire, presque tous adonnés aux travaux des champs, n'ont aucun rapport avec l'établissement et les hôtels qui l'entourent, car ceux-ci occupent l'extrémité sud du village qui s'étend vers le nord; l'ancienne route de Mende ainsi qu'une rue montueuse, étroite et mal pavée, le traversent dans toute sa longueur. Outre l'établissement thermal, on n'y rencontre, en fait de monuments, qu'une église souvent beaucoup trop petite pour contenir les fidèles qui s'y pressent pendant la saison des bains, et dont la construction n'a rien de remarquable. Cet état d'infériorité du village de Bagnols, était dû, sans nul doute, à l'absence de communications qui, jusqu'à ces derniers temps, en ont fait un lieu d'un accès difficile; mais aujourd'hui qu'il est traversé par une magnifique route qui relie Mende avec Nîmes en passant dans la vallée, sur la rive droite du Lot, après l'avoir coupé par un beau pont, Bagnols, qui est ainsi devenu le lieu de passage de toutes les messageries, et de tout le commerce, aura bientôt subi une transformation complète. Déjà quelques maisons ont été construites le long de la nouvelle voie, et plusieurs particuliers s'apprêtent à en édifier d'autres. La population a donc une tendance manifeste à se déplacer, et à se porter vers ce nouveau point.

Parmi les hôtels, le grand hôtel des Bains, encore appelé la grande Auberge, bâti au-dessus de l'établissement thermal, l'hôtel du Midi, plus récemment construit sur la rive gauche du Lot, l'hôtel Lacombe, et les hôtels Bouchet et Bégon sont les plus remarquables et ceux où descendent les baigneurs les plus riches. Cinq ou six auberges secondaires reçoivent plus spécialement la classe des laboureurs et des artisans. Toutes ces maisons réunies peuvent loger aisément cinq à six cents malades à la fois; on y trouve des pensions et des tables d'hôtes à tout prix, ce qui permet à chacun d'y dépenser en raison de sa position ; le plus élevé est de 6 fr. pour les hommes et de 5 fr. pour les dames par jour pour la table et un logement confortable. Chaque hôtel a son salon de réunion, mais le plus vaste et le plus beau, est celui du grand hôtel des Bains; aussi, est-il celui que fréquente, habituellement, la société la plus élevée qui se rend à Bagnols, et cette partie des baigneurs pour lesquels les distractions sont un accessoire indispensable du traitement. Le jour, il sert pour la lecture, et le soir il est animé par une réunion brillante.

On trouve, à Bagnols, plusieurs cafés vastes et bien tenus, pourvus de billards et d'objets de consommation très-variés et d'excellente qualité; ils sont fréquentés par tous les malades et principalement par les plus infirmes qui ne peuvent se livrer facilement à l'exercice de la promenade.

La vallée dans laquelle le village de Bagnols se trouve encaissé, est étroite et tortueuse au sud, elle s'élargit vers l'est en se soudant au vallon de La Bessière, et vers le nord en tombant dans la vallée de Chadenet. Elle est parcourue, dans toute son étendue, par le Lot dont la rapidité est considérablement adoucie par ses replis tortueux. Les barrages, que les propriétaires riverains font dans son lit, de distance en distance, pour employer ses eaux à l'arrosement de leurs prairies, donnent lieu à des chutes qui, en tombant d'un à deux mètres de hauteur sur de grosses pierres, se divisent et produisent une écume blanche et mousseuse ; cette rivière et ses affluents sont bordés de prairies excellentes, et d'une grande quantité de peupliers, de frênes de coudriers et de bouleaux dont la végétation est luxuriante, et dont l'ombrage épais, entretient une fraîcheur délicieuse qui permet aux malades de se promener pendant les moments les plus chauds de la journée.

Malgré l'élévation du mamelon qui fait face au village, sa pente douce permet aux regards de s'étendre assez loin, d'embrasser quelques points de vue agréables, et de le gravir sans trop de fatigue pour jouir, à son sommet, du spectacle admirable que présente au loin, dans ce pays de montagnes, un terrain tourmenté, entrecoupé de plaines, de vallées et de croupes plus ou moins élevées.

Les montagnes qui entourent Bagnols le préservent des vents du nord et du midi, de l'extrême chaud et de l'extrême froid, et, par conséquent, des maladies qui naissent sous leur influence; quelquefois cependant, lorsqu'ils s'engouffrent dans la vallée, ils y règnent avec une violence extraordinaire, et s'ils s'accompagnent d'ouragan, ils peuvent y produire de graves accidents. Les habitants de Bagnols se souviendront longtemps de l'épouvantable ouragan du 9 juillet 1855, pendant lequel une quantité énorme d'arbres ont été brisés ou arrachés sur les bords du Lot, et dans le vallon de La Bessière, des toitures soulevées et emportées au loin, une vaste remise et une maison, situées sur le bord de la route, entièrement renversées et des planches transportées sur la montagne à plusieurs kilomètres de distance.

Promenades de Bagnols.

La nature a beaucoup fait pour Bagnols. Dans une circonscription de quelques centaines de mètres, il serait facile d'y créer, à peu de frais, des jardins anglais avec pelouses, allées sinueuses, massif, ombrages frais, cascades, jets d'eau, kiosques et chalets. Au bout de la terrasse de l'établissement, ombragée par un ormeau séculaire, se trouve une vaste et belle prairie qui, bordée d'une part, par le Lot et ses arbres touffus, et de l'autre par l'ancienne route de Mende, serait éminemment propre à cet objet. Derrière l'hôtel du Midi, se trouve également comprise, entre l'hôtel et la route neuve, une grande prairie qu'il serait facile de convertir en promenade, tandis qu'une minime partie, constituée par deux allées dont une est bordée d'églantiers, est seule à la disposition des baigneurs. Un peu plus loin, par delà la route neuve, se trouve encore un vaste terrain destiné à la culture, et un coteau en pente douce peuplé de genêts et de quelques arbres épars, où il serait facile de tracer des sentiers et de faire quelques plantations et décorations qui auraient bientôt changé son aspect aride en promenade agréable.

Du reste, en l'absence de ces embellissements intérieurs, qui seraient un moyen de distraction et d'attraction de plus pour les malades, les beaux sites et les buts de promenade ne manquent pas, soit aux portes de Bagnols, soit dans ses environs. Je vais indiquer les principaux.

§ 1er. *Quai Moreau.*

Le quai Moreau, ainsi nommé, parce que sa construction est due au préfet de ce nom, dont la sollicitude pour les établissements de bienfaisance du département a laissé de précieux souvenirs, s'étend depuis la façade de l'hôtel du Midi jusqu'au Pont-Neuf en longeant la rive droite du Lot, le traverse et revient vers l'établissement, en se repliant sur lui-même et en suivant la rive gauche de la rivière. Cette promenade large, spacieuse et de plain-pied, offre donc la forme d'un fer à cheval, ou d'une ellipse;

elle est protégée contre les ardeurs du soleil par l'ombrage des arbres qui bordent le Lot, il ne lui manque que quelques bancs placés de distance en distance.

§ II. *Vallon de La Bessière.*

Si vous suivez le quai Moreau en partant de l'hôtel du Midi, après avoir dépassé le Pont-Neuf, vous trouvez le pont Notre-Dame sur lequel est bâtie une petite chapelle, où le curé de Bagnols dit une messe, le jeudi de chaque semaine, pour la guérison des malades ; cette chapelle, dont sainte Enimie est la patrone, est beaucoup trop petite pour contenir les fidèles qui font dire des messes. De là, en tournant à droite, vous arrivez sur le bord du ruisseau de La Bessière, à son point de jonction avec le Lot, et, après l'avoir traversé, vous pénétrez dans le délicieux vallon du même nom, compris entre deux montagnes qui s'élèvent en amphithéâtre. En suivant le sentier qui longe la montagne de gauche, vous découvrez, à droite, une prairie magnifique arrosée par le ruisseau qui circule sous une épaisse voûte de feuillage formée par les arbres qui bordent ses rives. Au bout de quinze à vingt minutes de marche, vous découvrez, à droite et à mi-côte, la champêtre habitation de La Bessière à laquelle on parvient en passant sous un pont qui conduit à une belle avenue. Vous pouvez y entrer avec la certitude d'y être bien accueilli par le fermier qui s'empressera de vous offrir d'excellent lait de vache ou de chèvre. En continuant à suivre le vallon, vous parvenez au petit château de Villaret, dont l'architecture ne présente rien de remarquable. Il est situé dans un site agréable quoiqu'un peu sauvage. Mais ses dégradations successives en amèneront promptement la ruine, si des réparations convenables ne viennent l'arrêter. Il a été habité, pendant ces dernières années, par une jeune femme qui née, sans doute, sous l'invocation de Diane, était célèbre dans le pays par sa passion pour la chasse; souvent on l'a vue parcourir d'un pied léger des sentiers difficiles, gravir avec agilité des montagnes à pic, éviter avec adresse les précipices suspendus sous ses pas, et poursuivre le gibier avec une ardeur toute virile jusqu'à ce qu'elle eût réussi à le faire tomber sous ses coups meurtriers.

Les malades atteints d'affections de poitrine feront bien de choisir ce vallon pour but de promenade et d'aller se reposer sous les pins séculaires qui couvrent les flancs des montagnes; à l'abri du vent de nord ils pourront respirer, plu-

sieurs heures par jour, les émanations balsamiques et résineuses qu'ils répandent autour d'eux
et qui sont si salutaires contre leurs maladies.

§ III. *Vallée et village de Chadenet.*

Cette vallée, à laquelle on parvient en suivant
la route impériale de Bagnols à Mende, est située
à une demi-heure de l'établissement; elle fait
suite à celle de Bagnols, dont les montagnes,
en s'abaissant en pente douce, pour aller se terminer au Cosse, permettent à la vue de parcourir
une plaine vaste et fertile, véritable oasis, couverte de céréales de toute espèce et de gras pâtu-
rages. L'œil se repose avec plaisir sur le paysage
ravissant que présente le bourg de Chadenet
resserré entre le Lot et la montagne de l'est à
laquelle il est adossé, et presque enseveli sous
les touffes de verdure des bois qui l'entourent,
et des arbres qui bordent la rivière. C'est la promenade favorite des baigneurs, surtout après le
dîner, et le rendez-vous des chasseurs après la
moisson; le lièvre, la caille et la perdrix y abondent et dédommagent amplement les Nemrods
modernes de leurs fatigues. Les habitants du
village sont affables envers les étrangers, qui
trouvent chez eux un abri contre les chaleurs du

jour, et d'excellent laitage pour se restaurer. En continuant à s'avancer sur cette route, on rencontre quelques lieux pittoresques et dignes d'attention, tels sont : Sainte-Hélène, Nojaret, patrie de l'illustre Chaptal, et Badarous.

§ IV. *Promenade du Bout du Monde.*

Si, au lieu de diriger vos pas vers le nord, vous suivez la route impériale en sens contraire, vous trouvez, aux portes de Bagnols, la *Promenade du Bout du Monde* qui, placée sur la rive droite du Lot, consistait en un sentier solitaire, obscurcie par le feuillage épais des arbres, et propice aux rêveries. Autrefois très-suivie, elle est à peine fréquentée aujourd'hui, car elle a été presque entièrement détruite par la route nouvelle, et son accès est difficile. Ne la regrettez pas, jeunes filles au sourire mélancolique, car ces frais ombrages, qui vous plaisaient tant, récelaient une fraîcheur et une humidité perfide qui ont été funestes à plus d'une faible poitrine.

§ v. *Saint-Julien, le tunnel, les ruines du château du Tournel.*

Plus loin, toujours en suivant la même direction, vous apercevez, environ à cent pas de Saint-Julien, entre le mur de soutènement de la route et la rivière, un bloc de pierre calcaire et granitique de forme pyramidale et d'au moins trente mètres d'élévation, qui a été l'objet d'une touchante légende, puis Saint-Julien lui-même, bourg coquet et mignon, situé à une demi-heure de Bagnols. En arrivant près de lui, le Lot toujours entouré de verdure et de frais ombrages, s'éloigne et se rapproche tour à tour, l'enlace dans ses replis tortueux, le baigne, le caresse de son onde pure, et paraît fuir avec regret cette presqu'île fertile et délicieuse. La vieille église romane de Saint-Julien en est le seul objet remarquable, c'est une des plus grandes et des plus belles du pays.

Si vous n'êtes pas trop fatigués, vous continuerez votre route, et, après une heure de marche, vous arriverez à un tunnel de 250 mètres de longueur creusé dans l'épaisseur d'une montagne de granit qui porte sur ses flancs les belles ruines du château du Tournel. Depuis l'établissement des chemins de fer les plus beaux tunnels n'offrent rien de curieux ; mais les ruines des vieux châteaux, tout le monde les aime ; elles réveillent tant de souvenirs dans nos cœurs, elles rappellent cette grande époque de la féodalité, ces combats sanglants soutenus par de preux guerriers, et ces brillants tournois où de braves chevaliers excités par la présence de nobles et belles châtelaines, risquaient leur vie pour un sourire de la dame de leur pensée et pour recevoir, de ses mains, le prix de la victoire.

Traversez donc ce tunnel, mais ne vous y arrêtez pas si vous êtes animés, car sa fraîcheur est telle que vous y prendriez mal, et contemplez avec admiration ces tours élancées, qui, assises comme des sentinelles avancées au sommet d'une montagne escarpée, dominent les deux côtés de la vallée ; gravissez le sentier qui y conduit et vous pourrez examiner à votre aise l'intérieur de ces tours, les restes de la chapelle assez bien conservés, et ces oubliettes où tant de malheureuses victimes ont exhalé leur dernier soupir en présence de Dieu seul, leur divin Créateur et leur unique consolateur, dans ces obscures et profondes entrailles de la terre.

§ VI. *Ancienne route de Mende à Bagnols.*

Avant que la nouvelle route par la vallée du Lot fût établie, on se rendait de Mende à Bagnols, par une voie qui traversait la montagne du Cosse, passait par le village du Bouchet, et, de là, parvenait à Bagnols en suivant les sinuosités d'un ravin étroit et profond parcouru par un petit ruisseau.

La promenade, dans cette direction, présente aux baigneurs quelques avantages; encaissée entre deux montagnes élevées où l'on peut marcher sans fatigue, également à l'abri des vents du nord et du sud, la température y est presque toujours douce et uniforme; ce n'est qu'après une marche d'une demi-heure à trois quarts d'heure qu'on commence à découvrir quelques jolis paysages. Après avoir passé la maison brûlée on voit se dérouler, devant soi, une vaste et belle prairie dominée à gauche par une immense forêt de pins et de sapins qui communique, à l'air des environs, une forte odeur balsamique et résineuse. Cette forêt dépend du domaine de la Loubière dont on aperçoit, à l'extrémité de la prairie, le château bâti à mi-côte au milieu des terres,

A quelques centaines de pas plus loin, se trouve le joli village du Bouchet, construit sur la croupe d'une éminence de laquelle la vue s'étend au loin dans toutes les directions; des terres excellentes, et de belles prairies sont son apanage.

Il est à regretter que la belle forêt de la Loubière ne soit pas plus rapprochée de l'établissement thermal, car les malades à poitrine faible pourraient y respirer un air encore plus chargé d'émanations balsamiques et résineuses que dans le vallon de La Bessière.

Dans de fréquentes excursions que j'ai faites dans cette contrée, je me suis souvent informé si l'on rencontrait beaucoup de poitrinaires parmi les habitants, il m'a toujours été répondu, par les personnes les plus âgées, que la phtisie pulmonaire y était fort rare et à peine connue, malgré la vivacité de l'air et la longue durée de la neige et du froid pendant l'hiver.

Beaucoup de sites mériteraient encore une description particulière. Ceux qui seront avides d'un beau spectacle, pourront gravir la Lozère et de son point le plus élevé qu'on désigne sous le nom de Pic de l'Aigle, découvrir sous leurs pas, par un beau soleil levant, des royaumes analogues à ceux que Satan fit voir à Jésus-Christ du haut de la montagne où il le conduisit. Tels sont la Méditerranée, les Alpes, les Pyrénées, les plaines du Languedoc, la chaîne des Cévennes, du Cantal, du Forez et du Mont-d'Or.

ART. III.

Climat de Bagnols.

Le climat de Bagnols quoiqu'assez rude est un des plus doux de l'arrondissement de Mende. Sa latitude est de 44° 30', et sa longitude de 1° 25' 42". Malgré son élévation à 860 mètres au-dessus du niveau de la mer, on y voit rarement de la neige avant la fin de novembre, ou le 15 décembre, alors qu'elle couvre déjà, depuis quelque temps, les montagnes environnantes, et les plaines et les plateaux qui les dominent. La végétation ne commence guère à secouer l'engourdissement de l'hiver que vers la fin d'avril, ou dans les premiers jours de mai, époque à laquelle les arbres fleurissent et se couvrent de feuilles avec une rapidité surprenante; les prairies s'émaillent de fleurs, les chants des oiseaux se font entendre dans les vallons, et les seigles qui constituent la principale culture en céréales du pays, garnissent de verdure les flancs arides et dénudés des montagnes environ-

nantes. Vers la fin de ce mois, on n'éprouve plus
que quelques fraîcheurs, le matin et le soir ; la
chaleur déjà très-forte dans le courant de la
journée, invite les malades à venir se délecter à
ces sources sulfureuses si salutaires aux phtisi-
ques languissants, ainsi que le dit Sidoine Apollinaire, dans sa lettre à son ami Aprus. C'est
aussi vers cette époque que les nombreux trou-
peaux du Languedoc commencent à monter sur
les montagnes pour paître, durant tout l'été,
l'herbe fine et les plantes aromatiques qui les
couvrent et qui donnent aux chairs de ces ani-
maux le goût exquis qui les fait rechercher au
loin. Les mois de juin, juillet, août et septembre,
y sont généralement doux, chauds et propices
à l'usage des eaux thermales. Cependant, la
fraîcheur de l'air y est quelquefois entretenue par des pluies abondantes jusqu'au 15 juin ;
pendant l'été, la température la plus élevée du
milieu du jour est de 35° centig. et la moins
élevée de 14 à 15°, mais cette dernière est excep-
tionnelle et ne se montre qu'après les orages et
les pluies torrentielles qui ont assez fréquemment lieu dans tous les pays de montagnes où
les nuages, peu élevés, et chargés d'électricité
contraire se rencontrent plus facilement, ce qui
donne lieu à des décharges électriques qui paraissent d'autant plus fortes et plus bruyantes

qu'elles sont plus rapprochées et sont répétées par les échos du voisinage. Les eaux qui s'écoulent de toutes ces pentes rapides dans le Lot, grossissent considérablement son volume, et lui donnent une couleur d'un rouge bistre ou rousse, produite par la dissolution des terres qu'elles entraînent. Les malades, dont la peau est devenue très-impressionnable, se montrent fort sensibles à cette fraîcheur humide de l'atmosphère qui, du reste, n'est que passagère; les extrêmes températures que j'ai observées dans le même jour ont été de 8 degrés à 4 heures du matin, de 35° de midi à 2 heures, et de 14 à 15° de 9 heures à minuit, le 14 juillet 1854. La hauteur de la colonne barométrique, dépasse quelquefois 80 centim., d'autres fois elle s'abaisse à 60 ; cet abaissement considérable est ordinairement le signe précurseur d'un orage. La hauteur moyenne est de 68 à 69 centim.; de ces observations météorologiques il est facile de tirer les corollaires suivantes qui seront utiles aux malades des divers pays qui fréquentent Bagnols :

1° Ceux qui habitent des pays froids, humides ou brumeux, où la température commence à se refroidir dès le mois de septembre, comme le Cantal, la Haute-Loire, la partie élevée de la Lozère, du Gard et de l'Aveyron, et qui seront atteints de maladies internes où les sueurs sont

utiles devront venir de bonne heure, c'est-à-dire,
dans les mois de juin et de juillet, parce que les
eaux, rendant la peau très-souple et très-perméa-
ble, en dissolvant la matière qui y fait adhérer
les feuillets les plus superficiels de l'épiderme et
la matière sébacée qui en oblitère les pores,
celle-ci laisse échapper longtemps encore, après
l'usage des bains, une sueur plus ou moins abondante qui débarrasse peu à peu, et sans danger,
le sang de ses parties impures, et que cette
sueur est favorisée par une température chaude
qui existe encore dans ces pays du 15 juillet à la
fin d'août; en venant plus tard, ils s'exposeraient
à ne pas jouir de cet avantage et à n'obtenir des
eaux qu'un bénéfice très-éventuel.

2° Ceux au contraire qui habitent les pays
chauds où la température se maintient douce
pendant tout le mois d'octobre, pourront s'y
rendre jusqu'à la fin de septembre, parce qu'à
leur retour chez eux, ils retrouveront une chaleur assez forte pour que la sueur se continue
encore longtemps après.

3° Les personnes atteintes de maladies acci-
dentelles et indépendantes d'un vice interne,
telles que fractures douloureuses, entorses, luxations, etc., pourront y venir pendant toute la
saison, et choisir le moment qui leur paraîtra le
plus opportun.

ART. IV.

Productions.

En fait de céréales, le pays produit surtout le seigle, le froment et les diverses céréales, dans la vallée de Chadenet et sur quelques parties du territoire de Saint-Julien; le Lot fournit beaucoup de truites excellentes, le mouton et le veau y sont très-bons, le gibier abonde dans la saison; le vin qu'on y boit est tiré du Vivarais, les fruits et les légumes y mûrissent tard, mais le voisinage du Midi, et les facilités de communications sont telles qu'on peut y suppléer aisément, aussi les tables y sont-elles généralement bien servies, et pourvues de mets nombreux et variés.

ART. V.

Moyens de communications.

Il est nécessaire de les indiquer avec soin, car il y a vingt ans, à peine, que Bagnols était d'un accès très-difficile, et ne devait qu'à la réputation bien méritée de ses eaux thermales, le grand concours de malades qui les fréquentait. Beaucoup de personnes s'imaginent qu'il en est sans doute encore ainsi, et vous auriez beaucoup de peine à persuader aux Parisiens, que la Lozère n'est pas un pays sauvage et désert, dans lequel on ne peut voyager sans courir, à chaque instant, le risque d'être englouti, avec voiture et chevaux, dans des précipices affreux; de mourir de faim et de soif, sans pouvoir trouver une source pour se désaltérer, une auberge un peu propre pour se restaurer, et de servir de proie aux bêtes féroces, aux corbeaux et aux vautours, comme les chameaux abandonnés par les caravanes au milieu, des sables brûlants du grand désert. Mais qu'ils se rassurent; si jamais il leur prend envie de visiter ce pays, ils verront que la faulx révolutionnaire qui a promené son niveau sur toute la France, a nivelé la Lozère comme les autres départements, et que, tout en conservant un type à part, dû à la configuration du sol, à sa nature et à sa constitution géologique, l'habitude de vivre sous une administration civile, judiciaire, politique et militaire identique pour toute la France, y fait retrouver, à peu de modification près, ce qui existe sur les autres points du territoire.

Depuis 1830 elle a été percée de belles et bonnes routes qui permettent de la parcourir sans danger dans tous les sens; la plus importante traverse le village de Bagnols, et lui assure, désormais, des communications faciles et rapides avec toutes les autres parties de la France.

Cette nouvelle route qui, de Mende à Bagnols, a vingt kilomètres, suit la belle et pittoresque vallée du Lot. En partant de Mende, elle marche en plaine jusqu'à Badarous, d'où elle arrive en pente douce au pied d'un monticule qu'elle franchit par deux contours en zig-zag, descend par une rampe insensible jusqu'au joli village de Nojaret, laisse sur la gauche, sa riante vallée, franchit le Lot, remonte, en suivant une pente régulière, jusqu'à deux kilomètres au-dessus de Sainte-Hélène, et parvient en plaine jusqu'à Bagnols; ce trajet se fait en deux heures et demie. De Bagnols elle se rend à Villefort, puis à Alais, où elle se soude avec les chemins de fer qui conduisent à Nîmes, Montpellier, Avignon et Marseille. Sa largeur est régulièrement de douze mètres comme celles des routes impériales; enfin elle est bordée de parapets suffisamment élevés partout où il a paru nécessaire d'en construire. Aussitôt que la route a été livrée au public, un service régulier de messageries s'est établi entre Alais et Mende par Villefort et Bagnols. Ces messageries, ainsi que le courrier qui fait le service des dépêches, transportent tous les voyageurs du Midi. L'année dernière, ce service établi, pour ainsi dire à l'improviste, a été fait avec de mauvaises voitures et de mauvais attelages, aussi fallait-il douze heures pour faire les 65 kilomètres qui séparent Allais de Bagnols, et souvent coucher à Villefort pour n'en repartir que le lendemain. Mais aujourd'hui que la route, durcie par le temps et par le passage continuel des charrettes, est bien roulante, une bonne voiture pourvue de relais convenables, concordant avec l'arrivée du chemin de fer de Nîmes qui a lieu à 10 heures 50 minutes du matin, pourrait faire ce trajet direct en 7 heures et arriver à la station thermale à 6 ou 7 heures du soir. D'ici à quelque temps le tronçon de chemin de fer d'Alais à Bessèyes, en cours d'exécution, permettra d'effectuer le le trajet en cinq heures.

D'où il résulte :

1º Qu'on peut arriver des principales villes du Midi à Bagnols, savoir de Nîmes,   en 9 heures.

De Montpellier,   en 10

D'Avignon, Arles, Tarascon, Beaucaire,   en 11

De Marseille et autres lieux,   en 14

2º de Paris par le chemin de fer du centre qui va jusqu'à

Lampde en quatorze heures, et de Lampde à
Mende par Saint-Flour et Saint-Chely en quatorze
heures,   en 28 ou 30 heures.

   3º Du Puy à Mende,   en 10

   Du Puy directement à Bagnols
par Langogne, deux fois par semaine,   en 10

   De Saint-Etienne par le Puy,   en 20

De Lyon   par Saint-Etienne et
        le Puy,   en 23
       par Avignon, Nîmes
       et Alais,   en 18 ou 20

   De Rhodez à Mende,   en 10

ART. VI.

Saison des eaux.

Les eaux se prennent, ordinairement, du 1er juin
à la fin de septembre. Mais, pour choisir entre ces
deux limites extrêmes, il faudra tenir grand
compte de la température du pays habité par les
malades; à l'article climat de Bagnols, j'ai donné,
à ce sujet, les indications les plus détaillées.
(Voir p. 20.)

CHAPITRE II.

Description de l'établissement et des sources thermales
de Bagnols.

ARTICLE PREMIER.

Description de l'établissement thermal de Bagnols.

L'établissement thermal de Bagnols, situé à l'extrémité sud du village, entre la rive gauche du Lot qui baigne les pieds de sa façade et la montagne Pervenche très-rapide en cet endroit, est constitué par un vaste bâtiment dont le rez-de-chaussée est, tout entier, consacré à l'usage des eaux, tandis que les étages supérieurs sont occupés par le grand hôtel des Bains.

§ I. *Historique de l'établissement de Bagnols.*

L'origine de cet établissement se perd dans la nuit des temps; tout prouve que, depuis un temps immémorial, ses eaux ont été en grande réputation : la tradition, l'archéologie et les écrits de nos devanciers sont là pour le démontrer.

D'après une tradition fort accréditée, Clotaire II, roi de France, qui gouverna son royaume avec une rare sagesse pour cette époque de troubles qui caractérise les commencements du VIIe siècle, aurait envoyé sainte Enimie, sa fille qu'il affectionnait beaucoup, à cause de sa grande piété, aux eaux de Bagnols, pour se guérir d'une lèpre qui occupait tout le visage, et la défigurait horriblement; et depuis lors, elle serait devenue la patrone du village dont l'église aurait été placée sous son invocation.

Quelques recherches que j'ai faites, pendant mon séjour à Chaudesaigues sur l'histoire des eaux thermales de l'Auvergne, me portent à croire qu'une phrase, extraite d'une lettre que Sidoine Apollinaire, ancien évêque de Clermont-Ferrand qui vivait en 450, sous le règne de Mérovée, vainqueur d'Attila, écrivait à son ami, Aprus, pendant qu'il prenait les eaux, doit s'appliquer à Bagnols, plutôt qu'à Chaudesaigues et au Mont-d'Or, comme l'ont prétendu, chacun de leur côté, MM. Grassal et Bertrand, inspecteurs de ces eaux. Voici cette phrase, qui a donné lieu à tant de commentaires : *Calentes et nunc Baiæ,* « *te scabris cavernatim ructata pumicibus,* « *aqua sulfuris atque jecorosis ac phlisiscentibus* « *languidis, medicabilis piscina delectat.* » qui se traduit ainsi : « Te voilà donc à *Calentes Baiæ* « où tu prends, avec délices, les eaux sulfureuses « qui jaillissent à travers les roches raboteuses « et alimentent la piscine salutaire aux phtisi-« ques languissants, et à ceux qui souffrent du « foie. »

Un mot d'abord sur *Calentes Baiæ*. La ville de Baies située dans le royaume de Naples, entre Pouzzol et Misènes, était un lieu de délices pour les Romains. Baies *(Baiæ Baiarum)* sans singulier, a reçu, des poètes, diverses épithètes, telles que : *amœnæ, felices desides molles, corruptæ, liquidæ, Calentes, œstuantes salubres,* tous ces mots sont donc synonymes.

Si l'on voulait prendre le mot *Calentes Baiæ* à la lettre, la question serait tranchée; Aprus aurait été en Italie et non en France, mais si l'on considère, comme cela doit être, les mots *Calentes Baiæ* comme des termes génériques qu'on appliquait à tous les lieux de même genre et parcou-

séquent à toutes les stations thermales chaudes,
pour désigner un lieu salutaire, agréable et délicieux, le mot *sulfuris*, qui existe dans la phrase,
met de suite hors de cause Chaudesaigues et le
Mont-d'Or dont les eaux ne sont pas sulfureuses,
tandis que les eaux de Bagnols sont les seules
sulfureuses chaudes qui existent au centre de la
France, peu éloignées de Clermont, où Aprus
devait se rendre plutôt qu'aux Pyrénées dont
les eaux n'avaient pas la célébrité actuelle, à
cause de la longueur du voyage et du mauvais
état des routes ; ensuite, les mots *scabris pumicibus* s'appliquent aussi très-bien à Bagnols, où
l'eau thermale sort d'une roche schisteuse composée de lamelles superposées plus ou moins
épaisses et très-raboteuses, tandis qu'il n'en est
pas de même à Chaudesaigues et au Mont-d'Or.
Enfin le terme Bagnols, mot patois francisé qui
signifie *baigne-le* et qui se rapproche assez de
Baies, indique suffisamment que si les titres de
noblesse fondés sur l'antiquité d'origine que
revendiquait chacun de ces établissements, conviennent à quelque station thermale, c'est à Bagnols qu'il faut les attribuer, et non aux deux
autres.

L'archéologie et les écrits de nos devanciers
donnent encore plus de certitude que la tradition.
Dans la dissertation de Bonnel de Labrageresse

publiée à Mende, en 1774, sur les eaux de Bagnols, on trouve un passage relatif à l'ancien établissement ainsi conçu :

« Une occasion peut-être unique dans l'espace
« de plusieurs siècles, se présenta à mon père
« en 1764, pour voir l'endroit le plus profond où
« l'on a pu suivre l'eau dans sa première sortie
« du fond de la montagne d'où elle tire son ori-
« gine; ce fut lorsque M. le comte de Morangiés
« qui est seigneur de Bagnols, l'y appela pour le
« consulter sur des réparations essentielles qu'il
« voulait faire faire, pour rendre les eaux plus
« pures et exemptes de toute matière hétérogène,
« et rendre plus commodes les appartements
« destinés à l'étuve et aux bains. Un éboulement
« considérable de terrain avait écrasé les arceaux
« et les voûtes pratiquées anciennement à la
« première source des eaux; on y trouva une
« source abondante, de plus de trois pouces de
« diamètre qui sortait au milieu d'un grand
« carré de quatre toises, dont trois faces étaient
« creusées dans le roc ; c'était sous une coupole
« octogone bâtie de pierres énormes, et placées
« au milieu de ce carré, que se trouvait la source
« dont l'ouverture était garnie d'un tuyau de
« plomb où l'on voyait encore les restes d'une
« soupape de même métal. Le pavé, soit de la
« coupole, soit du reste du carré, était d'un

« mastic qui avait deux pieds d'épaisseur, et qui
« était si ferme que les marteaux les plus durs
« ne pouvaient y avoir aucune prise. Ce grand
« carré, creusé à trois faces dans le roc, avait la
« quatrième bâtie en maçonnerie; celle-ci sépa-
« rait ce premier carré d'une voûte longue, au
« milieu de laquelle était placé un aqueduc de
« pierre qui conduit l'eau minérale dans une
« auge située derrière la muraille qui sépare
« cette voûte des étuves. »

Labrageresse pense que ces constructions
avaient été faites par les Romains, et ce qui por-
terait à le croire, c'est la dureté du ciment qui
recouvrait le pavé du grand carré et de la coupole, et dont la composition n'a pas encore été
retrouvée.

D'autres preuves plus certaines ont été recueillies.

Lors de la confection de la route (traverse de
Bagnols), dit M. L. Chevalier, (*Recherches sur les
eaux thermales de Bagnols,* 1840), on trouva
dans le voisinage de la source thermale, une
quantité considérable de briques romaines, d'os-
sements, de fragments de pierre de taille, et un
chapiteau corinthien dont les feuilles d'Acanthe
furent brisées et servirent d'empierrement. Plus
tard on trouva, en creusant l'aqueduc, des bains
particuliers, des urnes sépulcrales, des vases,

des médailles, des pierres de maçonneries anti-
ques et un béton romain de la plus grande beauté
et d'une conservation parfaite.

Enfin plusieurs observations de la dissertation
de Bonnel de Labrageresse prouvent qu'à l'époque où l'établissement de Bagnols était dirigé
par son père et lui, il était déjà fréquenté depuis
longtemps par les plus hauts personnages du
royaume. C'est le chevalier de Saint-Sauveur,
lieutenant-général, et le comte de Châteauneuf
qui viennent, après la bataille de Fontenoy qui
eut lieu en 1745, y chercher la guérison de plaies
d'armes à feu reçues dans les articulations. C'est
le comte de Morangiés, maréchal-des-camps et
armées du roi qui, en 1762, vient s'y guérir radicalement d'une toux opiniâtre suivie d'une
expectoration sanguinolente et puriforme et
d'une oppression notable; il serait facile de mul-
tiplier ces citations.

§ II. *Etablissement ancien.*

L'établissement thermal de Bagnols est loin
d'avoir été toujours ce qu'il est aujourd'hui,
d'abord composé seulement de piscines et d'étuves, il a peu à peu subi des réparations, des
transformations et des accroissements nécessités

par le temps, les mœurs et les besoins des malades; ainsi, en 1764, époque à laquelle Bonnel de Labrageresse, fut appelé pour donner son avis sur les réparations à faire, il n'y avait que des piscines ou bains en commun, et des étuves; cependant toutes les maladies ne s'accommodant pas d'une chaleur aussi forte que celle des piscines, on y ajouta quelques baignoires réunies dans une salle commune, mais la réputation des eaux, continuant à augmenter, elles devinrent elles-mêmes bientôt insuffisantes et les propriétaires se trouvèrent obligés de songer sérieusement à créer quelque chose qui pût répondre à toutes les éventualités du présent et de l'avenir.

§ III. *Etablissement actuel ou nouveau.*

L'établissement actuel ou nouveau est constitué par la réunion de ce qui existait anciennement avec les nouvelles constructions établies, depuis 1838, par MM. Borelli de Serres et Chevalier. La rapidité de la montagne d'où sort l'eau thermale est telle qu'il a été impossible de construire toutes les parties de cet établissement sur le même plan; aussi l'établissement entier, placé à cheval sur la source, comme cela doit être pour conserver ses précieuses qualités, se compose-t-

il de deux étages; le plus élevé correspond au
rez-de-chaussée du grand hôtel des bains, et le
moins élevé, placé à quatre mètres plus bas, a
été taillé dans le roc dont il a fallu extraire un
prisme rectangulaire d'environ quatre mètres de
hauteur sur six de largeur.

La façade de l'établissement qui est tournée
vers l'est et construite en pierre de granit, est
rectangulaire et d'une architecture de style moderne. Elle présente un développement de vingt-
trois mètres de longueur, et cinq fenêtres terminées en arceaux à leur partie supérieure; elles
ont 1 m. 50 cent. de largeur extérieurement et
3 m. 50 cent. de hauteur. L'entrée qui donne sur
la place des Bains, du côté du nord, est constituée
par deux portiques élégants de 1 m. 75 cent. de
largeur sur 3 m. 50 cent. de hauteur, ils sont
surmontés de deux arceaux dont les extrémités
reposent, au milieu et sur les côtés, sur des colon-
nes carrées.

1° *L'étage supérieur*, qui a la forme d'un rec-
tangle de 14 m. de long sur 12 de large, est désigné sous le nom d'ancien établissement, ou
d'établissement public; il a été creusé dans la
montagne comme une grande cave, et s'étend
jusque sous la voie publique. Les voûtes qui le
recouvrent sont très-épaisses et parfaitement
cimentées pour empêcher les infiltrations exté-

rieures d'y pénétrer. Il est partagé en deux parties : une affectée à la première classe et l'autre à la deuxième.

La portion destinée à la première classe contient deux piscines, deux cabinets de douches et deux cabinets d'étuve, en tout, six compartiments dont trois pour chaque sexe. On y parvient par une galerie qui s'ouvre sous le vestibule de l'édifice et marche perpendiculairement vers la montagne; au bout se trouve un vestiaire commun aux hommes et aux femmes, à son extrémité le bain des premiers et à sa droite celui des secondes; la piscine des hommes est carrée, sa superficie est de 9 à 10 m. et sa profondeur de 80 à 90 cent., celles des femmes est rectangulaire, et plus petite que celle des hommes, on y descend par des gradins qui permettent de pénétrer plus ou moins profondément dans l'eau, la première peut contenir 20 malades et la seconde 15.

Chacun des cabinets de douche ne contient qu'un seul robinet qui reste toujours ouvert et laisse souvent perdre l'eau inutilement ; ce robinet est insuffisant, car le plus souvent les malades ne peuvent prendre leur douche pendant le temps prescrit. Deux au moins seraient nécessaires pour satisfaire aux justes exigences des baigneurs, il serait très-facile de les établir avec

la même quantité d'eau convenablement aménagée, et ce, d'autant mieux que les cabinets sont
assez grands pour permettre à deux malades de
se doucher en même temps. Ces douches ont
1 m. 66 cent. à 2 m. d'élévation.

Dans les cabinets d'étuve, le plancher est
établi avec des plaques de tôle criblées de trous
sous lesquelles coule l'eau thermale dont la vapeur pénètre dans le cabinet par les trous des
plaques. Ces étuves manquent de chaleur; on
trouve qu'on y a froid, surtout lorsqu'on y entre
en sortant de la piscine ou de la douche, tandis
que les cabinets de douche constituent d'excellentes étuves où l'on sue abondamment après un
séjour de huit à dix minutes et où l'on respire
une forte odeur d'hydrogène sulfuré.

La portion destinée à la deuxième classe contient aussi deux piscines : une pour chaque sexe;
on y pénètre par une longue galerie transversale
qui coupe la précédente à angle droit. Cette galerie, qui sert de vestiaire, a deux ouvertures,
une située sur la place de l'établissement et
l'autre dans l'hôtel des bains pour son service
particulier. Ces piscines sont rectangulaires,
celle des hommes a 12 à 13 m., et celle des femmes 10 m. de superficie, et 80 à 90 cent. de profondeur. On y descend par des gradins, et il
règne, tout autour, de même que dans celles de

première classe, une banquette en pierre de 30 cent. de hauteur où les malades peuvent s'asseoir. La première peut contenir 25 à 30 malades et la deuxième 20 à 25.

Les douches de la deuxième classe sont situées dans les piscines, il y en a deux pour chaque sexe, leur élévation est de 1 m. à 1 m. 50 cent.

Les étuves se prennent aussi dans les piscines, mais seulement après que l'eau destinée aux bains a été évacuée. Cette étuve est celle qui est préférée par le plus grand nombre des malades; elle est, en effet, fort bonne relativement à celles de la première classe, parce que la vapeur qui l'alimente étant fournie par une abondante quantité d'eau, toujours renouvelée par les robinets des deux douches, est imprégnée d'une forte odeur de gaz acide hydrosulfurique et contient une grande quantité de calorique qui fait suer très-vite; cependant elle ne vaut pas mieux que celle qu'on prend dans les cabinets de douche de la première classe, et j'en parle par expérience car j'en ai pris dans l'un et l'autre endroit. D'ailleurs il y a plusieurs inconvénients à prendre le bain, la douche et l'étuve dans le même compartiment ou dans des compartiments qui communiquent. Le premier, c'est qu'il n'est pas possible de surveiller les malades et de les empêcher de prendre des remèdes qui ne leur conviennent pas ou de régler le temps pendant lequel ils doivent les prendre ; le second, c'est qu'il n'est pas possible de prendre l'étuve immédiatement après le bain et la douche lorsque les trois remèdes doivent être pris dans la même séance.

L'eau qui alimente les bains de première et de deuxième classe est fournie par la grande source et s'y trouve à 42° centigr. à son arrivée et à 40° centigr. environ pendant la première heure. On le remplit le matin et le soir, et, chaque fois, on y laisse séjourner l'eau pendant deux heures, de 4 à 6 heures. Après son évacuation, on nettoie les piscines et on les aère le mieux possible.

Dans le but de conserver les gaz qui se trouvent dans l'eau, et pour concentrer la chaleur, on y a établi des portes très-petites et très-basses qui se ferment hermétiquement. A l'exception de la piscine de première classe des hommes, qui possède une petite fenêtre, tous les autres compartiments de l'ancien établissement ne sont éclairés que par de la lumière artificielle ; il résulte de là que l'air ne peut y être renouvelé facilement, comme il serait nécessaire et possible de le faire, sans altérer les qualités de l'eau ; il suffirait, pour cela, d'aérer les compartiments entre les bains du matin et du soir, et de fermer les ouvertures une heure avant l'introduction de l'eau dans les piscines.

Cet établissement n'a rien perdu de sa valeur comme on a bien voulu le dire; sa construction est parfaitement appropriée à la nature de l'eau thermale qui l'alimente, tous les gaz et toutes les parties volatiles qui s'en échappent, s'y trouvent conservés et utilisés, soit pendant le bain, soit pendant l'étuve, soit pour les simples aspirations qui s'opèrent par les trous pratiqués aux portes des piscines pendant qu'elles se remplissent d'eau.

Ces aspirations de vapeurs naturelles mêlées avec le gaz qui émanent de l'eau, sont bien autrement efficaces que si elles avaient lieu avec de la vapeur artificielle qui se trouve alors privée de gaz, et presque réduite à l'état de simple vapeur d'eau.

Enfin, un robinet placé extérieurement sur la place des bains et destiné à la boisson et au lavage des plaies; trois buvettes établies dans la cour de l'établissement sous les nos 30, 35 et 41, et deux vastes bassins bien alimentés, hermétiquement fermés, situés dans la cour, et dans une pièce du rez-de-chaussée et contenant en réserve environ 50 mètres cubes d'eau pour l'usage des bains particuliers et des douches, complètent l'étage supérieur.

2º *L'étage inférieur* qu'on désigne sous le nom d'établissement particulier ou moderne, est occupé par des baignoires, des douches et un *vaporarium*; il a, lui aussi, son entrée au rez-de-chaussée de l'hôtel des bains, au fond d'une galerie qui part de l'entrée et se dirige vers le sud. On y parvient par un grand escalier composé d'une vingtaine de marches larges, dont la pente, déjà très-douce, est encore diminuée par un vaste palier situé au milieu. Il se compose de deux galeries larges de 1 m. 65 cent. et voûtées en ogive. La plus longue, dirigée du nord au sud, divise cet étage en deux parties égales dans toute sa longueur, et se termine au sud à angle droit sur la plus courte, de manière à former, avec elle, un T majuscule.

A droite et à gauche de ces galeries, sont disposés 25 cabinets de bains de deux mètres carrés chacun, séparés par des cloisons, sans plafond à leur partie supérieure, et seulement éclairés par le jour des galeries. Vingt-et-un sont occupés par 22 baignoires munies chacune de trois robinets fournissant de l'eau minérale à une température différente, ce qui permet, d'après la température des sources qui les alimentent, de prendre des bains depuis 30 jusqu'à 40 ou 41º centigr. Un autre cabinet contient un bain de siége, un autre encore, des robinets formant de petites douches de 50 centim. d'élèvation, pour prendre des bains de pieds à eau courante. Le générateur de la vapeur et son matériel sont placés dans les deux derniers.

Les douches de cet établissement ont près de 5 mètres d'élévation, et sont désignées sous le nom de douches fortes; on peut les donner en arrosoir, ou à jet plein dont le calibre peut être varié suivant les besoins, à l'aide de lumières de rechange d'un diamètre plus ou moins grand qui ne dépasse pourtant jamais 15 millimètres. Des tuyaux de cuir flexibles permettent aussi de rendre la direction oblique, horizontale ou ascendante et de prendre des douches intérieures si utiles dans les affections internes. Le réservoir des douches fortes ne contient pas une grande quantité d'eau; lorsqu'elle est épuisée, il faut en pomper d'autre. Sa température s'abaisse aussi promptement, de sorte que, si l'on veut prendre une douche forte à 38 ou 40° centigr., il faut se rendre à l'établissement aussitôt qu'il est ouvert. Ces douches sont d'une extrême utilité dans une foule de cas que nous spécifierons plus loin. Les quatre cabinets de douche auraient besoin d'être plus vastes, mieux éclairés et l'un d'eux au moins uniquement destiné à la douche.

Enfin, un générateur de la vapeur, qui a été disposé en 1855, dans l'établissement particulier, permet de donner des douches de vapeur locales ou générales, à des températures diverses, et d'une durée plus ou moins longue; cet appareil est venu compléter les moyens d'hydrothérapie minérale déjà si nombreux à Bagnols.

Les fenêtres de cet établissement ne s'ouvrent jamais ; l'air qu'on y respire n'étant pas renouvelé, est lourd, accablant et malsain, on ne peut y séjourner quelques instants sans entrer en sueur. Il serait cependant facile d'en changer l'air sans nuire aux qualités de l'eau; pour cela, il suffirait d'ouvrir les fenêtres dans l'intervalle des bains, et de les fermer deux ou trois heures avant l'arrivée des malades.

§ iv. *Réflexions sur l'établissement particulier.*

L'établissement particulier est d'une très-grande importance, et s'il n'existait pas, il faudrait le créer, car il permet d'admettre, aux eaux de Bagnols, un grand nombre de malades qui ne pourraient, sans lui, y être traités sans danger. Au début, les malades s'y préparent pendant trois à quatre jours par des bains plus doux, à supporter les bains de piscine, et lorsque ceux-ci agissent sur eux avec trop d'activité, au lieu de les faire reposer entièrement on y trouve l'avantage de pouvoir leur faire continuer leur traitement sans fatigue et sans danger.

Quand, à Bagnères-de-Luchon et dans d'autres établissements, la création de bains, dits émollients, où l'eau minérale entre dans des proportions graduées et appropriées au tempérament de certains malades, a été accueillie comme un progrès et par un accroissement considérable de clientèle, chose étrange et à peine croyable, la création de l'établissement particulier de Bagnols a été la cause de sa décadence. En effet, avant 1838, époque de sa construction, le nombre des malades qui variait alors entre 1,500 et 2,000, a été depuis sans cesse en décroissant, jusque dans ces dernières années où il est descendu à près de 1,000. Parce que les eaux, administrées avec plus de discernement et de mesure, n'estropiaient plus les malades comme avant, ou ne produisaient plus des effets aussi violents, chacun de s'écrier qu'elles avaient perdu de leur valeur, qu'elles ne contenaient plus autant de soufre, qu'elles subissaient des mélanges souterrains; ces idées erronées, exploitées et propagées par des établissements rivaux, ont passé du public aux médecins dont beaucoup ont cessé d'y envoyer leurs malades. Assez d'autres reproches pourraient être adressés justement à cet établissement, comme à bien d'autres du reste,

sous le rapport de l'administration des eaux,
du service, etc., etc.; mais quant à l'eau thermale qui l'alimente et qui est la chose principale, elle est ce qu'elle a toujours été ; car,
d'abord, toutes les précautions ont été prises lors
des nouvelles constructions, pour qu'elle fût aussi
pure que possible, puis la température de la
source principale et la quantité d'eau qu'elle
fournit n'ont pas varié, ce qui n'aurait certainement pas lieu, si, par suite de révolution inté-
rieure il était survenu quelques changements
dans la qualité et la quantité de ses principes
organiques. Et d'ailleurs, à supposer qu'il en fût
survenu, il serait impossible d'en administrer la
preuve, attendu qu'elle n'a été le sujet d'aucun
travail analytique assez sérieux avant et après
celui de M. O. Henri, en 1838, pour servir de
terme de comparaison.

ARTICLE II.

Description des sources thermales de Bagnols.

Les sources de Bagnols sont au nombre de
six, qu'on désigne par des numéros d'ordre. La
source n° 1, qui est la plus importante, est encore
désignée sous les noms de Grande ou de source
Ancienne, par opposition aux autres qu'on ap-

pelle sources Nouvelles, parce que leur découverte ne date que de 1838.

§ Ier. *Source n° 1, Grande source, source Ancienne.*

La première de toutes, par sa réputation anti-
que, son abondance, la quantité de soufre qu'elle
contient, la variété de ses principes minéralisateurs, est la source Ancienne. Elle sort, en jaillis-
sant, d'une roche schisteuse sur laquelle est assis
l'établissement thermal, et une partie du village
de Bagnols, par des fissures étroites et irrégu-
lières dont on ne peut donner exactement la di-
mension. Elle est recueillie dans un bassin en
pierres de taille de 3 m. de long sur 90 centim.
de large, et 2 m. environ de hauteur. C'est sur
ces points d'émergence que cette source fut
coupée en 1838, car antérieurement elle sortait
du rocher par une ouverture unique. En me ser-
vant du thermomètre de l'académie, j'ai trouvé
sa température de 42° centigr. à sa sortie du bassin dans lequel elle est recueillie, lequel peut
être considéré comme son point d'émergence,
41° centigr. dans les piscines, et 39° 5/8 aux buvettes et aux robinets des baignoires. Elle fournit en moyenne 113 litres d'eau par minute, ce
qui porte son débit à 162,720 litres par vingt-
quatre heures.

Comme le réservoir de cette source est parfaitement cimenté, qu'on n'y regarde que lorsqu'on a besoin d'y faire des réparations et qu'il n'est pas donné de voir tous les jours les points par lesquels l'eau sort du rocher et d'observer certains phénomènes qui s'y passent, le lecteur nous saura gré, sans doute, de lui donner ici un extrait d'une notice de M. de Valdenuit, ancien préfet de la Lozère *(Mémoires de la société d'agriculture de Mende*, 1828*)*, dans laquelle on trouve des observations d'une exactitude remarquable. Cet extrait, dont une partie peut s'appliquer aux autres sources, nous servira à compléter la description de celle dont nous nous occupons.

Depuis 1764, époque où de Labrageresse père fut appelé à visiter le réservoir, après qu'un éboulement eut écrasé la voûte, jusqu'en 1828, où, depuis 64 ans environ, personne n'avait pénétré dans le caveau de la source, lorsque M. de Valdenuit, qui était venu prendre les eaux au commencement de 1828, pour guérir des douleurs intolérables, suite d'une fracture qu'il s'était faite en 1823, occupa ses loisirs à faire les observations en question.

Après avoir fait ouvrir le mur qui ferme le bassin au public, armé de flambeaux il descendit plusieurs marches taillées dans le roc et pénétra

dans le grand caveau long de 9 m., large de
2 m., et haut de 2 m. 50 centim. qui avait été
construit en 1764, à la place de celui décrit par
Labrageresse. Au milieu de ce caveau, contre la
paroi du midi, était un petit bassin en forme de
parallélogramme, recouvert de pierres plates et
dont les joints étaient bien cimentés, il ne restait
aucune trace du grand carré de quatre toises
au milieu duquel se trouvait le tuyau de la
source sous une coupole octogone. Pensant qu'on
s'était borné à dégager la source et à l'enfermer
dans le petit bassin, il le fit ouvrir, entra, après
s'être assuré qu'une lumière ne s'éteignait pas
dans la vapeur épaisse qui en sortait, et fit les
observations suivantes :

« La première chose qui me frappa, dit-il, fut
« un bruit souterrain, prolongé, causé par l'érup-
« tion de grosses bulles de gaz qui s'échappent
« du sein de la montagne, arrivent et crèvent à
« la surface de l'eau qui ne s'élève dans le bassin
« qu'à 52 centim.; ces éruptions se succèdent à la
« distance d'une minute ou une minute et demie;
« elles durent ordinairement 25 ou 30 secondes;
« quelquefois, une éruption avorte et celle qui
« suit, dure alors de 35 à 45 secondes. Après
« être descendu avec précaution, je vis flotter,
« le long des murs, divers mucilages ; les uns
« très-petits ressemblaient, par la forme et la

« couleur, à des fleurs de sureau détachées et un
« peu macérées ; les autres, plus larges, et dont
« quelques-uns avaient de 3 à 4 pouces de diamètre,
« étaient semblables à des morceaux de grosses
« éponges, à des mucus intestinaux et à la géla-
« tine qui enveloppe les œufs de grenouilles. Je
« les recueillis avec soin dans un vase rempli
« d'eau du bassin; en les examinant au jour, je
« trouvai que les plus grands avaient des bords
« frangés, qu'ils avaient une couleur d'un gris
« foncé, mélangé de nuances sales de gris ou de
« vert; les plus petits étaient d'un assez beau
« blanc ; ils se rompaient facilement, lorsqu'on
« ne les enlevait pas avec précaution : placés sur
« des charbons ardents, ils exhalaient l'odeur de
« chair brûlée. Je trouvai autour, et à l'aplomb
« des murs, un dépôt large de 5 à 6 pouces, épais
« de 2 pouces et demi environ, formé d'une
« substance onctueuse et difficile à saisir avec la
« main ; j'en recueillis avec précaution, et j'aper-
« çus des fragments de mucilage plus ou moins
« décomposés, dans une boue grisâtre. Après
« avoir flotté plus ou moins longtemps, les muci-
« lages qui venaient de la montagne s'enfon-
« çaient, et, en se décomposant, ils avaient pro-
« duit lentement ce dépôt. De temps en temps,
« quelques-uns poussés vers le tuyau de dé-
« charge, tombaient dans l'auge ; ils s'y brisaient

4

« et les parcelles coulaient dans les bains et
« même dans les verres des buveurs.

« Ce petit bassin avait environ 3 m. de long
« sur 1 m. de large, et 1 m. 13 centim. de hau-
« teur. Les grands côtés et la voûte étaient re-
« couverts d'un enduit brun mamelonné de deux
« lignes ou deux lignes et demie d'épaisseur ; il
« s'enlevait facilement et laissait voir la pierre
« employée; il l'avait tellement garantie de l'in-
« fluence des eaux qu'elle paraissait sortir de la
« main de l'ouvrier. L'extrémité du sud-ouest
« présentait le schiste de la montagne, et celle du
« nord-d'ouest était en maçonnerie ordinaire
« recouverte d'un ciment ou béton que la cha-
« leur ou la qualité de l'eau avaient amolli à un
« pouce de profondeur. Cette partie molle était à
« la superficie comme une partie liquide et
« onctueuse; ce ciment, hors du bassin et de la
« source, était d'une extrême dureté, on ne pou-
« vait en détacher de fragment qu'avec un ciseau
« et en frappant dessus à grands coups de mar-
« teau.

« L'ouverture de la source était dans le schiste,
« au bas du pan coupé au sud-ouest, au niveau
« du fond du bassin, et avait la forme d'un ovale de
« 25 centim. sur 30; on n'y sentait aucun travail
« de main d'homme, et les petites saillies angu-
« leuses du schiste étaient vives. L'intérieur de

« cette ouverture était inégal, le conduit était
« horizontal dans la longueur d'un mètre et de-
« mi, au-delà il paraissait s'élever ; j'y enfonçai
« un bâton armé d'une raclette pour racler le
« fond du conduit aussi loin que possible ; j'ame-
« nai des pyrites et des petits fragments de
« schiste avec quelques mucilages.

« Les murs d'enceinte, au-dessous du niveau
« de l'eau, étaient fortement dégradés ; du côté
« de l'ouest, les eaux avaient rongé et dissous le
« calcaire dans toute l'épaisseur du mur, et sur
« une longueur de près d'un mètre et demi ; du
« côté du sud, la dégradation n'était pas aussi
« considérable, mais elle était plus profonde et
« le vide derrière le mur plus étendu ; car, avec
« un bâton de quatre pieds, je ne touchai rien
« dans plusieurs directions. La dégradation des
« murs latéraux donne lieu de croire qu'il peut
« se perdre beaucoup d'eau.

« En plaçant un thermomètre à mercure de
« Rochette jeune, à l'orifice de la source j'ai
« trouvé 33° 1/2 Réaumur (41 7/8 centigr.).

« Désireux de savoir quelle était la quantité
« d'eau fournie par la source, je fis préparer un
« tonneau moyen dans lequel je fis placer un flot-
« teur bien gradué que j'éprouvai d'avance, puis
« une rigole mobile en fer-blanc pour conduire
« l'eau de la source dans le tonneau et la détour-

« ner à volonté. Dans six expériences successi-
« ves, j'obtins le même résultat : 113 litres par
« chaque minute ; et dans vingt autres expé-
« riences, je comptai 7 fois 109, 7 fois 114, en-
« suite 110, 111, 112, 117, 120 et 124 dont la
« moyenne est de 112 ¾. Ces différences tiennent
« sans doute à ce que l'eau suit l'intermittence
« des bulles de gaz, et que celles-ci, en arrivant
« au bassin de la source, accélèrent ou retardent
« son cours.

« Enfin, ayant enfoncé une perche mince dans
« la direction du tuyau qui conduit l'eau de la
« source dans la petite douche, et forcé un peu,
« pour vaincre la résistance que je trouvai à
« quelques pieds de l'ouverture, l'eau coula
« blanche comme de la chaux fondue ; j'en re-
« cueillis dans une baignoire et dans un seau des
« morceaux d'un certain volume, ce corps était
« blanc à la lumière et d'une couleur citrine
« claire au jour, c'était du soufre pur. »

D'après ce qui précède, on voit que le grand
caveau de quatre toises visité par Labrageresse
fut remplacé, en 1764, par celui que fit ouvrir, en
1828, M. de Valdenuit ; que ce dernier a été
supprimé en 1838, et que, de toutes ces anciennes
constructions, il ne reste plus qu'un petit bassin
analogue à celui où le savant administrateur a
fait ses observations.

§ II. *Source n° 2.*

La source n° 2, découverte en 1838, sort, comme la précédente, naturellement du rocher, à travers plusieurs fissures étroites, dont la première est à peine éloignée de deux mètres de la source ancienne; toutes les fissures par lesquelles elle sort, ont aussi été captées et circonscrites dans un bassin creusé dans le roc, hermétiquement fermé et séparé du premier par un mur épais de 50 centim. et bien cimenté, pour empêcher toute communication avec l'ancienne source. Le bassin a 5 m. 50 centim. de long sur 1 m. 50 centim. de large; sa température est la même que celle de la précédente, il est même probable qu'elle n'en est qu'un filet séparé. Elle fournit 35 litres d'eau par minute, et 50,400 litres par 24 heures.

§ III. *Sources n°ˢ 3 et 4.*

La source n° 3 est d'un très-petit volume, c'est pour cette raison qu'on l'a abandonnée.

La source n° 4, qu'on désigne encore sous le nom de sulfureuse douce, est peu abondante : elle ne fournit que 3 litres par minute ou 4,320 litres par 24 heures. Sa température est de 31° ½ centigr., elle alimente le robinet du milieu de la buvette de la cour, et sert pour tempérer les bains particuliers, elle provient du rocher qui forme les parois du long canal où elle est retenue; elle est placée à 10 ou 11 m. de la source n° 1.

§ IV. *Sources n°s 5 et 6.*

La source n° 5 n'est pas utilisée à cause de son faible volume.

La source n° 6, dite ferrugineuse douce, fournit 5 litres d'eau par minute ou 7,200 litres par 24 heures. Sa température est de 35° centigr. Elle sort des fissures du rocher, et tombe dans un bassin hermétiquement fermé, alimente la buvette de la cour, à l'extrémité droite, et sert, comme le n° 4, à tempérer les bains particuliers après avoir été recueillie dans un grand réservoir dallé, cimenté et parfaitement clos. Elle est à 10 mètres environ de la source n° 1.

§ V. *Remarques sur les sources de Bagnols.*

Toutes ces sources, comme il est facile de le constater sur le plan de l'établissement officiellement fait, sont groupées autour de la source principale, et sont d'autant moins sulfureuses et moins chaudes qu'elles en sont plus éloignées, c'est là un des principaux caractères des sources sulfureuses naturelles, ainsi que l'a indiqué M. Fontan, dans son traité des eaux minérales des Pyrénées.

Le terrain schisteux d'où elles sortent étant de formation primitive, est encore un indice que ces eaux sont naturellement sulfureuses, et qu'elles ne le deviennent pas accidentellement, et, traversant des matières végétales ou animales en décomposition comme des tourbes ou des marais.

Autre remarque.—Toutes les sources satellites de la source principale que nous venons de décrire, sont situées dans le demi-cercle de gauche ou au sud de la source principale, tandis qu'ordinairement elles doivent être groupées circulairement autour d'elle, ce qui semblerait indiquer qu'il resterait encore un certain nombre de sources à découvrir du côté du nord, ou dans le demi-cercle situé à droite de cette source : des recherches pourraient donc y être faites avec fruit.

Les quatre sources utilisées fournissent ensemble au moins 156 litres d'eau par minute, et 224,640 litres par 24 heures. Cette quantité d'eau convenablement aménagée, et dirigée par des tuyaux de conduite spéciaux pour chacune d'elles permet de préparer des bains d'eau thermale pure, forts, faibles ou mitigés, dont la température varie de 31° à 40° centigr. pour plus de 800 personnes.

§ VI. *Propriétés physiques des eaux de Bagnols.*

Les sources de Bagnols, et principalement le n° 1 et le n° 2, se ressemblent tellement sous le rapport de leurs propriétés physiques qu'il m'a paru inutile d'en traiter séparément.

1° *Volume.* — Le volume des sources de Bagnols ne varie pas, car M. Clément Chevalier, l'un des propriétaires qui a cubé la grande source en 1838, lors des nouvelles constructions, a trouvé qu'elle fournissait 113 litres par minute, chiffre exactement le même que celui trouvé en 1828, par M. de Valdenuit, ce qui prouve bien que les fuites qu'il craignait devoir être la conséquence des dégradations des murs latéraux, étaient empêchées par la crasse onctueuse que l'eau dépose sur les parois de ces murs ; il est probable que ce qui a lieu pour la grande source existe également pour les autres.

2° *Chaleur.* — J'ai indiqué, précédemment, la température des sources de Bagnols; elle est toujours la même par tous les temps et dans toutes les saisons, car M. de Valdenuit qui a opéré dans le mois de janvier 1828, époque la plus froide de l'année, a trouvé 41°⁷/₈ centigr., tandis qu'au mois d'août 1854, saison la plus chaude et à 26 ans d'intervalle, j'ai trouvé 42° centigr., différence insignifiante; cette chaleur est bien celle de l'eau à sa sortie du rocher, il est donc évident qu'aucune infiltration extérieure ne pénètre dans ses conduits souterrains, qui sont hermétiquement clos, soit pendant les orages, soit à la suite de pluies abondantes, et qu'elle est parfaitement pure et naturelle.

Il serait inutile d'insister ici sur la cause de la thermalité des eaux et de passer en revue toutes les hypothèses qui ont été faites; la plus accréditée est celle de Laplace qui admet qu'elle est due au feu central de la terre, dont l'intensité est toujours la même, et non à des foyers volcaniques, qui varient sans cesse, c'est ce qui fait que l'eau, qui est toujours à la même distance de ce feu central et qui coule toujours avec la même vitesse, en reçoit invariablement la même quantité de calorique.

3° *La pesanteur spécifique* de la vieille source, comparée à celle de l'eau distillée, est de 10095.

4° Sa couleur est claire et limpide quelle que soit sa température; je n'ai jamais remarqué la couleur opoline signalée par M. L. Chevalier au sortir de la source. On peut la laisser séjourner

pendant plusieurs mois dans des vases, sans
qu'elle perde sa transparence.

5° L'odeur est celle de l'hydrogène sulfuré ou
d'œufs durcis; elle est toujours très-prononcée
dans les piscines et à la douche de première
classe des hommes, au moment où l'eau sort directement de la montagne; dans les autres parties,
elle est très-sensible, lorsque le temps est ora-
geux, tandis qu'elle l'est beaucoup moins, lorsqu'il est chaud et sec ; l'odeur étant produite par
le gaz hydrogène sulfuré qui s'évapore vite, disparaît très-promptement; lorsqu'il est évaporé
elle est inodore.

6° La saveur, au sortir de la source, est fade et
légèrement styptique, elle laisse dans la bouche
un goût hépatique assez mal déterminé, d'abord
peu agréable, mais auquel on s'habitue facilement. Ce goût tient au gaz hydrogène sulfuré,
et disparaît lorsqu'il est évaporé.

7° *Dépôts.*—Les eaux de Bagnols sont grasses
et onctueuses au toucher; outre les matières
grasses qu'elles laissent déposer dans le bassin, elles abandonnent pendant leur passage dans
les tuyaux une substance d'une couleur citrine
claire, que M. de Valdenuit a considérée comme
du soufre pur. M. Clément Chevalier m'a donné
de ces dépôts recueillis par lui, ils étaient sous
forme de grumaux, et de poudre fine d'un jaune

verdâtre couleur de soufre, happant à la langue, criant lorsqu'on les froissait entre les doigts, brûlant avec une flamme bleue, ayant l'odeur d'acide sulfureux, enfin possédant les caractères physiques et chimiques du soufre pur.

La vapeur de l'eau, en se déposant sur les parois des piscines ou des cabinets de bains, se combine avec la chaux qui les enduit et forme, avec elle, des cristaux qui ont été reconnus pour être du sulfate acide de chaux. Elle exerce une action corrosive très-intense sur le fer et le cuivre ; l'acide sulfurique, en se combinant avec ces métaux, produit du sulfate de fer et de cuivre. L'argent plongé dans l'eau ne change pas de couleur ; mais si l'on expose, pendant quelques minutes, une pièce d'argent à l'action de la douche ou bien à la vapeur de l'eau, elle ne tarde pas à noircir.

§ VII. *Propriétés chimiques des eaux de Bagnols.*

Quoique la composition chimique des eaux minérales n'explique pas complètement leurs bons effets dans le traitement des maladies chroniques, cependant la chimie, en nous révélant les principes minéralisateurs prédominants des eaux, nous ouvre la voie pour pressentir quelques-unes de leurs propriétés curatives, que l'expérimentation clinique vient encore confirmer. D'ailleurs, si les études chimiques n'ont pas encore été d'une plus grande utilité pour l'application des eaux minérales, c'est que la chimie n'a pas dit son dernier mot ; mais, comme chaque jour elle fait des découvertes nouvelles qui nous rendent raison de phénomènes observés qui étaient restés ignorés jusqu'alors, loin de négliger son étude, nous devons la poursuivre avec plus d'ardeur.

Les eaux de Bagnols ont été analysées par MM. Plagnol, inspecteur de l'Académie de Nîmes, O. Henri, chimiste de l'Académie de médecine, en 1836, et Rivot, directeur du bureau d'essai à l'école des mines, en 1854. Voici les résultats qu'ils ont obtenus :

EAU (1 LITRE).

Analyse de M. Plagnol.

Acide hydro sulfurique. . ⎫	quantité
Azote. . . . . ⎬	indéterminée.
Acide carbonique. . . . . ⎭	
Carbonate de soude.	0,1836
Sulfate de soude.	0,1727
Chlorure de sodium.	0,0239
Silice.	0,0438
Carbonate de chaux. . . . . . . ⎫	0,0053
Silice et glairine. . . . . ⎭	
	0,4293

Analyse de M. O. Henri.

Acide hydro sulfurique. .	} quantité indéterminée.
Azote.	
Acide carbonique.	
Bicarbonate de chaux.	0,0684
— de magnésie.	traces.
— de soude anhydre. .	0,2265
Sulfate de chaux.	0,0148
— de soude anhydre.	0,0890
Chlorure de sodium.	0,1428
— de potassium.	0,0030
Silice, alumine et oxide de fer. .	0,0329
Matière organique azotée. . . . }	0,0358
Soluble et insoluble (glairine?). }	
	0,6132

Analyse de M. Rivot.

Eau un litre ou 1,000 grammes.

Quantités exprimées en millièmes.

Gaz azote.	indéterminée.
Acide carbonique.	0,323
— sulfurique.	0,136
— phosphorique.	traces.
— chlorhydrique.	0,035
Silice.	0,077
Protoxide de fer.	0,001
Chaux.	0,022
Magnésie.	0,023
Soude.	0,295
Matière organique.	traces.
	0,912

Toutes ces analyses sont incomplètes, surtout sous le rapport des gaz, qui sont restés indéterminés, parce qu'on n'a pas opéré sur les lieux et que la détermination des gaz libres ne peut se faire qu'aux sources mêmes ; relativement à l'acide hydrosulfurique, nous avons comblé cette lacune pendant la saison de 1854.

Le 31 août, j'ai fait un grand nombre d'expériences sulfhydrométriques avec M. Boulangier, ingénieur des mines à Lyon. Tantôt nous avons opéré en mettant la teinture d'Iode préparée d'après le procédé de Dupasquier et la solution amidonée fraîche avant l'eau minérale, tantôt nous avons versé la teinture d'Iode après avoir reçu l'eau dans le vase d'épreuve qui contenait un demi-litre, et nous avons reconnu que douze gouttes de teinture équivalant à 1 degré ½ du sulfhydromètre donnaient lieu à une teinte bleue légère et qu'il fallait aller à 1 degré $8/10$ pour obtenir une teinte bleue générale suffisante pour indiquer que la quantité d'Iode employée représentait celle qui était nécessaire pour s'emparer de tout le soufre contenu dans l'eau.

La même expérience répétée plusieurs fois en sens contraire, c'est-à-dire en versant la teinture d'Iode sur l'eau minérale, nous a fourni des résultats un peu plus forts, et qui équivalent à peu près à 2 degrés.

La rectification à faire pour une chaleur de 40° centigr. étant insignifiante, nous n'en avons pas tenu compte, non plus que de l'évaporation de l'Iode, car il y avait plus que compensation par l'évaporation du gaz acide hydrosulfurique qui se fait très-rapidement.

Le 8 septembre 1854, j'ai répété ces expériences un grand nombre de fois avec M. Despéroux, professeur de physique et de chimie au collège d'Alais (Gard), et comme dans celles du 31 août, nous avons versé tantôt la teinture sur l'eau, tantôt l'eau sur la teinture.

1° *Eau de la vieille source.* —En versant l'eau sur la teinture d'Iode, dans plus de 30 expériences, nous avons toujours constaté $12/10$ au sulfhydromètre pour obtenir une légère couleur bleue générale. Mais ce procédé est mauvais, en ce sens, qu'avant d'avoir atteint la teinture d'Iode au fond du vase, une partie du gaz s'était déjà évaporée; en versant, au contraire, la teinture sur l'eau, nous avons toujours obtenu 16 à $17/10$ par litre ou 1 degré $6/10$ qui équivalent à :

Soufre en grammes............. 0,002037

Gaz acide hy-{en grammes....... 0,002163
drosulfurique {en centimètr. cubes. 1,498918

En outre, il a été évident pour nous que le sulfhydromètre ne rendait pas compte de tout le gaz acide hydrosulfurique libre, parce que, quel-

ques précautions qu'on prenne, en expérimen-
tant, une partie du gaz s'échappe pendant l'expérience; pour avoir exactement la quantité de
soufre contenue dans l'eau de la vieille source,
il faudrait donc rétablir la partie qui se volatilise :
elle peut être évaluée, approximativement, à 3
ou $4/10$ et le total du soufre qui y est contenu est
représenté par 2 degrés qui équivalent à :

Soufre en grammes............... 0,002547

Gaz acide hy-(en grammes....... 0,002705
drosulfurique (en centimètr. cubes. 1,748848

2º L'eau prise à la source sulfureuse nouvelle
qui fournit 35 litres d'eau par minute, nous a
fourni les mêmes résultats que la source ancienne.

3º L'eau de la source nº 4, sulfureuse douce a
marqué 1 degré au sulfhydromètre.

4º La source nº 6, ou ferrugineuse douce nous
a donné des résultats identiques à ceux fournis
par la précédente.

Beaucoup de personnes prétendant que l'eau
des baignoires ne contenait pas de soufre, nous
avons fait, sur cette eau, les mêmes expériences
que ci-dessus, et elles nous ont prouvé que cette
opinion était erronée et ne reposait sur aucun
fondement.

Nos expériences ont porté sur l'eau de la
vieille source, versée dans une baignoire depuis
une demi-heure; tantôt nous avons pris l'eau à

la surface et tantôt au fond de la baignoire, et nous avons, le plus souvent, obtenu 7 à $^8/_{10}$ de degré, et quelquefois 9 à $^{10}/_{10}$ ou environ 1 degré.

Ces expériences semblent prouver que tout le gaz acide hydrosulfurique des eaux n'est pas libre et qu'il en existe une partie à l'état de combinaison.

L'arsenic ayant été rencontré dans quelques eaux minérales par divers chimistes, l'Académie impériale de médecine a fait rechercher l'existence de ce corps, par M. Chevalier, l'un de ses membres les plus distingués, dans les dépôts naturels ou dans les produits d'évaporation des diverses sources, envoyés par les inspecteurs placés près d'elles. Jusqu'en 1852, époque à laquelle a été publié le rapport de l'Académie dans lequel nous puisons ces détails, l'arsenic avait été découvert par ce savant chimiste dans quarante-quatre sources parmi lesquelles se trouvent celles de Bagnols (Lozère), Bourbonne, Chaudesaignes, Plombières, Vichy, Mont-d'Or.

La présence de ce poison violent dans les eaux minérales, dit M. Patissier, p. 197, ne doit inspirer aucune inquiétude, attendu que la proportion de ce toxique y est extrêmement minime, et qu'il se trouve, d'ailleurs, à l'état de combinaison avec la chaux et le fer; or, on sait, aujourd'hui, que le péroxide de fer, en s'unissant aux acides arsénieux et arsenic, atténue presque complètement leurs propriétés vénéneuses. Ce qui prouve l'innocuité de l'arsenic contenu dans quelques eaux minérales, c'est l'usage prolongé, inoffensif et salutaire que l'on fait des eaux minérales de Bussang et de Vichy, dans lesquelles il se trouve, comparativement, dans d'assez fortes proportions ; on en consomme, chaque jour, une grande quantité, et, loin d'être nuisibles à ceux qui les boivent, elles contribuent, au contraire, au rétablissement de leur santé.

D'après ce qui précède, ce que nous connaissons, aujourd'hui, de la composition chimique des eaux de Bagnols peut s'exprimer ainsi :

EAU, 1 LITRE.

Gaz azote.............. ⎫ quantité	
Gaz acide carbonique. . . ⎰ indéterminée.	
— hydrosulfurique.....	0,0027
Bicarbonate de chaux........	0,0684
— de magnésie.....	traces.
— de soude anhydre. .	0,2265
Sulfate de chaux..........	0,0148
— de soude anhydre.....	0,0890
Chlorure de sodium.........	0,1428
— de potassium.......	0,0030
Silice, alumine et oxide de fer...	0,0329
Arsenic...............	traces.
Matière organique azotée, soluble et insoluble (glairine?).....	0,0358
	0,6159

Il ne reste plus à déterminer que les quantités de gaz azote et acide carbonique et à séparer la silice, l'alumine et l'oxide de fer.

Des trois analyses de MM. Plagnol, O. Henri et Rivot, celle qui me paraît se rapprocher le plus de la vérité, est celle de M. O. Henri. En effet, la quantité des parties solides qu'il a trouvée est de 0 gr. 6132, sans compter les pertes inséparables d'une analyse minutieuse. Or, 20 litres d'eau minérale de la vieille source évaporés jusqu'à siccité, m'ont donné un résidu qui pesait 12 gr. 80 environ, ou 0 gr. 6400 par litre, résultat qui se rapproche beaucoup de celui de M. O. Henri. Il n'en est pas moins vrai que cette analyse, déjà ancienne et incomplète, aurait besoin d'être refaite sur les lieux mêmes ; en agissant ainsi, il est probable qu'on découvrirait, dans les eaux de Bagnols, des agents qui y sont restés inconnus jusqu'à ce jour.

Je vais terminer ce paragraphe par quelques détails sur les produits d'évaporation de l'eau minérale de la vieille source que j'ai obtenus.

Le 27 août 1855, j'ai fait évaporer 10 litres d'eau minérale, et le résidu, pesé avec le plus grand soin, m'a donné en poids 6 gr. 18; le 29 août, j'ai répété la même opération et j'ai obtenu un résidu qui pesait 6 gr. 60; le total des produits réunis est de 12 gr. 78, ce qui donne

0,6390 par litre d'eau minérale. J'ai déposé ces résidus ou produits d'évaporation à l'Académie impériale de médecine, le 11 septembre 1855, avec une note dans laquelle sont indiqués la manière dont l'évaporation a été faite, ses phénomènes et les propriétés physiques du produit, qui sont les suivants :

Lorsque les vingt litres sont réduits, à peu près, à un litre et demi, on commence à voir surnager des plaques très-minces, transparentes, analogues à des morceaux de verre. Ces plaques, enlevées de la surface de l'eau avec une cuillère d'argent, et déposées sur une feuille de papier blanc, perdent leur transparence par la dessication et deviennent opaques comme du savon blanc coupé par tranches très-minces et friables.

Lorsque l'eau est réduite à un verre, le dépôt qui existe au fond du vase est d'un gris noirâtre. Lorsque le résidu a pris la consistance d'une bouillie épaisse, sa couleur est d'un gris sale moins foncé ; en continuant à chauffer, il se boursoufle, décrépite comme du sel et devient légèrement transparent; à mesure qu'il se dessèche, il blanchit de plus en plus, prend une couleur opaque et l'aspect d'une poudre blanche tirant un peu sur le gris. Pendant l'évaporation, il n'y a pas d'odeur appréciable; la vapeur de l'eau ne noircit pas l'argent, la poudre blanche qui en résulte est inodore, en partie soluble dans l'eau, d'une saveur salée, un peu âcre, sans amertume ; elle happe à la langue, et y laisse une légère sensation d'astringence qui se conserve longtemps ; lorsqu'on la frotte entre les doigts elle y adhère et fait entendre un léger bruit; pendant l'évaporation, à mesure que l'eau diminue et que la poudre se dessèche, elle adhère fortement au vase sous forme de couches minces et blanches ; lorsqu'on veut la détacher il faut râcler assez fort. C'est pour cela qu'il est important de se servir, pour évaporer, d'une capsule de porcelaine vernie ; car, en râclant, on n'en détache aucun fragment et la poudre, n'ayant aucune action sur elle, est parfaitement pure ; tandis qu'il n'en est pas de même lorsqu'on opère dans un vase de cuivre ou d'argent, car en râclant, on peut en détacher quelques parties et obtenir une poudre qui contient du cuivre ou de l'argent.

CHAPITRE TROISIÈME.

Mode d'administration des eaux de Bagnols.

—

La description qui précède indique assez que les eaux de Bagnols sont employées sous toutes les formes, savoir : en bains, en douches, en étuves, en vapeur concentrée, en inspirations et en boisson.

ARTICLE PREMIER.

Des eaux de Bagnols administrées en bains.

Les bains se prennent dans les piscines et dans les baignoires.

§ I. *Bains de piscines.*

Ces bains se prennent de 4 à 6 heures du matin, et de 4 à 6 heures du soir; ils sont à 40 degrés centigrades et uniquement alimentés par l'eau de la vieille source.

En entrant dans les piscines, aussitôt qu'elles sont remplies, on ressent une forte odeur d'hydrogène sulfuré à laquelle on s'habitue promptement, puis la sensation d'une vive chaleur qui oblige à ne plonger le corps dans l'eau que peu à peu; une fois le premier effet passé, on s'y trouve à l'aise pendant quelques instants ; mais, au bout d'un temps qui varie entre 15 ou 20 minutes, l'atmosphère environnante paraît lourde ; on éprouve un resserrement à l'épigastre; la respiration devient gênée, s'emplifie, et s'accélère pour rechercher l'air raréfié; la peau rougit, le visage se colore et se couvre de sueurs; les battements du cœur deviennent plus précipités; ceux du pouls plus amples, plus forts et plus vifs ; les artères temporales battent avec force, la tête s'alourdit, la vue se trouble, et, si l'on attendait plus longtemps pour sortir, ces effets augmenteraient : la respiration deviendrait difficile, pénible et haletante, le malade s'agiterait, jetterait ses bras en tous sens, perdrait bientôt connaissance, et ressentirait les symptômes de l'asphyxie, s'il n'était secouru à temps.

Ces effets se manifestent sous l'influence de la température élevée dans laquelle on se trouve, de la respiration presque exclusive des gaz azote acide carbonique et acide hydrosulfurique, qui se dégagent de l'eau et s'élèvent au-dessus de sa surface; de la raréfaction de l'air qu'on absorbe et qui ne se renouvelle pas en proportion convenable; enfin d'une diminution considérable de la pression atmosphérique. Lorsqu'on est transporté dans un milieu moins chaud et plus aéré, tous ces symptômes se dissipent assez rapidement.

La durée des bains de piscine sera donc limitée par le commencement de manifestation des symptômes précédents; il y aurait imprudence à y rester plus longtemps et, en général, plus de 15 à 20 minutes, encore les préposés devront-ils toujours exercer une surveillance rigoureuse.

Bien que les phénomènes que je viens de décrire s'observent généralement, on rencontre, néanmoins, quelques exceptions; ainsi, toutes choses égales d'ailleurs, les personnes âgées, celles dont le tempérament est lymphatique, ou dont la peau est rude et peu sensible peuvent supporter le bain plus longtemps : de 20 à 30 minutes, quelquefois une heure.

Ce bain seul suffit pour produire une vigoureuse révulsion vers la peau, une sueur abondante qui couvre tout le corps et une excitation générale très-manifeste; aussi, est-il indispensable qu'en sortant de l'eau, le malade soit essuyé;

enveloppé de vêtements de laine, et transporté
dans un lit bassiné, où l'on favorise la sueur par
un verre d'eau thermale, du bouillon ou du tilleul bien chaud. Bien qu'il y ait peu d'exemples
d'accidents survenus chez des malades pour
s'être rendus à pied à leur domicile, il est néanmoins prudent d'opérer le transport au lit dans
une chaise à porteur bien close, pour éviter
l'action des courants d'air frais sur le corps en
sueur.

Une fois au lit, la chaleur âcre et l'excitation
produite par le bain diminuent peu à peu et sont
remplacées par une chaleur plus douce; une sueur
abondante baigne tout le corps, les battements
de cœur se modèrent, le pouls devient plus
calme, large et souple, la respiration moins accélérée et tout rentre dans l'ordre. Au bout d'une
demi-heure, on fait encore boire le malade s'il a
soif; on lui essuie le visage; puis, après une heure
de transpiration, on frictionne et on essuie la peau
avec les vêtements de laine qui l'enveloppent;
on les remplace par un drap chauffé, la sueur se
modère et cesse bientôt; alors il peut s'habiller.
La sueur ne doit pas durer plus d'une heure, pour
éviter un trop grand affaiblissement. Dans le
courant de la journée une transpiration douce et
agréable remplace l'abondante sécrétion cutanée
produite pendant et après le bain ou l'étuve.

La description de ces effets doit assez faire comprendre combien est active l'eau de la vieille source de Bagnols ; elle possède, avec juste raison, la réputation de produire une grande excitation qui empêche la plupart des malades d'en faire usage de prime-abord, et sans préparation antérieure, pendant plus de cinq à six jours, sans en être assez fortement impressionnés, pour être obligés de suspendre, et sans être exposés aux congestions, aux diverses hémorragies, ou à tout autre accident pouvant se manifester sous l'influence de déplacements brusques et d'une forte agitation du sang. Chez les personnes à poitrine faible, chez qui il y avait présomption de tubercules dans les poumons, j'ai vu quelquefois survenir l'hémoptisie ou des crachats sanguinolents. J'ai également vu beaucoup de malades assez gravement incommodés, quitter les eaux au bout de quelques jours, dans la crainte de voir aggraver leur mal loin de leur famille, alors qu'ils auraient pu en retirer de grands avantages s'ils les avaient prises avec les précautions convenables. Il en est probablement encore de même pour un certain nombre qui partent sans en donner avis.

§ II. *Bains particuliers ou de baignoires.*

Les bains de baignoires qui résultent du mélange en diverses proportions de l'eau de la vieille source avec celle des nouvelles, ont une chaleur qui varie entre 30° et 40° centigr.; ils sont tempérés, moins chauds, moins excitants et moins actifs que les précédents. Outre qu'ils sont utiles dans plusieurs cas où les bains de piscines ne conviennent pas, ils servent : 1° à y préparer; afin d'éviter d'être surpris par eux, et les accidents qui pourraient en résulter, il me paraît, sinon indispensable, du moins très-prudent de commencer le traitement par quelques bains mitigés de trois quarts-d'heure à une heure de durée. Au bout de deux, trois ou quatre jours de leur usage, les malades aguerris par une préparation convenable, pourront se baigner dans les piscines sans avoir à y redouter d'accidents; on commencera par des bains à 35° ou 36° centigr. et on augmentera chaque jour leur température de manière que le dernier soit à peu près à 40° comme la chaleur des piscines. Les personnes à tempérament nerveux, sanguin, nervoso-sanguin et bilieux ; celles dont la fibre est sèche et irritable, devront suivre cette règle sans exception, tandis que les malades lymphatiques et scrofuleux, à fibres molles et à tempérament phlegmatique pourront s'en abstenir et pénétrer d'emblée dans les piscines, parce qu'ils sont moins sensibles et moins excitables, et que pour obtenir chez eux les effets nécessaires, il faut employer des agents plus forts que chez ceux d'un tempérament opposé.

2º Ils sont encore utiles pour faire reposer les malades de la fatigue causée par les bains de piscine ; ainsi, lorsqu'au bout de cinq à six jours de leur usage, les baigneurs sont trop fatigués, ou leurs douleurs trop exaspérées, pour pouvoir continuer, au lieu de se reposer entièrement, quelques bains de baignoires à 35 ou 36º centigr. suffisent pour dissiper l'excitation trop forte et leur permettre de reprendre le traitement.

3º Ils conviennent seuls, dans tous les cas où les bains prolongés sont nécessaires, tels que les engorgements chroniques de la matrice, de la vessie, des reins et de tous les organes profonds qui ne peuvent être mis directement en contact avec l'eau thermale ; chez les malades dont le système nerveux est délicat et mobile et la fibre sèche ; chez les personnes faibles, convalescentes de longues maladies, anémiques, fatiguées par les travaux de cabinet, les veilles, les souffrances morales, les névroses, les excés vénériens et surtout par les plaisirs solitaires ; on y respire à l'aise, le sang n'y éprouve presque pas d'agitation ; ils augmentent l'énergie du système musculaire, et donnent plus de laxité aux ligaments et aux articulations. Ils donnent lieu à de la moiteur, mais rarement à de la sueur, à moins qu'on ne la provoque par la chaleur du lit et des boissons chaudes, enfin, ils assouplissent, blanchissent et raffinent la peau.

4° Il existe des cas où il convient d'alterner les bains de piscines avec les bains particuliers, c'est ce qu'apprend l'expérience.

Ainsi, les bains de piscines et les bains tempérés sont utiles, soit qu'ils s'entraident, soit qu'ils trouvent chacun leurs applications spéciales, mais quelque soit l'utilité des bains particuliers, tant s'en faut, cependant, qu'ils puissent jamais rivaliser avec les bains de piscines et, à plus forte raison, les remplacer. C'est à sa piscine que Bagnols doit sa réputation, c'est par sa piscine qu'il la conservera. Les bains particuliers ne tiendront jamais que la seconde place ; mais aux bains de piscine reviendra toujours l'honneur de la guérison de ces graves maladies chroniques de la poitrine et des articulations qui, chaque année, s'y rendent en si grand nombre. Fions-nous donc à l'expérience, seul fil d'Ariane, susceptible de nous guider sûrement dans le labyrinthe de la médecine, et, en agissant avec discernement, nous pourrons, sans crainte d'être trompés dans notre attente, lui demander de nous rendre aujourd'hui les mêmes services qu'elle nous a déjà rendus si souvent.

Les bains de baignoires se prennent ordinairement dans la matinée depuis quatre ou cinq
heures du matin, jusqu'à neuf ou dix heures.

ARTICLE II.

Des douches.

Nous savons déjà qu'il existe, à Bagnols, deux
espèces de douches : les unes, placées dans l'établissement ancien, ou à l'étage supérieur, ont une
hauteur qui varie entre 1 m. 50 centim. et 2 m.,
les autres, situées à l'étage inférieur, qui ont
4 m. 50 centim. à 5 m., s'appellent douches
fortes. (*Voir p. 42.*)

Les douches ordinaires de Bagnols suffisent
pour la plupart des maladiés qui en réclament
l'usage, telles que : rhumatismes, névralgies, arthrites, tumeurs blanches avec ou sans fistules,
ulcères atoniques, etc., où il faut agir avec douceur pour obtenir une résolution lente, graduelle
et prendre garde de ne pas les ramener à un état
trop aigu. Les douches fortes, au contraire, con-
viendront dans les maladies anciennes, lorsque
l'organisme, profondément engourdi, aura besoin
d'une secousse vigoureuse pour être réveillé,
comme dans les engorgements ganglionnaires
scrofuleux du cou, qui veulent être ramenés à
un état aigu, pour guérir naturellement, ou pour

pouvoir être traités comme des abcès chauds; il en sera de même pour certaines paralysies avec atrophie et diminution de la circulation, ou lorsque de graves désordres auront été produits au sein des parties, comme dans les plaies par armes à feu, les violentes contusions, et les fractures compliquées, vicieusement consolidées, où le cal, encore provisoire, est gros et volumineux, où les muscles, retenus dans leurs gaînes, ne peuvent glisser facilement et sans douleur. Du reste, on peut marcher graduellement, commencer par les plus faibles, et terminer par les plus fortes; j'ai observé des effets très-remarquables de ces fortes douches dans des cas de fractures compliquées survenues dans les houillères de Portes et de la Grand'Combes, à la suite d'éboulements sur un grand nombre d'ouvriers mineurs qui sont venus à Bagnols en 1854 et en 1855. Ces résultats sont d'autant plus intéressants que plusieurs avaient déjà pris les eaux, et n'avaient éprouvé qu'un soulagement très-médiocre du traitement employé.

La douche d'eau minérale est plus tonique que la douche d'eau ordinaire, mais elle agit surtout par la chaleur et la percussion plus ou moins forte; faible et tiède, elle change le mode de vitalité des parties, favorise la cicatrisation des plaies chroniques et la résolution de quelques tumeurs indolentes; forte et chaude, elle facilite la circulation du sang et des fluides, excite, échauffe et rougit les parties qu'elle frappe, stimule la fibre, augmente la résistance et l'élasticité des tissus, la force musculaire, contribue à dissiper les douleurs articulaires et à rendre les mouvements plus libres.

On applique la douche tantôt sur le mal, tantôt sur un lieu plus ou moins éloigné; dans le premier cas, qui est le plus fréquent, elle est directe; dans le second, elle est révulsive; cette dernière convient surtout pour déplacer le sang qui se porte avec persistance vers un organe intérieur. Les petites douches de 50 à 60° centigr. et de 40° de chaleur répétées matin et soir, sur les pieds, dans les affections chroniques de la poitrine, les céphalalgies congestives, et certaines aménorrhées, constituent un excellent adjuvant et produisent de très-bons effets.

A Bagnols, où l'on fait un grand usage des douches, elles ne durent que huit à dix minutes; à mon avis, il vaut mieux les répéter plus souvent et les faire durer moins longtemps chaque fois. Les malades qui en prolongent la durée audelà d'un quart-d'heure ne tardent pas à s'en repentir et à devenir plus dociles. Du reste, la douche est une arme à deux tranchants qui nécessite beaucoup d'habitude pour être bien maniée : il m'est arrivé souvent d'obtenir de bons résultats en faisant seulement cesser la douche prise intempestivement. La douche succède au bain de piscine, tandis qu'elle précède le bain de baignoire, lorsque les deux remèdes sont prescrits dans la même séance. Dans le premier cas, la douche étant au moins aussi chaude que le bain, l'excitation qu'il a produite est entretenue et activée par elle. Dans le second, les bains de baignoire ayant pour objet de préparer ou de calmer les malades déjà trop excités, il est convenable de chercher à diminuer l'effet de la douche par le bain consécutif.

C'est toujours un avantage pour les malades de trouver réuni dans le même établissement thermal, un système de douche complet dont on peut approprier la force, la chaleur et le volume aux divers cas qui peuvent se présenter.

ARTICLE III,

Des étuves.

Les étuves de Bagnols sont des bains de vapeur naturels à la température de l'eau minérale de la vieille source; quoiqu'à une température maximum de 40° à 41° centigr., elles sont d'une ressource extraordinaire; peu de malades s'en vont sans en avoir pris un certain nombre à moins de contrindications formelles. Outre leur douce chaleur, la vapeur qui s'en exhale, contient dés gaz acide hydrosulfurique, carbonique et azote, qui, loin d'être dangereux pour la respiration, sont fort utiles dans les maladies rhumatismales. Depuis quelque temps, en effet, les bains de gaz acide carbonique, ayant produit des effets très-remarquables dans les rhumatismes, on incline à penser que c'est ce gaz qui existe dans presque toutes les eaux minérales qui agit contre les rhumatismes. Les gaz précités ont surtout une action très-manifeste dans les affections de poitrine, en ce sens qu'ils pénètrent, avec l'air et la vapeur d'eau, jusque dans les extrémités les plus déliées des bronches, dont ils modifient la sécrétion en même temps qu'ils y détruisent l'inflammation.

Cette vapeur médicamenteuse agit d'autant mieux, et produit d'autant plus d'effet sur la muqueuse pulmonaire, qu'elle provoque, en même temps, une forte révulsion sur la peau qu'elle assouplit, et une sueur abondante qui entraine avec elle, à travers les pores dilatés, des matières qui, avant, étaient éliminées d'une manière incomplète par les bronches, y entretenaient une irritation et pouvaient abandonner, dans le tissu pulmonaire lui-même, des parcelles organiques, dont la décomposition et l'élimination par d'autres voies, ramène ces organes à l'état normal. Ces vapeurs produisent encore d'excellents effets sur les membranes muqueuses du nez, de la bouche, du pharynx et du larynx, lorsqu'elles sont le siége d'inflammation chronique. Les étuves sont donc principalement indiquées dans les affections des organes respiratoires, telles que les bronchites chroniques plus ou moins profondes, l'asthme simple ou compliqué de catharre, dans la phthisie pulmonaire avant le ramollissement des tubercules, dans la laryngite chronique, dans les inflammations chroniques de l'arrière gorge, telles que le gonflement des amygdales, l'engorgement des trompes d'Eustache et la surdité qui en dépend; dans les maladies de la muqueuse nasale dépendant d'un vice herpétique ou de l'inflammation simple, par suite, dans l'ozène, et dans les fistules lacrymales qui tiennent à un rétrécissement du canal nasal par engorgement de la membrane qui tapisse ces conduits. Elles conviennent également dans les fausses ankyloses, les rétractions musculaires, les rhumatismes, les maladies de la peau, et dans toutes les affections générales où le sang est malade; si elles ne réussissent pas toujours à détruire le principe morbide, elles contribuent beaucoup à le diminuer, à le réduire au point de le rendre

compatible avec la santé et à le neutraliser pour
un temps plus ou moins long.

L'étuve peut se prendre seule ou concurremment avec le bain et la douche; dans tous les cas,
c'est par elle qu'on doit terminer, elle dure huit
à quinze minutes. Ceux qui restent plus longtemps dans la vapeur ou qui la prennent deux
fois par jour, ont tort; ils s'affaiblissent inutilement par des sueurs trop copieuses, et se mettent
bientôt hors d'état de pouvoir continuer et compléter un traitement qui, fait avec mesure, aurait
pu leur procurer la guérison de leurs maux, tandis qu'en suivant leurs inspirations, ils n'ont fait
que les accroître.

Après l'étuve, on doit se comporter comme
au sortir de la piscine, afin d'éviter les accidents qui se manifestent à la suite de sueurs
rentrées.

ARTICLE IV.

Des inhalations ou aspirations de la vapeur.

Les inhalations diffèrent des étuves, en ce
sens qu'au lieu d'avoir tout le corps plongé dans
la vapeur thermale, les malades n'y placent que
la tête ou la face par des ouvertures pratiquées
aux portes des piscines. Le temps le plus favorable pour opérer ces inhalations est celui pen-

dant lequel l'eau thermale tombe de la source dans les piscines pour les remplir, c'est-à-dire, de trois à quatre heures du soir, car alors le gaz acide hydrosulfurique si volatil est plus abondant qu'à aucun autre moment de la journée.

Les inhalations sont préférables aux étuves chez les malades très-faibles, dont il faut ménager les forces, et qu'il importe de ne pas affaiblir encore par une transpiration abondante et subite. Elles sont indiquées dans les mêmes cas que les étuves, et peuvent servir quelquefois à y préparer, comme les bains particuliers préparent aux bains de piscine. Ainsi, par exemple, avant d'admettre, dans les étuves, les personnes atteintes de maladies pulmonaires graves, il me paraît nécessaire de les soumettre, pendant quelques jours, comme préparation, aux simples inhalations de la vapeur; suivant l'effet qu'elles produiront, le médecin jugera s'il doit les faire passer à un degré plus élevé ou s'il doit s'en abstenir. En pareil cas, il faut user de la plus grande circonspection, car la témérité du médecin, ou l'indocilité du malade à suivre ses prescriptions, serait payée par une congestion ou une hémorragie pulmonaire, la fonte tuberculeuse, et la précipitation vers le terme fatal.

ARTICLE V.

Des bains et douches de vapeur.

Certaines maladies nécessitent l'application d'une vapeur plus intense et plus concentrée que la vapeur naturelle des étuves qui est trop diffuse. Depuis l'établissement d'un générateur, à Bagnols, cette lacune est comblée, et l'on peut, aujourd'hui, y prendre des bains et des douches de vapeur locaux ou généraux, suivant le besoin, et même augmenter leur action par des remèdes spéciaux, tels que : l'iode, le soufre, le mercure, l'arsenic, etc., dont la vapeur, entraînée avec celle de l'eau thermale, vient ajouter son action à celle déjà si puissante fournie par cette eau.

Ces bains et ces douches conviennent dans les fausses ankyloses, les rétractions musculaires et dans tous les cas où les étuves sont utiles; seulement ils sont plus actifs et l'on peut soumettre à leur action les parties malades pendant tout le temps qu'on le juge convenable sans qu'il en résulte d'inconvénient; ils ramollissent les parties indurées, rendent aux ligaments et aux muscles la souplesse et l'élasticité qu'ils avaient perdues; aidés par le massage et les frictions sur les parties douloureuses, ils peuvent produire le plus grand bien.

ARTICLE VI.

Des eaux de Bagnols prises en boisson.

La boisson des eaux minérales est un des moyens les plus efficacés de combattre les maladies générales. Transportées dans le sang par l'acte de la digestion, et de là, dans les organes, il s'opère, sous leur influence, des réactions chimiques et des combinaisons nouvelles qui diminuent et corrigent les vices des humeurs. Les eaux de Bagnols, qui contiennent une grande variété de principes minéralisateurs, sont plus propres que bien d'autres à produire des effets avantageux, aussi la boisson de ces eaux entre-t-elle pour une bonne part dans le traitement qu'on y fait.

Les eaux de Bagnols peuvent être bues aux sources ou loin des sources.

§ I. *Des eaux de Bagnols bues aux sources.*

Les trois robinets qui constituent la buvette, sont désignés par les nᵒˢ 30, 35 et 41, qui indiquent la température des sources qui les alimentent. L'eau du nᵒ 41, ou de la source ancienne, est celle qu'on boit le plus fréquemment ; celle de la source nᵒ 35, dite ferrugineuse douce, est ordonnée de préférence, dans les cas d'anémie, de chlorose, d'aménorrhée, etc.

Ces eaux doivent être bues à jeûn et dans la matinée, parce que l'estomac étant vide, elles sont plus facilement digérées par lui ; il est indifférent de les boire avant ou après le bain, mais il vaut beaucoup mieux aller les boire à la source que de les faire apporter dans la chambre. On pourra en boire entre les repas, mais jamais en mangeant.

Excepté dans quelques cas spéciaux, où l'on doit agir avec beaucoup de prudence, on les prescrit à dose progressive ; ainsi, on commence par deux verres et l'on arrive successivement à quatre puis à six, on doit rarement dépasser cette dose; les personnes qui en boivent dix, douze ou quinze verres, se fatiguent l'estomac en pure perte et rendent des rots nidoreux, qui indiquent un commencement d'indigestion bientôt suivie de coliques, de diarrhée abondante, séreuse et quelquefois sanguinolente, qui les empêche de continuer leur traitement et d'en retirer les effets salutaires qu'elles en auraient éprouvés si elles avaient agi avec modération. La dose moyenne est de trois à quatre verres qu'on boit à un quart d'heure ou une demi-heure d'intervalle l'un de l'autre, en ayant soin de faire un exercice modéré après chaque verre; dans les derniers jours du traitement on n'en boit que deux.

Les personnes robustes, et celles qui sont atteintes de gastralgie par excès d'acidité des sucs gastriques ou de digestions pénibles, par atonie de l'estomac et des intestins, peuvent boire l'eau pure, pour ne pas affaiblir son action alcaline, ou édulcorée avec du sucre ou du sirop; celles qui sont moins fortes doivent commencer par la couper avec un tiers de lait chaud, ou d'infusion de tilleul, d'oranger, de décoction d'eau d'orge, de chiendent, de petit lait, ou de tout autre boisson appropriée; dans tous les cas, il faut prendre la précaution de verser l'eau sur la substance avec laquelle on veut la mélanger et de la boire rapidement pour éviter, autant que possible, l'évaporation des gaz.

Les eaux prises en boisson seulement, liquéfient le sang et facilitent son passage à travers les vaisseaux capillaires; elles amènent une détente générale, provoquent la moiteur et la sueur, tonifient l'estomac et les poumons, facilitent les digestions et l'expectoration, produisent, ordinairement, un peu de constipation et quelquefois de la diarrhée; le plus souvent, les urines sont diminuées en raison de la quantité de sueur excrétée; quelquefois, cependant, elles sont augmentées; dans ces cas, les malades suent très-peu, ou pas du tout, et l'action des eaux, au lieu de se porter vers la peau, se porte vers les reins, alors, il m'a paru qu'elles n'agissaient pas aussi bien, et qu'il était important de la ramener vers la peau en joignant à la boisson, d'abord la chaleur du lit et puis quelques bains s'ils ne sont pas contre-indiqués.

§ ii. *Des eaux de Bagnols transportées et bues loin des sources.*

C'est principalement dans les cas de catharre pulmonaire, de péripneumonie chronique et d'hémoptysie que ces eaux, bues loin des sources, peuvent faire du bien. Les malades qui se sont bien trouvés de leur usage en les prenant sur les lieux, feront bien de les reprendre à l'entrée de l'hiver : elles augmenteront l'amélioration, et la rendront plus durable, en leur donnant les moyens de résister aux influences pernicieuses de la mauvaise saison. Quelques malades, à qui je les avais conseillées de cette manière, en 1854, ont pu passer un bon hiver, et revenir, en 1855, dans un état beaucoup plus satisfaisant, achever leur guérison. Lorsque ces bons résultats seront plus connus, leur usage deviendra plus général, et le commerce des eaux transportées pourra devenir l'objet d'une spéculation avantageuse pour les propriétaires et les fermiers.

Les eaux de Bagnols se conservent longtemps sans s'altérer ; une fois privées de leur gaz hydrogène sulfuré naturel, elles sont inodores et peuvent rester plusieurs années dans cet état sans reprendre l'odeur d'œufs couvis, qui résulterait alors de la décomposition des sulfates de chaux ou de soudes qu'elles tiennent en dissolution, et du dégagement de gaz acide hydrosulfurique, séparé de sa base comme cela arrive pour les eaux de Vichy qui sont restées trop longtemps en cruchons. J'en ai gardé plus de quinze mois en parfait état de conservation. Pour les empêcher de s'altérer, il faut les renfermer dans des vases opaques, de la contenance de deux verres, les boucher à la mécanique, les capsuler et les tenir couchées dans une cave à l'abri de la lumière, de la chaleur et du contact de l'air. Deux à quatre verres étant la dose ordinaire, il est convenable de ne pas employer des cruchons plus grands que ceux qu'on peut vider chaque jour.

Avant de boire l'eau, on doit la ramener à sa température native, en la faisant chauffer au bain-marie ; l'eau de ce bain doit toujours faire monter le thermomètre à 48°, parce que l'eau thermale du cruchon, est à 5 à 6 degrés au-dessous. On n'ôtera le bouchon qu'au moment de boire, si, alors, elle avait l'odeur d'œufs couvis et si le bouchon était noir, il faudrait la rejeter parce qu'elle serait altérée.

On boit l'eau pendant vingt jours en suivant la même marche qu'à la source. Les personnes qui voudraient les prendre loin des sources sans les avoir préalablement bues sur les lieux, pourront commencer, suivant le cas, par deux verres, continuer à cette dose pendant cinq jours, la porter à quatre verres pendant dix jours, et revenir à deux verres pendant les cinq derniers jours, ce qui fait un total de soixante verres ou de trente bouteilles de deux verres chacune.

ARTICLE VII.

Action physiologique des eaux thermales de Bagnols, pendant la durée du traitement.

Cette action physiologique est caractérisée par des effets généraux qui se manifestent ordinairement du troisième au sixième jour de l'usage des eaux; ainsi, l'appétit diminue, la digestion est difficile, la langue large, blanche ou jaune et couverte d'un enduit limoneux plus ou moins épais; la soif est très-vive, les malades sont pâles ou un peu jaunes et constipés ; ils ressentent de la lassitude, de l'abattement, une faiblesse générale et souvent un accroissement très-sensible de leurs douleurs. A l'exception de la soif qui se rencontre chez presque tous, proportionnée à la quantité de sueur qu'ils perdent, les autres effets sont plus ou moins marqués; tantôt presque nuls, tantôt à un degré moyen, ils arrivent, chez quelques-uns, à un degré assez élevé pour les obliger à suspendre l'usage des eaux. Chez ceux qui continuent à les prendre, on voit assez souvent survenir de la fièvre; à l'état saburral de la langue et de l'estomac, succèdent de la rougeur et des douleurs, et à la constipation des coliques et une diarrhée séreuse, abondante, et même des selles sanguinolentes qui nécessitent absolument un temps d'arrêt, le repos au lit, la diète, les boissons délayantes ou émollientes et quelquefois même une application de sangsues. Dans les cas ordinaires, un purgatif salin et un ou deux jours de repos sont le meilleur moyen de les faire cesser.

Une fois ces premiers effets passés, l'appétit renaît, la soif et les douleurs diminuent, le sommeil devient plus calme, la faiblesse et l'abattement disparaissent, alors les fonctions se régularisent; sous l'influence des propriétés alcalines, excitantes et toniques de l'eau, le sang devient plus fluide et traverse plus facilement les vaisseaux capillaires dilatés ; par suite de l'agitation qu'il subit chaque jour, il se dépouille mieux de ses matières hétérogènes. Les sécrétions et excrétions cutanées, particulièrement favorisées, débarrassent l'économie des humeurs viciées qui, avant, faisaient fausse route, engorgeaient les organes intérieurs et nuisaient à leurs fonctions. La sueur, ce moyen dépurateur si puissant est quelquefois remplacée par une diarrhée abondante de nature bilieuse, souvent très-utile, mais qu'il ne faut pas confondre avec le dévoiement colliquatif qui se montre, quelquefois, chez les poitrinaires avancés. Les sécrétions et excrétions urinaires et pulmonaires sont généralement plutôt diminuées qu'augmentées et en rapport avec la sueur. Ainsi, si la peau fonctionne bien, les urines sont plus rares mais claires, et les crachats moins abondants et moins opaques ; si, au contraire, la peau reste sèche et aride comme cela arrive quelquefois dans la phthisie pulmonaire, les urines sont plus abondantes, mais moins claires ou troubles, l'expectoration est fatigante et les crachats conservent leurs caractères et contiennent souvent un peu de sang.

A tous les moyens dépuratifs précités se joignent, assez souvent, des démangeaisons bientôt suivies d'une éruption cutanée ordinairement papuleuse ou milliaire, qui n'occupe, le plus souvent, qu'une partie du corps ; elle me paraît due à l'excès d'activité des glandes sadutoires et au contact irritant des matières sécrétées, ou bien n'être, elle-même, qu'un agent morbide qui se présente sous cette forme, et s'élimine par la peau. On y voit, quelquefois, mais assez rarement, survenir des furoncles et des abcès, dont on observe fréquemment l'apparition dans divers établissements thermaux, à *Louesch*, par exemple ; cela tient, je crois, à ce qu'à Bagnols les sueurs, provoquées par les étuves, sont assez abondantes pour suffire à l'élimination des matières viciées et nuisibles à la santé, qui sont contenues dans le sang. L'éruption en question et l'augmentation des douleurs sont, en général, le signe que les eaux agissent bien, et annoncent une amélioration prochaine. Ceux qui, après quelques bains, verront des douleurs névralgiques ou rhumatismales se réveiller, ne devront donc pas s'en tourmenter et pourront continuer leur traitement sans crainte, car cette aggravation momentanée est l'indice que le mal n'était qu'assoupi et se serait réveillé à la première occasion ; en pareil cas, le médecin, instruit par l'expérience, devra les encourager, relever leur moral et veiller seulement à ce que la douleur ne prenne pas de trop grandes proportions en employant concurrem-

ment quelques calmants, ou en substituant quelques bains tempérés ou émollients aux bains
ordinaires.

Action sur la peau. — Outre la sueur qui se
continue, ainsi que nous l'avons dit à l'article :
Bain de piscine, toute la journée sous une forme
légère, les eaux de Bagnols produisent sur la
peau, en particulier, un effet très-remarquable. Il
consiste dans une desquamation successive des
feuillets les plus superficiels de l'épiderme et
dans l'expulsion, des pores de la peau, des matières qui les obstruaient. Ce résultat est produit
par la dissolution de la matière qui fait adhérer
l'épiderme à la peau et la sécrétion sébacée à ses
pores. Les malades s'en aperçoivent en ce que,
pendant quelques jours, après chaque bain, ils
enlèvent, en s'essuyant, une quantité de matières
considérables. De là résulte un adoucissement et
une blancheur bien manifestes de cette membrane, une grande facilité de transpirer et l'observation très-rare de rhumes contractés pendant
l'usage des eaux.

Action sur la matrice. — Les eaux de Bagnols
exerçant une action toute spéciale sur cet organe,
il est rare que les personnes du sexe bien réglées
les prennent plus de 3 à 4 jours sans voir appa-
raître le flux menstruel. Il est donc important
d'attendre qu'il soit passé pour s'y rendre, car

son arrivée nécessite une suspension du traitement pendant un ou deux jours. Quelquefois même, malgré cette précaution, les règles se montrent. (Voyez, pour plus de détails, l'article relatif aux affections de matrice.)

Durée du traitement thermal.

La durée ordinaire d'une saison est de 15 jours à trois semaines; il est rare que les malades prolongent plus longtemps leur séjour à Bagnols, et beaucoup n'y restent pas plus de 10 à 12 jours; cependant, un grand nombre de ces derniers en retirent un bénéfice marqué, sinon immédiatement, du moins consécutivement; mais comme, en abrégeant trop leur séjour, les malades seraient obligés de prendre tous les jours, et souvent deux fois par jour, le bain, la douche et l'étuve, ils se fatigueraient beaucoup, et pour un dont la constitution robuste lui permettrait de résister à ces excès, vingt en éprouveraient de mauvais résultats.

Bien que, dans les cas ordinaires, il faille, en général, s'éloigner le moins possible des habitudes reçues, surtout si elles sont fondées sur l'expérience et sur une longue pratique, il n'en est pas moins vrai qu'il existe des états particuliers,

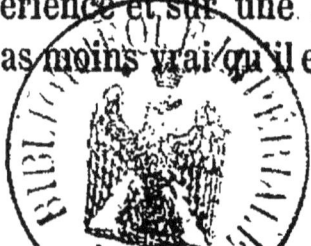

7

des maladies exceptionnelles dans lesquelles il faudra sortir des sentiers battus et modifier les usages. Je formule donc ainsi les règles à suivre.

Dans les cas ordinaires de rhumatismes, de sciatique, etc., la saison pourra être fixée à 12, 15 ou 20 jours. J'indique les deux termes extrêmes 12 et 20, parce qu'il y a des cas plus légers les uns que les autres, et, parmi ces cas, des espèces diverses. Je m'explique : en fait de rhumatisme, par exemple, celui qui affecte les tissus fibreux qui sont denses et serrés, est bien plus tenace que celui qui affecte le tissu musculaire ; et lorsque le rhumatisme fibreux, occupe une articulation profonde comme celle de la hanche, il offre plus de difficultés et demande encore plus de temps pour être guéri, que s'il occupait une articulation plus superficielle; tandis que 12 à 15 jours suffisent pour guérir le premier, 15 à 20 pour le second, 25 à 30 suffisent à peine pour le dernier. Certaines hydartroses du genou exigent le même temps. Mais pour les cas graves, tels que : les tumeurs blanches avec ou sans fistules, les fausses ankyloses, les rétractions musculaires, les caries d'os, les affections scrofuleuses, les maladies de poitrine, il sera convenable de subordonner la durée du séjour aux conseils d'un médecin habitué à l'administration de ces eaux. Qu'on se persuade bien que des maladies aussi graves et qui affectent aussi profondément l'organisme, ne peuvent ni guérir ni même être suffisamment modifiées en 15 jours ou trois semaines, et qu'il faut, au contraire, beaucoup de temps et de patience pour que les eaux puissent ramener à l'état sain, et rendre la faculté de fonctionner à des tissus malades depuis longtemps, en voie de désorganisation, et contre lesquels la médecine ordinaire est impuissante, ou ne voit de remède que dans une amputation ou une opération susceptible, par elle-même, de mettre les jours en danger; ici, c'est un, deux ou trois mois qu'il faut, en ayant le soin de suspendre de temps en temps, et de revenir plusieurs années de suite. Beaucoup de malades n'ont dû leur guérison qu'à la durée de leur séjour, et ont évité, par leur persévérance, des mutilations considérées comme indispensables pour conserver la vie.

Est-ce à dire, pour cela, que, pendant deux ou trois mois qu'un malade séjournera aux eaux de Bagnols, il doive boire et se baigner tous les jours? Loin de moi une pareille exagération, et d'ailleurs, une fois l'organisme imprégné du liquide thermal, une invincible répugnance pour la boisson, et un affaiblissement notable, ne lui permettraient plus de continuer, il faudra donc, dans ces *cas exceptionnels*, s'arrêter pendant

huit ou quinze jours si cela est nécessaire, jusqu'à ce que sa répugnance soit apaisée, et qu'il
ait repris des forces. Je sais bien qu'on alléguera
que l'influence des eaux thermales se prolonge
encore pendant deux ou trois mois après qu'on
en a fait usage, et que les faire reprendre, avant
que cette action soit passée, serait s'exposer à la
troubler : cela est vrai pour les cas ordinaires,
mais je ne partage pas ces idées pour tous les
cas ; depuis huit ans que je dirige des eaux minérales très-puissantes, j'ai eu assez souvent
occasion de mettre en pratique la méthode des
longs séjours aux eaux, et j'en ai retiré d'assez
bons résultats pour m'encourager à la suivre, le
cas échéant. Prenons un des exemples qui se
présentent le plus souvent : soit une affection
scrofuleuse avec engorgement d'une ou de plusieurs articulations avec fistule et carie des surfaces articulaires, etc. Lorsque l'eau minérale prise
pendant 15 jours ou trois semaines a bien agi,
que je remarque une amélioration notable, après
avoir fait reposer le malade 8, 10 à 15 jours, je
lui fais suivre un second traitement de même
durée que le premier ; il est rare qu'à son retour
l'année suivante, il n'ait pas une grande partie
de ses fistules fermées et de ses engorgements
diminués ou disparus ; en ce cas, je considère ces
eaux comme un médicament ordinaire dont je

continue l'usage autant que cela est nécessaire lorsque je remarque qu'il produit de bons effets.

Précautions à prendre et conduite à tenir pendant l'usage des eaux.

Les malades et les visiteurs qui se rendent à Bagnols devront apporter, avec eux, des vêtements chauds, pour se garantir de la fraîcheur le matin, le soir et les jours de pluie et pour entretenir la sueur douce qui a lieu toute la journée ; ils feront bien, aussi, de se munir d'un pantalon à pieds et d'un peignoir en molleton avec capuchon. Ainsi vêtus, ils pourront traverser sans crainte, en sortant des étuves, les escaliers et les corridors qui conduisent à leur appartement ; la nuit, il faut souvent ajouter une couverture à celle dont on fait usage habituellement.

Du régime. — La fièvre thermale devant survenir du 3e au 5e jour, le meilleur moyen de l'atténuer, et de traverser cette période sans être éprouvé trop fortement, consiste à se modérer sur la nourriture et à suivre un régime plutôt trop doux que trop fort. Une fois cette époque passée, rien ne s'oppose à ce que les malades réparent leurs forces par une alimentation et une boisson plus fortes. En effet, la matinée étant consacrée à prendre les eaux, à transpirer et à se promener, il est à remarquer qu'ils ont fait des pertes considérables, qu'il est important de réparer par un bon repas. A part une tasse de bouillon, de lait ou de chocolat, il convient de ne rien prendre avant le déjeûner, afin de ne pas troubler le travail des eaux, en appelant intempestivement vers l'estomac les forces vitales occupées à d'autres fonctions; mais au déjeûner qui a lieu à 11 heures, la table devra être abondamment pourvue de mets fortifiants et variés en viandes, légumes, poissons fruits, etc. Les vins devront être bons et généreux; et cela d'autant mieux que les malades ont toute la journée pour se promener et faire la digestion. Le repas du soir, au contraire, sans être très-léger, devra se composer, à peu près, de légumes, de rôti, de laitage et de quelques mets de dessert; car le repas ayant lieu à six heures et les malades devant rentrer de bonne heure à cause de la fraîcheur, ne dormiraient pas bien si la digestion était difficile, pénible et se faisait mal; ensuite, ils ne profiteraient pas de tous les avantages des eaux si, le lendemain matin, l'estomac était encore embarrassé et fatigué par les restes d'un repas trop copieux. Les malades devront toujours se rappeler qu'ils sont en traitement et que, par cette raison, il leur faudra souvent faire

violence à leurs goûts, sous peine d'entretenir la
cause de leur maladie. Par ce motif, ils s'abstien-
dront, autant que possible, de crudités, de mets
trop épicés et de liqueurs fortes. Ceux qui y seront habitués devront s'en tenir à un peu de café
noir, léger et bien chaud, au grog avec ou sans
citron, à quelques liqueurs douces, et s'abstenir
de tout ce qui pourrait troubler l'action des eaux,
dont l'intempérance et l'abus doivent être sou-
verainement proscrits.

En fait de boisson, il faudra rejeter celles qui
sont fraîches ou trop rafraîchissantes. Il existe,
dans le village de Bagnols, une source froide dont
l'eau, très-abondante et très-bonne, sert aux usages
des habitants. Sa température est à 12° centigrades. Les malades, obsédés par la soif de Tantale,
résistent difficilement au plaisir d'aller s'y désaltérer; mais ceux qui en usent sans modération
ne tardent pas à s'en repentir, car toute la chaleur
du corps se portant à l'intérieur, pour ramener
cette eau à la température du sang, il en résulte
la suppression de la sueur et de fortes coliques
accompagnées d'une diarrhée abondante qui obligent les malades à prendre quelques jours de
repos.

Un exercice modéré est nécessaire pour entretenir la douce transpiration qui se continue, pendant la journée, à la suite de bains de Bagnols.

Par cette même raison, il vaudra mieux se promener à pied qu'à cheval ou en voiture découverte. Si l'on se promène à cheval, il faudra se vêtir d'un par-dessus, pour éviter d'être saisi par l'air et par le vent.

La danse, qui a lieu tous les soirs dans le salon du grand hôtel des bains, constitue encore un exercice très-salutaire.

Une observation importante à faire pour les malades à poitrine faible, c'est d'éviter de marcher sur un plan ascendant et de gravir sur les montagnes, car il en résulte souvent des hémoptysies. D'abord parce que l'ascension active la respiration et la circulation, détermine l'essoufflement et fait porter le sang à la poitrine ; ensuite parce que l'air étant plus raréfié sur les montagnes que dans les plaines, le sang tend à se porter au dehors par toutes les issues, telles que le nez, les yeux, les oreilles et la bouche, et, de préférence, par l'organe le plus *faible* ; ce qui pourrait obliger à renoncer au traitement, en ouvrant la porte à une série d'accidents qu'il n'est pas toujours au pouvoir du médecin d'arrêter.

Pour faire usage des eaux avec fruit, il est encore important que les malades soient libres de toute préoccupation et que le moral ne soit pas affecté ; aussi, comme la plupart sont atteints de maladies qui ne les obligent point à garder le lit, devront-ils rechercher la société, la distraction et tout ce qui rappelle le mouvement et la vie.

Nous avons exposé, aux divers articles bains, douches, étuves et boisson, les accidents qui peuvent résulter de l'usage des eaux de Bagnols prises intempestivement sans mesure et sans les précautions convenables ; telles sont les congestions diverses : l'hémoptysie, l'irritation de la poitrine et des intestins avec fièvre et diarrhée abondante, séreuse ou sanguinolente, l'exaspération outre mesure des douleurs, un affaiblissement considérable, etc. Le développement subit de ces accidents, au moment où l'on s'y attend le moins, a fait dire, avec quelque apparence de raison, que ces eaux étaient dangereuses et perfides, et qu'elles estropiaient lorsqu'elles ne guérissaient pas. C'est une erreur ; elle ne sont ni dangereuses ni perfides, mais elles ne sont pas indifférentes, et il est rarement permis d'en abuser impunément.

ARTICLE IX.

Action consécutive des Eaux. — Précautions à prendre après le départ.

Les eaux de Bagnols ne produisent pas toujours immédiatement et sur place leur action salutaire ; souvent elles ne font que préparer l'amélioration ou la guérison qui n'arrive qu'un, deux et quel-

quefois trois mois après le retour. Les sueurs provoquées par les bains et les étuves se continuent
encore longtemps. Après leur cessation, la moindre fatigue corporelle les provoque ; elles sont
souvent assez fortes, la nuit, pour nécessiter le
changement de linge ; mais c'est surtout aux heures où les malades avaient coutume de prendre
les bains qu'elles se montrent avec le plus d'a-
bondance. Il sera donc nécessaire d'user encore,
pendant quelque temps, de beaucoup de précautions pour éviter leur brusque suppression. Ainsi,
il sera convenable de porter de la flanelle sur la
peau, de suivre un bon régime, de se coucher
de bonne heure et d'attendre, pour se lever, que
la fraîcheur du matin soit passée.

C'est principalement après le départ des eaux
que se sont montrés, chez quelques malades, des
furoncles, des abcès ou des éruptions de nature
diverse, à la suite desquels la maladie a été jugée
et guérie. Les sueurs, dans ce cas, n'ont été ni
aussi régulières ni aussi abondantes.

Ainsi donc, puisqu'il est bien avéré que beaucoup de guérisons n'ont lieu que consécutivement, les malades devront observer, avec la plus
scrupuleuse attention, de ne pas se placer, à leur
retour dans leur domicile, dans les mêmes conditions que celles qui ont contribué à la production et au développement de leur maladie, car

alors, l'effet des eaux pourrait n'être pas de longue durée, et leur mal se reproduire. Des douleurs rhumatismales, une affection de poitrine, des engorgements scrofuleux ont ils eu pour principe l'habitation dans un lieu bas, humide, froid et mal aéré, un mauvais régime, des excès en tous genres, il faudra habiter un lieu plus élevé, exposé au soleil levant ou au midi, suivre un régime meilleur et agir, en toute chose, avec modération.

Ces crises salutaires sont très-certainement dues à l'action des eaux ; il est très-probable qu'elles n'auraient pas eu lieu si les malades ne fussent pas venus les prendre ; il est donc nécessaire de les favoriser. D'autres crises moins palpables, mais non moins salutaires, doivent certainement avoir lieu. Ainsi, j'ai vu beaucoup de malades qui m'ont dit avoir éprouvé, deux ou trois fois dans le courant de l'année, sur diverses parties du corps, de vives démangeaisons qui les obligeaient à se gratter et à écorcher de petits boutons analogues à ceux du prurigo. J'ai, moi-même, éprouvé ces démangeaisons, après avoir pris les eaux pour quelques douleurs rhumatismales et pour dissiper les restes d'une vieille bronchite. Ces démangeaisons ont lieu surtout deux mois après le retour, et au printemps ; elles occupent plus particulièrement le ventre, l'épigastre, le devant de la poitrine et les épaules.

DEUXIÈME PARTIE.

PROPRIÉTÉS MÉDICALES DES EAUX THERMALES DE BAGNOLS.

———

La seconde partie de cet ouvrage, qui traite des propriétés et des applications médicales des eaux thermales de Bagnols, a pour but de les mettre en évidence par des observations sur divers sujets. J'ai classé, dans le tableau suivant, les maladies chroniques qu'on y observe le plus souvent.

Ce sont des affections :

Rhumatismales,
Herpétiques,
Scrofuleuses,
De la poitrine,
Du larynx et du gosier,
Du cœur,
De l'estomac,
Des intestins,
Du foie,
Des organes génitaux,
De la vessie.

Viennent ensuite :

Des pertes séminales,
Des paralysies,
Des névralgies,
Des névroses,
La surdité,
L'ozène,
La fistule lacrymale,
Des ophtalmies,
Des rétractions musculaires,
Des fausses ankyloses,
Des tumeurs blanches et des arthrites chroniques,
Des luxations,
L'hydartrose et la coxalgie,
Le relâchement de la capsule iléofémorale, avec ou sans déformation de la cavité cotyloïde,
Des suites de fractures, des cals volumineux,
La carie, la nécrose, l'exostose,
Des plaies chroniques ou ulcères,
Des plaies par armes à feu,
Des contusions.

CHAPITRE PREMIER.

Au premier abord, en parcourant le tableau qui précède, on pourrait croire que les eaux de Bagnols sont susceptibles de guérir et d'améliorer la plupart des maladies chroniques, tandis qu'en réalité elles n'en peuvent guérir qu'un nombre assez limité qui tiennent la plus grande partie des autres sous leur dépendance. Depuis longtemps, et bien souvent en observant ce qui se passait aux eaux minérales que je dirigeais, et en lisant ce qu'ont écrit plusieurs inspecteurs, je me suis demandé comment il se faisait que des eaux d'une composition si différente pussent améliorer ou guérir tant de maladies si diverses par leur nature et leur siége, et en y réfléchissant, et surtout en interrogeant les malades, je suis arrivé à cette conclusion, que la plupart des maladies chroniques curables par les eaux minérales pouvaient être rangées dans quelques groupes peu nombreux, tels que :

1º L'inflammation chronique pure et simple ;

2º Les affections rhumatismales et goutteuses ;

3º   *id.*   herpétiques ;

4º   *id.*   lymphatiques ;

5º   *id.*   syphilitiques ;

6º   *id.*   exanthêmatiques.

Avant de passer outre, j'ai besoin d'entrer dans quelques explications pour bien faire comprendre ma pensée.

1º J'appelle inflammation pure et simple celle qui n'est compliquée d'aucun des vices rhumatismal, herpétique, lymphatique, ou d'aucun des virus syphilitiques ou exanthêmateux, etc. Elle est locale, c'est-à-dire qu'il n'y a d'affecté que l'organe malade ; les autres sont sains ainsi que les liquides. L'inflammation chronique, quelque soit son siége, pourra guérir sous l'influence des eaux minérales, pourvu que l'organe malade ne soit qu'engoué, hypertrophié ou déformé, mais ne soit pas désorganisé ou détruit, car, tout en étant plus puissantes que les autres moyens pharmaceutiques, les eaux ne peuvent pas refaire ce qui n'existe plus.

2º Au contraire, les maladies rhumatismales, herpétiques et lymphatiques sont toutes compliquées d'un être inconnu qu'on appelle vice, compatible avec la santé, c'est-à-dire qui peut exister à l'état latent, qui circule avec le sang, qui est inhérent à l'individu, qui imprime un cachet particulier à sa constitution, qui est héréditaire ou acquis, et peut se porter sur tous les organes, bien qu'il affectionne plus particulièrement certains systèmes d'organes. Ces vices qui entachent la constitution ou qui donnent lieu à des maladies générales lorsqu'ils sont en excès, ou qui compliquent les maladies locales, de manière à les rendre plus rebelles, plus difficiles et plus longues à guérir, ne peuvent jamais être entièrement annihilés par une eau minérale quelque puissante qu'elle soit, mais elle peut les modifier et les diminuer plus ou moins, suivant sa force, son activité et sa composition ; guérir les organes qu'ils ont affectés et les ramener à l'état latent, c'est déjà beaucoup. Ce qui fait la valeur des eaux de Bagnols, c'est la puissance qu'elles ont sur ces vices. Prenons un exemple :

Soit un individu lymphatique au degré de scrofuleūx : une tumeur blanche se développe dans l'articulation du coude, les os sont malades, elle entre en suppuration ; une fois les accidents inflammatoires passés, ou bien une suppuration modérée continue à travers des fistules qui conduisent le vice en excès hors de l'économie, et le malade peut présenter les apparences de la santé ; ou

8

bien il s'affaiblit, parce qu'elle est trop abondante et sa vie est en danger. On l'ampute, la cicatrisation s'opère et les humeurs cessent de s'écouler, mais un peu plus tard, une autre tumeur blanche apparaît dans une autre articulation ; c'est qu'on n'avait remédié qu'à l'effet du mal et non à la cause. Que font les eaux de Bagnols et d'autres eaux en pareil cas ? Elles réduisent le vice lymphatique à l'état latent : celui-ci étant neutralisé n'a plus besoin d'émonctoire pour être conduit au dehors, alors les fistules se ferment, l'articulation affectée guérit avec ou sans ankylose et le malade rentre dans son état naturel.

Il ne se passe pas d'année où je n'observe un certain nombre de faits de ce genre.

Je ne puis qu'indiquer ici les siéges principaux de ces vices.

ARTICLE PREMIER.

Vice rhumatismal.

Il attaque principalement les articulations ; il affecte aussi, souvent, les tissus musculaires, fibreux et séreux qui se trouvent répandus dans tous les organes. Ainsi il peut se porter :

1º Sur les membres et sur le tronc où il peut produire de vives douleurs, des rétractions musculaires ou tendineuses et des déformations.

2º Sur les enveloppes du crâne où il occasionne

une céphalalgie presque continue, cause de faiblesse et de paralysie.

3º Sur la poitrine où il gêne la toux, la respiration, l'expectoration et amène souvent la mort
par asphyxie.

4º Sur le cœur où il est suivi d'endocardite, de
rétrécissement des orifices, d'induration des
valvules, de dilatation des oreillettes et des ventricules.

5º Sur l'estomac et les intestins où il détermine une forme très-douloureuse de gastralgie,
d'antéralgie et une constipation opiniâtre.

6º Sur la matrice où il cause l'autéflexion, la
rétroflexion, d'autres déformations et la stérilité.

7º Sur la vessie où il peut donner lieu à la cys-
talgie, à la paralysie, à la rétention ou à l'incontinence d'urine.

8º Sur les membranes du cerveau et de la
moëlle épinière où il devient cause de faiblesse
et de paralysie ; sur les cordons nerveux qui deviennent très-douloureux et dont il diminue l'action.

9º Sur les articulations où il s'accompagne souvent d'épanchement ; il attaque quelquefois les
os, les ligaments et produit l'arthrite chronique,
la tumeur blanche et les ankyloses vraies et
fausses.

Dans les tissus musculaires et fibreux, son caractère essentiel est la douleur et l'impossibilité d'exercer des mouvements. Lorsqu'il siége dans les gaînes fibreuses des cordons nerveux, outre la douleur qui est très-forte, il y a, souvent, faiblesse ou paralysie des parties auxquelles il se distribue.

ARTICLE DEUX.

Vice herpétique.

Autrefois, le mot herpès était synonyme de dartre. Willian et les auteurs modernes ne l'ont appliqué qu'à un genre de vésicules ; pour moi, c'est un terme général qui sert à désigner un vice du sang qui, s'il est en excès, se montre tantôt sur la peau, tantôt sur les membranes muqueuses. Dans le premier cas, il détermine les diverses formes de maladies cutanées, et dans le second, il occasionne ou complique, souvent, des maladies chroniques.

Il peut siéger :

1º Sur les oreilles ou dans le conduit auditif externe, où il détermine une sécrétion plus ou moins abondante, plus ou moins épaisse, et la variété de surdité la plus commune (voyez surdité);

2º Aux paupières, sur leur bord libre ou à leur surface interne, et donner lieu aux blépharites granuleuse et ciliaire, à l'engorgement des glandes de Meibomius, aux tumeurs et fistules lacrymales ;

3° Sur la muqueuse nasale où il produit l'ozène (voyez ozène) ;

4° Autour de la bouche et sur la muqueuse buccale;

5° Sur les amygdales, le pharynx et les trompes d'Eustaches où il devient encore une cause de surdité ;

6° Sur le larynx et les cordes vocales, alors il y a raucité de la voix ou bien aphonie ;

7° Sur les bronches où il occasionne une toux accompagnée d'une sécrétion abondante; sur les poumons où il peut simuler la phtisie pulmonaire;

8° *Sur l'estomac* où il cause la gastralgie, la cardialgie, la gastrite et simule l'engorgement du pylore ; *sur les intestins* où il produit l'antéralgie, la constipation ou la diarrhée ; *sur le rectum* et au pourtour de l'anus, où il occasionne des hémorroïdes, des cuissons et des démangeaisons fort incommodes qui obligent les malades à se gratter, à se déchirer les parties et à les faire saigner; des gerçures ou des fissures plus ou moins profondes et fort douloureuses, puis un écoulement qui, vu l'enfoncement qui existe entre les deux ischions, par suite des contractions fréquentes du releveur et du sphincter de l'anus et de l'introduction du doigt indicateur dans l'intestin, pourrait donner lieu de penser que le malade s'est livré à des actes anti-physiques ;

9° Au prépuce, au scrotum et à la vulve où il détermine des démangeaisons et des cuissons très-douloureuses ;

10° Sur le col de la matrice et sur le conduit vaginal où il s'accompagne de granulations, d'ulcération et d'une sécrétion leuchoréique intarissable, d'où résulte quelquefois la stérilité ;

11° Sur l'urètre qui devient le siége d'un écoulement chronique et de rétrécissements ;

12° Sur la vessie où il produit la douleur, le catharre vésical, la cystite chronique, la rétention ou l'incontinence d'urine ;

13° Sur les nerfs et les centres nerveux où l'on pense qu'il peut être cause de paralysie et de folie.

Ce vice herpétique affecte plus souvent l'âge adulte et la vieillesse que l'enfance et la jeunesse.

ARTICLE III.

Vice lymphatique.

Il se manifeste : 1° par des symptômes généraux qui sont les signes de la diathèse scrofuleuse ; 2° par des symptômes locaux désignés sous le nom d'accidents scrofuleux.

(A) La *diathèse scrofuleuse* est caractérisée par un ensemble de symptômes qui indique que le vice lymphatique domine et ébranle toute la constitution. Bordeu en a tracé un tableau qui représente assez bien l'état morbide désigné sous le nom de constitution scrofuleuse.

« On regarde ordinairement, dit-il, comme
« écrouelleux ceux qui sont sujets à des fluxions
« aux yeux, à des maux aux oreilles, qui ont la
« lèvre supérieure gonflée, le nez morveux, gros,
« épaté, rouge et douloureux, les glandes du cou
« engorgées et toutes les autres plus ou moins
« tuméfiées, le ventre bouffi, les extrémités amai-
« gries, les os recourbés, etc. Tous ces symptô-
« mes venant à se développer, les glandes du cou
« suppurent, les yeux deviennent chassieux et
« s'éraillent, les lèvres se gercent, les extrémités
« des os grossissent ; il se forme des ulcères aux
« articulations et ailleurs ; la toux et la fièvre se
« mettent de la partie, la maigreur, le marasme
« et le dévoiement précèdent la mort de ceux qui
« succombent ; ceux qui résistent vivent avec des
« glandes engorgées au cou, sous les aisselles et
« aux aines, avec des ulcères et des caries aux
« os, avec des toux, des fièvres passagères, des
« indigestions plus ou moins fréquentes et des
« tumeurs aux viscères du bas-ventre. (Disserta-
« tion sur les tumeurs scrofuleuses, p. 8, in-12,

« Paris 1757.) » Si l'on y ajoute une peau fine et pâle, une barbe fine et clair semée, et souvent un embonpoint disproportionné avec leur âge, décrit par les auteurs sous le nom de *polysarcia scrofulosa* (embonpoint des scrofuleux), on complètera le tableau. Mais, entre cet état extrême et celui où le vice lymphatique est à l'état latent, il y a une foule de degrés intermédiaires appelés accidents scrofuleux.

(B) Les *accidents scrofuleux* peuvent se manifester : 1° sur les glandes lymphatiques extérieures et intérieures ; 2° sur la peau ; 3° sur les membranes muqueuses ; 4° sur le système osseux.

1° Lorsqu'il se porte sur les glandes, il affecte le plus souvent les ganglions du cou, ceux du mesentère et des bronches. *Au cou,* les ganglions forment souvent un chapelet allant d'un angle à l'autre de la mâchoire inférieure, se ramollissent, fondent lentement à des époques différentes, s'ulcèrent et forment des cicatrices tout à fait difformes. D'autres fois, ils forment des masses bosselées plus ou moins volumineuses qui s'enfoncent profondément dans les interstices des muscles du cou ;

2° Lorsqu'il attaque la peau et le tissu cellulaire, il produit les *abcès froids ou scrofuleux, les ulcérations, les lupus, les teignes et les gourmes.*

3° Lorsqu'il siége sur les membranes muqueuses, il peut attaquer :

(a) *La conjonctive*, donner lieu à des ophtalmies interminables et laisser à sa suite des taies
ou taches blanches sur les cornées transparentes ;
il peut aussi envahir les points et les conduits la-
crymaux, le sac lacrymal, l'os anguis et causer
des tumeurs et des fistules lacrymales.

(b) *La membrane du conduit auditif externe*, et
y faire naître l'*othorrée scrofuleuse* (écoulement
purulent), souvent compliquée de carie du rocher, de destruction de la membrane du tympan,
de chute de la chaîne des osselets et de surdité
incurable. Quelques enfants, chez qui cette affection est survenue dans les premiers mois de
la naissance, sont restés sourds-muets.

(c) La *muqueuse nasale*, y donner lieu à des
ulcérations et à un flux habituel accompagné d'une
odeur fétide (ozène scrofuleux).

(d) Les *amygdales*, qui, sous son influence, acquièrent un volume considérable, d'où difficulté
de respirer, de parler, d'avaler et quelquefois surdité. L'ablation ou les eaux sulfureuses seules
peuvent guérir cette affection.

(e) La *membrane vaginale*, y causer une leucorrhée abondante qui, chez les femmes et les
jeunes filles, ne peut souvent être rapportée à
aucune autre cause.

(*f*) La *matrice*, causer des ulcérations au col, la leucorrhée, puis le relâchement des ligaments, les déplacements de cet organe et la stérilité ;

4° Lorsqu'il occupe le système osseux, il y produit le *gonflement du périoste, des os, la carie, la nécrose et le rachitisme*. Cependant, il n'est pas encore bien prouvé que cette dernière maladie soit de nature scrofuleuse. Cette simple énumération suffit pour montrer en perspective, sur la colonne vertébrale, le mal de Pott, et sur les autres articulations, des tumeurs blanches plus graves que celles de cause rhumatismale, parce que ces dernières affectent d'abord les tissus mous et superficiels, tandis que les premières débutent par les os.

5° Enfin, malgré la séparation bien tranchée établie par l'anatomie pathologique entre la scrofule et le tubercule, je n'en reste pas moins convaincu que le vice lymphatique peut attaquer les glandes pulmonaires et donner lieu à une forme de phtisie assez fréquente.

ARTICLE IV.

Virus syphilitique.

Le virus syphilitique n'est pas plus guéri par les eaux de Bagnols que par les autres eaux minérales sulfureuses ; mais lorsqu'il est à l'état latent ou lorsqu'il complique certaines maladies, dont il rend la cure difficile, elles jouissent de la propriété de le faire porter à l'extérieur sous forme de plaques, de syphilides, d'exostoses, de périostoses, de douleurs ostéocopes, augmentant par la chaleur du lit, et d'ulcères qui se manifestent au voile du palais, sur les amygdales, dans la gorge, dans le nez. Toutes ces manifestations sont caractérisées par des symptômes qui mettent sur la voie d'une médication appropriée qui n'aurait probablement pas été découverte si le malade n'avait pas fait usage des eaux sulfureuses. Quelquefois, cependant, les bains sulfureux, en donnant aux organes plus d'énergie, les mettent en état d'éliminer le virus et d'en débarrasser l'économie sans que le médecin soit obligé d'aider à cette élimination par d'autres remèdes. En général, cependant, il ne faut pas compter sur une solution spontanée.

ARTICLE V.

Virus exanthêmateux.

A l'exemple d'Alibert, je restreins le mot exanthême aux affections cutanées qui accompagnent les fièvres éruptives, variole, rougeole scarlatine.

Les virus de ces trois affections sont dans le même cas que les précédents, lorsqu'ils se por-

'tent sur divers organes ; ils donnent lieu à des complications plus ou moins graves, qui entravent la marche des maladies ; les eaux de Bagnols, en les neutralisant, facilitent la guérison de ces maladies.

Maintenant que les affections énumérées dans le tableau placé en tête de ce chapitre se trouvent rattachées à un petit nombre de causes générales, il sera bien plus facile de se retrouver dans ce dédale, et ma tâche sera singulièrement abrégée, car elle consistera surtout à préciser la manière dont les eaux devront être administrées dans les cas spéciaux, dans telle ou telle forme. C'est ce qu'on trouvera indiqué dans les chapitres suivants.

Ces vices peuvent exister ensemble et donner lieu chacun au développement de leurs maladies particulières. Ainsi, j'ai vu fréquemment, à Bagnols, des malades atteints d'affections cutanées, prurigo, dartres diverses, et de douleurs rhumatismales.

CHAPITRE II.

DES RHUMATISMES.

ARTICLE PREMIER.

Opinion sur la nature et le siége du rhumatisme.

Ainsi qu'on l'a vu, au commencement du chapitre précédent, j'attribue les diverses affections
rhumatismales à un vice particulier du sang. Je
sais que beaucoup de médecins ne partagent pas
cette opinion et qu'ils considèrent le rhumatisme
articulaire comme une phlegmasie pure et simple,
et le rhumatisme musculaire comme une névralgie des petits filets nerveux qui s'y distribuent.
J'avoue, pour mon compte, qu'il me paraît bien
plus naturel de le considérer sous le premier
point de vue, car rien ne répugne à admettre
pour le rhumatisme ce qu'on admet pour l'herpé-

tisme et le lymphatisme ; par conséquent, que
les tissus synoviaux ou séreux, musculaires et
fibreux puissent être les émonctoires naturels de
ce vice. Tous les phénomènes dont ils deviennent alors le siége reçoivent une explication bien
plus facile et bien plus naturelle ; et, d'ailleurs
quand on a exercé pendant quelques années aux
eaux minérales, qu'on a entendu des milliers de
malades vous répéter tous la même chose, qu'on
a vu tous les degrés et toutes les combinaisons de
l'affection rhumatismale exister sur le même sujet, il est difficile de ne pas adopter l'opinion
d'un vice spécial.

L'opinion émise par MM. Roche, Cruveilhier,
Monneret et Fleury que le siége du rhumatisme
musculaire est dans les fibrilles nerveuses qui animent les muscles, ne me paraît pas fondée, en ce
sens que, dans les douleurs rhumatoïdes, qui occupent une grande étendue du tissu musculaire
et du tissu fibreux des membres et du corps, il
me paraîtrait surprenant que toutes les fibrilles
nerveuses qui animent ces muscles fussent prises
sans que quelques-uns des cordons nerveux
qu'elles forment le fût en même temps et indi-
quât sa maladie par son trajet. Dans les névralgies, les choses ne se passent pas ainsi ; dans la
sciatique, par exemple, où l'on observe souvent
la complication de faiblesse des muscles posté-

rieurs de la cuisse, animés par les filets du nerf
sciatique, jamais la douleur n'est limitée à ces filets; si elle débute quelquefois par eux, elle finit
toujours par occuper le tronc principal dont la
direction est parfaitement tracée, et souvent les
muscles peuvent exercer des mouvements sans
que la douleur soit augmentée, tandis que, dans
le rhumatisme musculaire, le mal occupe le tissu
propre des muscles qui ne peuvent se contracter
sans de vives douleurs. Au reste, ce n'est pas
seulement au point de vue théorique qu'il faut
adopter l'une ou l'autre de ces opinions, mais
c'est parce que le traitement en découle; car si la
maladie est locale, comme dans l'inflammation
chronique pure et simple, le bain et la douche
suffisent pour guérir, tandis que, s'il y a, en même
temps, altération du sang, il faut y joindre les étuves et la boisson ; ce que j'exprime brièvement
en disant : Dans le premier cas, se baigner et se
doucher, et, dans le second, boire et suer.

ARTICLE II.

Proportion des rhumatismes qu'on observe à Bagnols
relativement aux autres maladies. — Observations
sur les diverses espèces de rhumatismes.

Le tiers environ des malades qui se rendent à
Bagnols est constitué par des rhumatisants. Sur

436 malades que j'ai traités, en 1854, il y en avait 142 atteints de rhumatismes, se divisant ainsi :

Articulaires.	35
Goutteux.	17
Musculaires.	21
Fibreux.	2
Nerveux.	8
Ambulants.	4
Lombagos.	4
Rhumatismes mixtes.	51
TOTAL.	142

Sur ces 142 rhumatismes, il y en a eu 28 guéris au départ, 109 soulagés à des degrés divers et 4 qui n'ont éprouvé aucun soulagement immédiat. Ainsi, le nombre des malades qui ont retiré un bénéfice des eaux est, à ceux qui n'en ont pas retiré, comme 137 est à 4 ou de 34 ¼ contre 1.

Voici quelques observations sur chacune de ces espèces de rhumatismes :

§ 1. *Rhumatisme articulaire chronique.*

1ᵉ OBSERVATION. — *Rhumatisme articulaire.* — Mᵐᵉ de B..., 44 ans, à Nîmes (Gard), tempérament lymphatico-sanguin, constitution robuste, fut atteinte, il y a 7 ans, d'une douleur rhumatismale dans l'articulation de l'épaule gauche. Cette douleur fut guérie par les eaux de Bagnols. Depuis lors, elle s'était bien portée, sauf quelques douleurs vagues et légères, quand, au mois d'août 1853, elle fut reprise d'une vive douleur dans l'articulation de l'épaule droite, sous l'influence d'une fraîcheur matinale ; la douleur a été beaucoup plus aiguë que la première fois ; M^ne de B. ne pouvait exercer aucun mouvement ; il se forma, dans l'articulation, un épanchement suivi de beaucoup d'enflure. Tout le bras, depuis l'épaule jusqu'au bout des doigts, devint le siége d'un gonflement œdémateux. Pendant quelques jours, il y eut une fièvre modérée. Après sa cessation, M^ne de B... put, malgré l'intensité de la douleur, se lever en portant son bras en écharpe ; cette position même était moins douloureuse que celle qu'elle avait étant couchée. Des frictions calmantes et l'application d'un vésicatoire qui couvrait tout le moignon de l'épaule ne la soulagèrent que médiocrement ; peu à peu la douleur s'usa, le gonflement disparut. L'été suivant elle s'empressa de venir à Bagnols, dont elle avait conservé un bon souvenir ; elle y arriva le 10 juillet. Bien que la douleur eût cessé, il lui restait une roideur telle que le bras ne pouvait exercer qu'une minime partie de ses mouvements habituels.

Pendant les trois premiers jours, M^ne de B... prit un bain tempéré d'une heure, une douche forte de 10 minutes et 2 verres d'eau minérale. A dater du 4e jour, elle y ajouta une étuve de 10 à 15 minutes et un exercice modéré du membre malade. Sous l'influence de ce traitement, l'articulation recouvra promptement la liberté complète de ses mouvements et M^ne de B... put quitter les eaux le 30 juillet entièrement guérie ; depuis lors, elle n'a éprouvé aucun retour de ses douleurs.

9

2ᵉ Observation. — *Rhumatisme articulaire.*

—M. Auguste R..., 35 ans, négociant à Jaujac (Ardèche), tempérament nerveux, constitution sèche, fut
pris, en 1851, après avoir eu chaud et froid, d'un rhumatisme articulaire aigu. Toutes les articulations devinrent gonflées et douloureuses ; il y eut une fièvre
intense. Après avoir gardé le lit deux mois sans subir
de traitement, il put se lever et marcher d'abord avec
des béquilles, puis avec deux cannes et enfin sans
support. Le moindre froid ramenait quelques douleurs,
principalement dans l'épaule droite, le cou ou la tête.
Une endocardite qui avait coïncidé avec le rhumatisme, avait laissé à M. R... des palpitations et de l'essoufflement pendant la marche. Outre ses douleurs
rhumatismales, il était atteint d'une affection herpétique qui occupait presque toutes les parties du corps,
longtemps avant le rhumatisme.

M. R... vint à Bagnols en 1853, n'y prit que des
demi-bains tempérés à cause de ses palpitations et but
trois verres d'eau thermale chaque matin. Au bout de
15 jours, il se trouva soulagé ; il passa un hiver sans
souffrir beaucoup, et ses palpitations se calmèrent tellement qu'à son arrivée à Bagnols le 15 juillet 1854, les
battements du cœur, assez réguliers, n'étaient plus séparés que par un léger bruit de frottement.

Après trois jours de bains tempérés, il put prendre
des bains de piscines tous les jours avec douche ou
étuves alternativement et boire trois verres d'eau
thermale pure chaque matin sans le moindre inconvénient. Il transpira beaucoup et quitta les eaux
après 16 jours de traitement, entièrement débarrassé

de ses douleurs et de ses palpitations ; il pouvait faire de longues promenades, marcher vite et monter des côtes assez rapides sans en être incommodé, ce qu'il était loin de pouvoir faire l'année précédente et à son arrivée.....

Relativement à la maladie cutanée, il y avait amélioration notable, mais pas de guérison. En effet, le temps nécessaire pour obtenir la guérison d'une maladie aussi invétérée est beaucoup plus long que celui que M. R... a passé à Bagnols.

Cette observation est très-intéressante en ce sens qu'elle démontre la puissance de ces eaux contre l'endocardite rhumatismale. (Voyez affection du cœur.)

De ces deux observations, il résulte que le rhumatisme articulaire chronique guérit très-bien à Bagnols en 15 ou 20 jours. En général, cependant, il faut d'autant plus de temps que le rhumatisme affecte des articulations plus profondes ; lorsqu'il occupe les articulations coxo-fémorales et celles de la colonne vertébrale, 25 à 30 suffisent à peine.

Sur 35 rhumatismes articulaires que j'ai traités en 1854, 4 ont été guéris au départ, 29 soulagés et 2 sont partis dans le même état. La moyenne de la durée du traitement a été de 13 jours.

§ ii. *Rhumatisme goutteux.*

On donne le nom de rhumatisme goutteux à celui qui débute par les articulations des pieds et des mains, et gagne successivement les autres, On le désigne aussi sous le nom de goutte, mais je pense que ce nom doit être réservé pour les cas où il existe, avec les douleurs, des nodosités ou des tophus autour des articulations.

En 1854, j'ai observé cette espèce de rhumatisme 17 fois sur 142, ou dans la proportion de 12 pour 100 environ. C'est une des espèces les plus longues et les plus difficiles à guérir ; aussi n'ai-je enregistré que des améliorations et pas de guérisons avant le départ; 16 ont été améliorés, et un seul est parti aggravé. Souvent même, pour obtenir la cessation complète des douleurs et la résolution du gonflement peri articulaire, il faut revenir deux ou trois années consécutives.

La durée moyenne du traitement a été de 14 jours.

3e OBSERVATION. — *Rhumatisme goutteux.* — M. B., président du tribunal civil de... (Loire), 65 ans, tempérament lymphatico-nerveux, constitution robuste, était sujet, depuis 18 ans, à des douleurs dans les pieds. Dès la première fois qu'il en fut atteint, elles se sont montrées assez fortes pour l'empêcher

de marcher pendant 7 à 8 jours. A dater de cette époque, les attaques se sont renouvelées tous les 2 ou 3
ans ; leur intensité a augmenté ; un séjour au lit de 5
à 6 semaines et un traitement plus actif sont devenus
nécessaires ; néanmoins, elles s'étaient toujours terminées par résolution ; mais, pendant l'hiver de 1854,
elles sont devenues plus nombreuses et plus fortes, ont
envahi une plus grande étendue et ont laissé, à leur
suite, de vives douleurs dans le talon droit et dans le
tendon d'Achille. L'enflure a persisté longtemps ; elle
existait même encore au moment de l'arrivée à Bagnols, le 20 juin 1854. Les autres parties du pied droit
conservaient encore un peu de douleur et de gonflement.

M. B., ne prenant conseil que de lui-même, débuta
par des bains de piscine qui augmentèrent tellement
les douleurs qu'il fut obligé de prendre des béquilles
pour ne pas s'appuyer sur le pied malade. Quelques
bains tempérés de trois quarts d'heure, suivis d'une
étuve de 10 à 15 minutes, ramenèrent bientôt le calme
chez lui ; il ajouta à ce traitement de petites douches,
des frictions douces et trois à quatre verres d'eau thermale pure tous les matins. Bientôt les douleurs diminuèrent, l'enflure se dissipa, la marche devint possible avec une canne, puis sans canne, même en montant et en descendant un escalier, ce qu'il n'avait pu
faire depuis bien longtemps. Enfin, le 6 juillet, après
16 jours de traitement, M. B. quitta Bagnols très-soulagé. Le 2 juin 1855, onze mois après, j'ai revu M. B.
Après son départ, l'amélioration avait successivement
augmenté et le mal avait complètement cessé ; il n'a-

vait pas souffert de toute l'année ; il avait vu ses forces s'accroître et se trouvait tellement bien qu'il montait et descendait très-lestement les escaliers de son
appartement malgré son âge,

4e OBSERVATION. — *Rhumatisme goutteux.* —
M ne B., rentière à Nîmes (Gard), tempérament nervoso-sanguin, constitution sèche, a été prise, pour la
première fois, il y a trois ans, de douleurs rhumatismales et goutteuses ; elles ont débuté par le gros doigt
du pied gauche, se sont peu à peu étendues à tout le
pied. Le droit s'est pris peu de temps après ; elles ont
gagné peu à peu les chevilles, les genoux et les hanches, puis les doigts, les mains, les poignets, les coudes, les épaules et la plupart des articulations qui
étaient gonflées par suite d'un épanchement de sérosité dans les capsules synoviales ; les pieds, les chevilles et les genoux, les mains tout entières et les poignets étaient surtout très-enflés et très-douloureux.
M ne B. a gardé le lit pendant trois mois, ne pouvant
faire usage de ses membres ; il fallait la faire boire,
manger, l'habiller et la soigner comme un enfant. Enfin des sueurs abondantes survinrent et la soulagèrent
beaucoup. Toutefois, lorsqu'elle commença à se lever,
elle fut obligée de marcher avec des béquilles, qu'elle
portait encore à son arrivée à Bagnols, un mois après ;
c'était au mois de juillet 1852. A son arrivée, les pieds,
les chevilles, les genoux, les doigts, les mains et les
poignets étaient très-enflés ; les doigts étaient roides,
douloureux et inflexibles, et les glandes des aines engorgées ; l'appétit était presque nul, l'affaiblissement

très-grand, la santé délabrée et la constitution ébranlée par cette longue et douloureuse maladie. M^{ne} B.
ne prit que les étuves, les douches et l'eau thermale
en boisson. Au deuxième jour, l'appétit revint et l'a-
mélioration commença à se manifester; au quinzième,
elle pouvait marcher sans béquilles; le gonflement
avait beaucoup diminué; il n'y avait presque plus de
douleur et de roideur dans les articulations; les mouvements étaient beaucoup plus libres et la santé générale surtout avait beaucoup gagné. Enfin, après 22
jours de traitement, Mme B. quitta Bagnols dans un
état très-satisfaisant.

Après son retour chez elle, l'amélioration ayant encore augmenté de jour en jour, Mme B. passa un très-
bon hiver, et ce ne fut qu'au mois de mars suivant
que les douleurs reprirent une certaine intensité; mais
elles étaient légères en comparaison de celles de l'année précédente, car elle ne fut pas obligée de garder
le lit. Elle revint au mois de juillet 1853, suivit le
même traitement qu'en 1852, sua beaucoup et en
éprouva encore un grand bien; l'amélioration augmenta successivement après son retour chez elle, si
bien qu'elle se croyait guérie. Cependant, au printemps de 1854, elle éprouva encore une petite recrudescence, mais bien légère, relativement aux attaques
précédentes, et revint à Bagnols le 12 juillet suivant.
Ce fut alors que je la vis pour la première fois;
ses pieds n'étaient plus ni enflés ni douloureux,
les doigts des mains pouvaient se plier sans douleur
et ne conservaient plus qu'un peu de gonflement aux
nœuds; les poignets, les épaules et toutes les autres

articulations étaient libres; les genoux seuls conservaient un peu d'enflure déterminée par une petite quantité d'eau dans les capsules synoviales

Mme B., ayant recouvré beaucoup de force, put joindre, au traitement précédemment fait, un bain de piscine tous les deux jours et se trouver à peu près guérie après 20 jours de traitement. L'hiver de 1855 a été très-bon ; la guérison n'a été troublée par aucune rechute, et Mme B. a pu se dispenser de revenir à Bagnols.

Cette observation est très-remarquable ; c'est un type du genre ; elle prouve que, dans les cas graves, il faut beaucoup de persévérance, et faire usage des eaux pendant deux ou trois années consécutives. J'ai vu des malades qui n'ont commencé à s'améliorer qu'après une seconde saison, et dont la guérison n'a eu lieu qu'après avoir pris les eaux pendant trois ou quatre années, ou qu'après avoir changé le mode de traitement vicieux qu'ils avaient suivi antérieurement.

§ III. *Rhumatisme musculaire.*

Cette espèce de rhumatisme occupe les muscles et y détermine des douleurs plus ou moins vives. Le plus souvent, elles ne font que gêner les mouvements, mais quelquefois aussi, ceux-ci sont entièrement paralysés par les souffrances. Il occupe ordinairement plusieurs muscles, mais il peut arriver qu'il n'en occupe qu'un seul. Lorsqu'il siége dans un des muscles sterno-cleido-mastoïdiens, il prend le nom de *torticolis*, et fait renverser la tête et le cou du côté malade. Lorsqu'il occupe les muscles intercostaux on l'appelle *pleurodynie*. Cette affection est très-douloureuse, parce que l'acte de la respiration exige, de leur part, des mouvements continuels. Comme, pour éviter de souffrir, les malades prennent la position qui met les muscles dans le repos, il en résulte une rétraction musculaire, persistant souvent après la guérison, et donnant lieu à une difformité qui paraît exister dans le squelette, mais qui n'existe pas en réalité.

En 1854, j'en ai observé 21 cas sur 142 ; cette espèce de rhumastisme s'est donc rencontrée dans la proportion de 15 pour 100. C'est une des espèces qui guérissent le mieux et le plus vite; de ces 21 malades, 7 ont guéri avant le départ, 14 ont été soulagés à des degrés divers ; ainsi, tous ont retiré un bénéfice des eaux. La durée moyenne du traitement a été de douze jours et demi.

En voici deux observations :

5° OBSERVATION. — *Rhumatisme musculaire occupant plusieurs muscles.* — M. R...., 58 ans, chef de bataillon en retraite, au Puy (Haute-Loire), tempérament nerveux, constitution sèche,

éprouvait dans les membres des douleurs rhumatismales, gagnées dans l'exercice de sa profes-
sion ; après avoir existé longtemps sous forme légère,
il y a trois ans qu'elles prirent plus d'intensité ; cependant jusqu'en 1854, elles n'avaient exigé d'autre traitement que des précautions hygiéniques contre le
froid et l'humidité ; mais dans l'hiver de cette année,
elles devinrent si fortes et prirent tellement d'extension
qu'il fut obligé de garder le lit pendant plusieurs
jours. Cette augmentation successive et graduelle fit
comprendre à M. B... qu'il était temps d'y porter remède s'il ne voulait les voir arriver au point de lui
causer de cruelles souffrances. Sur les conseils de son
médecin, il se rendit donc à Bagnols, où il arriva le
10 juillet.

Après deux bains tempérés, prescrits à raison de sa
constitution, il prit les bains de piscine, la douche,
l'étuve et trois verres d'eau thermale pure en boisson ;
chaque jour, il transpira beaucoup. Le soulagement
ne se fit pas longtemps attendre, après quinze jours
de traitement il emporta avec lui sa guérison qui ne
s'est pas démentie depuis.

6e OBSERVATION. — *Rhumatisme musculaire
occupant un seul muscle.* — *Torticolis.* — M. Armand D...., 13 ans et demi, étudiant à Monis-
trol (Haute-Loire), tempérament lymphatico sanguin,
constitution robuste, était sujet, depuis cinq ans, à des
douleurs rhumatismales qui affectaient le muscle
sterno-cleido-mostoïdien droit et donnaient lieu à un
torticolis. La maladie se produisait sous l'influence de

la moindre fraîcheur, elle durait huit à dix jours, et cessait ensuite pour reprendre quelque temps après. Cet état était fort douloureux, et l'obligeait à tenir la tête et le cou continuellement inclinés à droite. Lorsqu'on portait la tête à gauche, le muscle rétracté formait, à droite, une corde tendue, visible à l'œil et sensible au doigt ; il arriva à Bagnols, le 2 août 1854, et débuta par deux bains particuliers à 35° centig.; à dater du troisième jour, il prit, chaque matin, un bain de piscine de 12 minutes, une douche de 10 minutes, auxquels il ajouta une étuve de 10 à 15 minutes tous les deux jours et deux verres d'eau minérale coupée avec un peu de tilleul. Enfin, comme la maladie était ancienne, il prit quatre à cinq fortes douches vers la fin du traitement. Les douleurs se réveillèrent d'abord, mais vers le huitième jour, il éprouva un mieux sensible, et le 18 août, jour du départ, le cou était déjà beaucoup moins incliné à droite et la corde formée par le muscle malade, moins tendue, lorsqu'on inclinait la tête à gauche. Enfin les mouvements étaient plus faciles. M. D. est revenu en 1855, pour consolider sa guérison qui, jusque-là, ne s'était pas démentie.

§ iv. *Rhumatisme fibreux.*

Il occupe le tissu fibreux, savoir : les ligaments qui servent à unir les articulations, la capsule iléo-fémorale, la capsule scupulo-humérale, les aponévroses et le périoste. Beaucoup de céphalalgies, rangées parmi les névroses, ne sont

que des rhumatismes fibreux ; on le rencontre
assez rarement isolé et plus souvent a l'état
mixte, c'est-à-dire, combiné avec les rhumatismes articulaires ou musculaires. En 1854, sur
142 cas, je n'en ai observé que 2 dont 1 de céphalalgie et l'autre de la capsule iléo-fémorale.

7ᵉ OBSERVATION. — *Rhumatisme fibreux
occupant la calotte fibreuse du crâne.* — Mlle de S.,
36 ans, propriétaire au Puy (Haute-Loire), tempérament nerveux, constitution délicate, a été
sujette, pendant quelques années, à un dérange-
ment d'estomac et des intestins tels que, sous l'influence du moindre excès de nourriture, il lui surve-
nait la diarrhée. Cet état avait existé jusqu'au mois de
janvier dernier, quand tout-à-coup il cessa et fut
remplacé par une céphalalgie d'abord légère, mais qui
augmenta peu à peu, et occupa toute la tête ; elle
éprouva de violents maux d'oreille, le tout fut caractérisé d'affection rhumatismale, et fut traité par l'application de cinq à six vésicatoires, soit au cou, soit
derrière les oreilles ; deux fois on lui en appliqua un
sur un point très-circonscrit de la tête rasée et on le
pansa avec la morphine, qui procura des rêves pénibles et un peu de calme dans la douleur, une amélioration plus notable fut produite par l'extraction de
deux dents cariées ; néanmoins, comme elle souffrait
encore beaucoup, elle vint à Bagnols d'après l'avis de
son médecin.

Vu sa constitution nerveuse et délicate, Mlle de S.,

fut soumise à des demi-bains tempérés à 35° centig.
et à des douches en arrosoir à 32° centig. sur la tête ;
elle but deux verres d'eau thermale avec du tilleul,
au bout de quelques jours, elle prit des étuves de 12 à
15 minutes, transpira beaucoup, et éprouva une amélioration rapide. Elle quitta les eaux après quinze jours
de traitement dans un état beaucoup plus satisfaisant
que celui dans lequel elle était à son arrivée.

8ᵉ OBSERVATION. — *Rhumatisme fibreux
occupant la capsule iléo-fémorale gauche.* — Mme G.,
rentière, au Puy (Haute-Loire), 47 ans, tempérament lymphatico-nerveux, constitution sèche, vint
à Bagnols à l'âge de 10 ans, pour des douleurs
dans l'articulation coxo-fémorale droite, l'usage des
eaux produisit une grande amélioration, elle se porta
bien. Ce ne fut que longtemps après, et lorsqu'elle
eût eu plusieurs enfants, qu'elle fut reprise de douleurs plus vives dans la même articulation ; elle boîtait
un peu, mais cet état ne l'empêchait pas de vaquer à
ses occupations. Il y a quatre ans environ, que l'articulation coxo-fémorale gauche, se prit à son tour, les
douleurs ont augmenté peu à peu, sont devenues très-
vives et ont occasionné de la claudication. En marchant, Mme G. porte la pointe du pied en dehors, et
appuie à peine sur le talon, il existe un peu de rétraction musculaire, ce qui fait paraître le membre rac-
courci. Les douleurs partent des reins, se dirigent dans
le pli de l'aine, dans les muscles de la fesse, et vont
se terminer au genou, en suivant la partie postérieure
de la cuisse. L'ascension est plus facile que la descente,

l'écartement des cuisses ne peut avoir lieu, la douleur du côté gauche n'existe plus. Mme G. n'a fait que des frictions avec le baume opodeldoch.

Les symptômes et la marche de la maladie m'ont paru appartenir au rhumatisme de la capsule iléo-fémorale gauche. Le résultat du traitement a confirmé ce diagnostic. Mme G., vu son tempérament nerveux, a commencé par deux bains tempérés, le troisième jour elle a pris le bain de piscine, la douche, l'étuve et a bu trois verres d'eau thermale coupée avec un peu de sirop de gomme ; elle devait terminer par trois douches fortes, mais le traitement ayant été traversé par des accidents cholériformes qui régnaient dans ce moment, il fallut l'interrompre au dixième jour; aussi, Mme G. n'éprouvait-elle qu'une amélioration bien légère au départ, en comparaison de celle qu'elle aurait obtenu si elle eût pu rester 25 jours. Toutefois, malgré ce demi-traitement, il est probable qu'elle aura augmenté par la suite.

§ v. *Rhumatisme nerveux.*

Le rhumatisme nerveux est souvent difficile à caractériser, cependant on rencontre assez souvent, aux bains thermaux, des malades atteints de douleurs particulières parfaitement distinctes de celles que j'ai décrites dans les paragraphes précédents, et méritant une mention spéciale.

Ces douleurs n'ont pas toujours un siége bien déterminé; elles sont souvent intermittentes, se montrent principalement sous l'influence du froid humide, existent deux ou trois jours, puis disparaissent pendant quelques jours, pour reparaître ensuite, d'autres fois elles ne se montrent que tous les mois; j'ai vu une jeune dame, des environs d'Aix, qui ne les éprouvait qu'à l'époque des règles. Elles sont quelquefois très-vives, d'autres fois modérées, tantôt comme des traits de feu qui traversent les membres, tantôt comme un fourmillement; souvent les parties malades sont très-sensibles au froid ; elles ne se gonflent pas, on peut les toucher sans y déterminer de douleurs; lorsqu'elles sont très-vives, les mouvements sont, en partie, paralysés. Dans l'intermittence, les mouvements reviennent libres, il n'y a que du froid et du fourmillement.

J'en ai rencontré 8 cas sur 142, il compte donc pour près de 6 pour 100, il guérit vite et facilement; de ces 8 malades, 4 ont été guéris sur place et 4 ont été soulagés, tous ont donc retiré un bénéfice des eaux. La durée moyenne du traitement, a été de douze jours.

En voici quelques observations :

9ᵉ OBSERVATION. — *Rhumatisme nerveux.* — Mme V., 45 ans, propriétaire à Castanet, canton de Sauveterre (Aveyron), tempérament lymphatico-sanguin, constitution robuste, a commencé à éprouver, il y a huit ans, des douleurs aux bras, au cou et le long de la colonne vertébrale. Pendant les deux premiers hivers, elle est restée couchée ; elle avait des accès durant lesquels elle fermait les mains, se tordait les bras, et exerçait des contractions musculaires très-fortes; après l'accès, qui se répétait très-souvent, elle était dans un état d'accablement très-grand ; lorsque l'hiver était passé, elle se trouvait beaucoup mieux, et passait un assez bon été. Elle a fait beaucoup de remèdes qui n'ont produit aucun effet avantageux. Au bout de cinq ans, son médecin l'a envoyée à Bagnols, où elle a pris les étuves et la douche pendant quinze jours. Dès la première année 1852, elle s'en est très-bien trouvée ; en 1853, elle a suivi le même traitement, et a été à peu près guérie, car elle n'a presque pas souffert l'hiver dernier. Elle revint, en 1854, suivre le même traitement. Dans l'idée qu'elle était atteinte d'une affection rhumatismale, je fis ajouter à l'étuve et à la douche trois verres d'eau minérale pure chaque matin ; cette dame n'étant pas revenue en 1855, je suis porté à croire qu'elle a été entièrement guérie par cette troisième saison, car la crainte de voir revenir l'état, dans lequel elle avait été si longtemps, la disposait à employer tous les moyens pour s'en débarrasser.

10e OBSERVATION. — *Rhumatisme nerveux.* — Mme A..., propriétaire à Pradelles (Haute-Loire), 49 ans, tempérament lymphatico-nerveux, constitution moyenne, fut prise, il y a un an, de douleurs rhumatismales dans le bras gauche, après avoir trempé les mains dans l'eau froide. Les douleurs n'ont jamais

été bien vives, c'est plutôt un fourmillement désa-
gréable analogue à l'effet produit par des fourmis qui
marchent; en outre, Mme A. craint beaucoup le froid
dans ce bras, et dans tout le côté gauche du corps. Le
fourmillement existe aussi au front, et dans toute la
partie gauche de la face. De temps en temps les parties affectées sont traversées par des douleurs lanci-
nantes qui passent comme un éclair. Le traitement a
consisté en étuves, douches et boisson, auxquelles j'ai
fait ajouter un bain de jambe à eau courante tous les
soirs. Il a duré depuis le 29 juillet jusqu'au 10 août
inclusivement; à dater du cinquième jour, le mieux a
commencé à se manifester et a successivement augmenté jusqu'au départ, alors le fourmillement et la
sensation du froid avaient presque disparu.

§ VI. *Rhumatisme ambulant.*

Dans le rhumatisme ambulant, les douleurs se
déplacent facilement et se portent tantôt sur une
partie et tantôt sur une autre. En 1854, j'en ai
rencontré quatre cas, qui ont tous été améliorés
par les eaux.

11º OBSERVATION. — *Rhumatisme ambulant.* —
M. G. L., 20 ans, étudiant au collége d'Allais (Gard),
tempérament sanguin, constitution assez robuste,
éprouvait, depuis deux ans, des douleurs au niveau des
deux ou trois vertèbres dorsales moyennes; ces douleurs s'irradiaient dans les parties latérales, vers les
épaules, les côtés du cou et de la poitrine, de ma-

nière à l'entourer tout entière. Elles n'étaient pas
toujours fixées au même endroit, quelquefois il les
ressentait au creux de l'estomac où elles s'accompagnaient de borborygmes et de vents qui se remuaient
dans le ventre ; d'autrefois, elles occupaient la nuque,
les lombes et les jambes qui devenaient faibles. L'huile
de foie de morue et quelques emplâtres de poix de
Bourgogne, ont procuré quelque soulagement, mais
pas assez pour qu'il ait pu se dispenser de venir à
Bagnols, où il a pris les eaux sous toutes les formes
depuis le 16 jusqu'au 29 juillet; au départ il était très-
soulagé.

§ VII. *Lombago ou rhumatisme de la région lombaire.*

Le lombago consiste dans une douleur située
dans la région lombaire, à la partie inférieure des
reins. J'en ai fait un article à part, parce qu'il n'y
a pas de maladie sur la nature et le siége de laquelle, les opinions aient autant varié. On l'a
tour à tour caractérisée d'inflammation, de rhumatisme ou de névralgie, et on a successivement
placé son siége dans les muscles de la région
lombaire, dans l'aponévrose qui les recouvre,
dans les tissus intervertébraux, dans le périoste
de ces os et du sacrum, enfin, dans les nerfs de la
région lombaire. Il est bien vrai que tous ces
tissus peuvent être malades séparément, et at-

teints de maladies diverses, mais l'opinion la plus répandue est celle qui considère le lombago proprement dit, comme un *rhumatisme des muscles qui occupent les gouttières lombaires.*

Voici ses caractères principaux : La douleur se manifeste subitement ; le plus souvent elle force les malades à se tenir courbés en avant, et s'oppose invinciblement au redressement de la colonne vertébrale, elle existe sans gonflement et sans rougeur de la partie affectée. La fièvre survient rarement ; enfin, le toucher et la pression augmentent peu la douleur. J'en ai observé quatre cas, en 1854, deux ont été guéris et deux améliorés. La durée moyenne du traitement a été de treize jours. Les eaux minérales ne sont applicables qu'à l'état chronique.

12e OBSERVATION. — *Lombago ancien.* — M. B., fabricant à Nîmes (Gard), 57 ans, tempérament lymphatique, constitution affaiblie, fut pris, il y a cinq ans, de douleurs rhumatismales dans diverses parties du corps, et principalement avec une grande violence dans la région des lombes; elles étaient survenues à la suite de froid, il garda le lit dix jours, marcha courbé pendant trois mois, et conserva encore longtemps des douleurs et de la raideur dans la colonne vertébrale. Il vint à Bagnols, l'année suivante, prendre la douche et les étuves, et fut très-soulagé ; il y revint en 1853, suivit le même traitement pendant 15 jours et se trouva presque guéri. Enfin, il revint en 1854, autant chassé par le choléra qui régnait alors à Nîmes que pour achever sa guérison. Depuis le 11 jusqu'au 28 juillet, il prit huit bains de piscine, quinze douches et quinze étuves, but chaque matin deux verres d'eau minérale, fit pratiquer des frictions avec une brosse en laine le long des reins et partit cette fois bien guéri; j'ai revu M. B. à Nîmes, en juin 1855, il n'avait pas souffert de toute l'année et avait repris autant de force et de souplesse dans les reins qu'avant sa maladie.

§ VIII, *Rhumatismes mixtes.*

On donne le nom de mixtes aux rhumatismes précédents, combinés deux à deux, trois à trois, etc., et le nom de rhumatisme général (douleurs rhumatoïdes) à celui qui occupe toutes ces parties en même temps. En 1854, j'ai observé 52 rhumatismes mixtes et généraux, sur 142, savoir : le rhumatisme articulaire et musculaire, 8 fois; articulaire et nerveux, 2 fois; articulaire et fibreux, 3 fois; musculaire et nerveux, 5 fois; articulaire musculaire et nerveux, 4 fois; et général, 30 fois. Douze ont été guéris et 39 ont été soulagés à des degrés divers avant le départ, 1 seul n'a éprouvé aucun bénéfice immédiat des eaux. Je vais rapporter une observation de rhumatisme général, comme présentant la réunion de tous les autres.

13ᵉ OBSERVATION. — *Rhumatisme général (douleurs rhumatoïdes).* — M. R., d'Issingeau (Haute-Loire), 68 ans, tempérament lymphatico-nerveux, constitution moyenne, a été atteint, il y a quatre ans, d'une affection rhumatismale générale, qui a débuté par des douleurs dans les jambes; elles se sont peu à peu étendues aux genoux, aux cuisses, aux hanches, au tronc, à la poitrine et aux bras. Il a gardé le lit pendant huit mois, sans pouvoir faire usage de ses membres, tant les douleurs étaient fortes; il fallait le faire boire et manger, le lever et le coucher. Lorsqu'il commença à se lever, il se trouva tellement faible et ses membres étaient si raides, que c'est à peine s'il pouvait se soutenir et marcher avec des béquilles; deux ans se passèrent ainsi, sans qu'il eût recouvré assez de force pour pouvoir venir aux eaux, alors il s'y rendit, prit les douches et les étuves pendant dix jours seulement, mais son amélioration ne fut pas de longue durée. Trois à quatre mois après son retour, M. R. fut pris d'une seconde attaque qui occupa encore tout le corps, mais à un degré moins élevé que la première fois. La partie la plus affectée, était le gros orteil droit et même tout le pied. Il resta ainsi pendant près de quinze mois, sans pouvoir faire usage de ses membres; depuis quatre mois seulement il peut marcher sans béquilles, une canne lui suffit. Aussitôt la saison des eaux arrivée, il s'empressa de se rendre à Bagnols, le 28 juillet; il a débuté par deux bains particuliers de trois quarts d'heure. Le troisième jour, il a pris le bain de piscine, la douche, l'étuve, et a bu deux à trois verres d'eau minérale pure. Il a d'abord été éprouvé par les eaux ; mais, à dater du septième jour, l'appétit a augmenté, la nutrition s'est mieux faite, le sommeil est devenu plus calme et les fonctions se sont régularisées. A dater du dixième jour, il y avait plus de souplesse et de vigueur dans les membres, et après le seizième jour, M. R. a pu quitter Bagnols dans un état très-satisfaisant. Il est revenu, en 1855, vers la même époque ; il avait passé un excellent hiver sans souffrir, et n'était venu que pour consolider sa guérison. Il a subi un traitement moins vigoureux et moins long qu'en 1854, et l'a très-bien supporté. Tout autorise donc à penser que sa guérison sera solide.

§ IX. *Résumé du traitement des rhumatismes.*

De l'examen attentif des 142 observations de rhumatisme que j'ai recueillies on peut déduire les conséquences suivantes :

1º Dans les rhumatismes musculaires et fibreux, les bains de piscines, les étuves, la petite douche et la boisson de l'eau thermale, produisent, en général, une amélioration très-rapide et la guérison en deux ou trois semaines; s'il y a, en même temps, raideur musculaire et diminution de volume des membres, il est quelquefois nécessaire d'employer la douche forte, et de continuer plus longtemps l'usage des eaux. L'atrophie ne disparaît souvent que plus tard et par l'exercice.

2º Dans les rhumatismes articulaires, les bains de piscine, au début, excitent trop les malades et augmentent souvent les douleurs, au point de les obliger à suspendre pendant quelques jours, et quelquefois même à recourir à la saignée, tandis que les étuves accompagnées de la petite douche produisent une amélioration rapide bientôt suivie de la guérison.

En débutant par deux ou trois bains tempérés ou faibles, à titre de préparation, ils pourront supporter ensuite les bains forts sans être obligés de suspendre, et activer ainsi leur guérison.

3º C'est principalement dans le rhumatisme goutteux, ou lorsque la douleur et le gonflement, occupent les petites articulations des pieds et des mains, qu'il convient de débuter par les étuves.

Dans les deux cas qui précèdent, on n'aura recours aux douches et aux bains de piscine que de temps en temps, alors que les fortes douleurs seront apaisées et qu'il ne restera plus que du gonflement et de la raideur.

4º Dans les rhumatismes nerveux on débutera par des bains tempérés à 33º ou 34º centig.; pour calmer le système nerveux, on recevra la douche en arrosoir, et ce ne sera qu'après une préparation de quelques jours, qu'on prendra les étuves et les douches ordinaires, alors elles feront du bien, tandis qu'au début elles auraient produit une excitation trop grande.

Dans tous les cas, on devra, en même temps, faire usage des eaux en boisson.

CHAPITRE III.

ARTICLE PREMIER.

Coup-d'œil général sur les maladies de la peau observées à Bagnols, en 1854.

De même que pour les maladies rhumatismales, les eaux de Bagnols jouissent d'un grand crédit dans les maladies de la peau. Ces affections y sont encore plus nombreuses qu'on ne le croit généralement, car ceux qui en sont atteints, craignant de faire connaître leur maladie, ou pensant y troùver un remède infailllible, ne consultent pas toujours. Cependant, comme les affections cutanées résultent ordinairement d'un vice du sang acquis ou héréditaire, affectent des formes et des siéges différents, sont plus ou moins anciennes, plus ou moins profondes et invétérées, et exigent un traitement plus ou moins long, et plus ou moins énergique, il serait bien nécessaire d'en être prévenu pour pouvoir prescrire des remèdes en harmonie avec le tempérament et l'état des malades.

En 1854, j'ai traité 29 malades atteints d'affections de la peau.

8 étaient affectés de dartres diverses.

2	de lupus voraux.
2	de porrigo ou teigne.
1	de syphilide.
7	d'herpès auricularis.
1	de psoriasis palmaria.
1	d'herpès vulvaris.
5	de prurigo simple ou dartreux
2	de couperose.

De ces 29 malades, 8 ont été guéris avant le départ, 16 améliorés et 5 n'ont éprouvé aucun changement immédiat; il est probable cependant que les eaux auront produit une amélioration consécutive sur quelques-uns.

ART. II.

Observations sur les maladies de la peau traitées à Bagnols.

§ 1. *Observations de dartres.*

14e OBSERVATION. — *Pitiriasis rubra de la face (dartre furfuracée d'Alibert).* — Mme Cécile D..., 48 ans, tempérament sanguin, constitution moyenne, était atteinte d'une affection cutanée qui

occupait la joue droite, la lèvre supérieure et le
nez ; elle avait débuté, il y a quatre ans, par des
rougeurs sur la joue droite, qui s'étaient successivement étendues sur la lèvre supérieure et sur le nez,
le côté gauche en était exempt. Au niveau de ces
rougeurs on apercevait des écailles plus ou moins
épaisses, formées par des exfoliations successives de
l'épiderme. Il n'y avait ni croûtes, ni suppuration,
mais hypertrophie et endurcissement inégal du derme,
puis une grande ténacité de la maladie qui acquérait
de plus en plus d'extension. C'était un *pitiriasis
rubra* survenu sous l'influence du retour d'âge; une
saignée, diverses tisanes et des frictions avec une
pommade, l'avaient légèrement améliorée.

Mme D., après deux bains particuliers d'une heure,
prit des bains de piscines, des étuves, but 4 à 5 verres
d'eau thermale le matin, fit, avec cette eau, de fréquentes lotions sur la partie malade, reçut la petite
douche sur la figure et prit, chaque jour, un bain de
jambe à eau courante. Après 18 jours de traitement,
la peau des parties affectées était redevenue lisse et
souple; elle était moins rouge et n'était plus le siége
de démangeaisons incommodes.

15e OBSERVATION. — *Impétigo figurata,
dartre crustacée, mélitagre d'Alibert.* — Malgouy
(Antoine), indigent et journalier à Courjac, canton de Novelle (Aveyron), tempérament lymphatique, constitution détériorée, se présenta, le 29 juillet à ma consultation; il était atteint, depuis quatre
ans, d'un *impétigo figurata*, siégeant sur les joues et

sur le nez. Cette maladie avait débuté par des rougeurs situées sur les pommettes, qui s'étaient promptement recouvertes de pustules assez rapprochées. De nouvelles pustules, développées à leur circonférence, avaient, peu à peu, produit l'extension du mal jusque sur le nez ; elles s'étaient ouvertes et avaient versé, sur la surface malade, un liquide purulent qui s'y était desséché et avait formé des croûtes jaunâtres, friables, demi-transparentes, offrant une certaine ressemblance avec du miel desséché. Ces croûtes, qui étaient composées de couches successives, formées par le liquide séro-purulent secrété à leur surface, avaient acquis une certaine épaisseur, étaient le siége de prurit et de chaleur et couvraient une surface rouge, un peu enflammée. De temps en temps, ces croûtes se détachaient par plaques, laissaient à leur place une surface ulcérée d'où suintait un nouveau liquide qui en reformait d'autres et ainsi de suite.

Pendant 21 jours, Malgony prit, chaque matin, un bain de piscine, une étuve et 5 à 6 verres d'eau thermale pure, n° 41 ; puis il laissa appliqués sur son mal des linges imbibés d'eau minérale fréquemment renouvelée. Au bout de quelques jours, les croûtes tombèrent, l'inflammation des joues et du nez diminua, ainsi que le liquide sécrété à leur surface. Les démangeaisons cessèrent, les ulcérations superficielles et les gerçures, qui entretenaient le suintement, se cicatrisèrent promptement, et il ne resta plus, à la place des croûtes, qu'une surface rouge, lisse et recouverte d'un épiderme très-fin. N'ayant pas eu occasion de revoir le malade, je ne puis dire si la guérison s'est maintenue.

16· OBSERVATION. — *Dartre rongeante, lupus vorax (estiomène d'Alibert).* — Mlle Marie T., 38 ans, propriétaire, canton de Langogne (Lozère), bien réglée, tempérament lymphatico-sanguin, constitution robuste, fut atteinte, il y a 8 ans, dit-elle, d'une dartre farineuse, au milieu de la joue droite ; des boutons entourés d'une base rouge, enflammée et dure se développèrent autour, se ramollirent, s'ulcérèrent et laissèrent écouler une humeur séro-purulente qui se concréta et forma des croûtes épaisses. Peu à peu la maladie empira, gagna les parties voisines et s'étendit aux deux joues, au nez et à la lèvre supérieure ; la lèvre inférieure, le menton, le front et les yeux seuls en étaient exempts. Au bout de trois ans environ, lorsqu'elle eut acquis son développement, elle donnait, au visage de Mlle T , un aspect hideux et repoussant. Cette infortunée employa un grand nombre de remèdes, tels que tisane de bardane et de patience, frictions avec diverses pommades ; mais elle n'en obtint d'autre soulagement que la chute des croûtes, qui se reformèrent après, aussi grosses et aussi dures que jamais. Enfin, après trois nouvelles années passées en traitements inutiles, voyant son mal empirer, elle se rendit aux eaux de Bagnols, en 1853, sur les conseils de son médecin ; elle y vint en juillet et en août, y resta, la première fois, 10 et la deuxième fois 16 jours ; elle n'y prit que des bains de piscine et l'eau thermale en boisson et en lavage. Malgré le court espace de temps qu'elle consacra à ce traitement, elle s'en trouva très-bien ; l'inflammation diminua, les croûtes tombèrent dès le 6ᵉ jour et ne se reformèrent plus aussi grosses ;

la résolution des boutons durs, développés à la circonférence du mal, s'opéra; il ne s'en forma pas
d'autres; la peau y devint lisse, unie et rouge. Après
son départ, de nouvelles croûtes se détachèrent; la
lèvre supérieure tout entière devint libre. Les pommettes et le nez en conservèrent encore quelques-unes.
Encouragée par ce premier résultat, elle revint, le 18
août 1854, passer encore 18 jours à Bagnols. C'est alors
qu'elle vint me consulter; elle portait encore, sur les
pommettes et sur le nez, des croûtes dures et épaisses,
surmontant une base engorgée. Les parties précédemment atteintes étaient le siège d'une cicatrice régulière, blanche et de bonne nature. Quelques parties
rouges indiquaient que des croûtes étaient tombées
récemment; la santé générale était excellente. Je pratiquai une saignée du bras, et Mlle Marie T. prit des
bains de piscine, de petites douches sur les parties
malades, pour en favoriser la résolution, des étuves et
6 verres d'eau thermale par jour. Sous l'influence de
ce traitement actif, les croûtes se détachèrent promptement; les ulcères qu'elles recouvraient, légèrement
cautérisés avec le nitrate acide de mercure, prirent
un bon aspect, se cicatrisèrent promptement et furent
remplacés par des plaques rouges. Au bout de 16 jours,
elle partit saturée d'eau minérale et débarrassée de
cette longue et hideuse maladie; enfin, en 1855, au
mois de juillet, elle revint, pour la troisième année,
passer encore 15 jours à Bagnols. Pas un bouton, pas
une croûte ne s'étaient manifestés sur son visage dans
le courant de l'année. La plupart des cicatrices avaient
blanchi, étaient solides, de bonne nature et ne pré-

sentaient ni dureté ni ramollissement. Mlle Marie T. prit les mêmes remèdes que l'année précédente, mais avec plus dé modération, uniquement dans le but de neutraliser le reste de vice herpétique qu'elle aurait pu conserver.

§ II. *Porrigo ou teignes.*

17ᵉ OBSERVATION. — *Teigne faveuse, porrigo lupinosa de Willan, favus vulgaris d'Alibert.* — Mme Adeline B., religieuse, 55 ans, tempérament lymphatico-nerveux, constitution moyenne, outre une sciatique, était atteinte d'une affection du cuir chevelu présentant les caractères du porrigo lupinosa. Ainsi, il existait dans certains endroits, principalement au-dessus des oreilles, sur les oreilles et derrière la tête, des croûtes jaunes, plus ou moins étendues et plus ou moins épaisses, offrant une foule de dépressions alvéolaires; elles avaient débuté par des démangeaisons, bientôt suivies de petites pustules qui s'étaient ouvertes, et avaient laissé écouler une humeur qui s'était concrétée, pour former les croûtes existantes. Quelques pustules desséchées et guéries laissaient le cuir chevelu à découvert, privé de cheveux, et étaient recouvertes de petites écailles épidermiques qui se détachaient; d'autres, à l'état de développement, étaient ombiliquées à leur centre et commençaient à laisser échapper la matière qui forme les croûtes; enfin on trouvait, derrière le cou, une grande quantité de petites glandes engorgées. Tourmentée par de fortes démangeaisons, Mme B. se grattait, déchirait souvent les croûtes qui laissaient, alors, suinter un liquide dont l'odeur avait beaucoup d'analogie avec celle de l'urine de chat.

Mme B., ayant pris les eaux sans direction pendant quelques jours, éprouva de l'augmentation dans son mal, les pustules, s'étant multipliées et irritées donnaient lieu à des cuissons très-douloureuses, à des démangeaisons insupportables, et sécrétaient beaucoup plus de matières. Après avoir fait couper les cheveux, j'y fis appliquer des cataplasmes de farine de graine de lin laudanisés, pendant trois jours, et bornai le traitement thermal à cinq ou six verres d'eau minérale, chaque matin; les jours suivants, Mme B., se trouvant fort soulagée, prit des bains mitigés de trois quarts d'heure, des étuves de 15 minutes, de petites douches sur la tête. Le jour et la nuit, elle appliquait sur le mal de la pommade opiacée. Au bout de quelques jours de ce traitement, les ulcères, qui avaient succédé à la chute des croûtes, se trouvaient mondifiés; la matière qu'ils sécrétaient n'avait plus de mauvaise odeur, et ne se concrétait plus. Après vingt jours, beaucoup étaient cicatrisés, et Mme B. put partir dans un état très-satisfaisant. Quelques mois après son départ la guérison était complète : une seconde saison que j'avais conseillée pour 1855, n'a pas été jugée nécessaire.

18ᵉ OBSERVATION. — *Teigne faveuse, porrigo lupinosa.* — Mlle Marie P., 7 ans, de la Lozère, tempérament lymphatico-nerveux, constitution délicate, était atteinte, depuis 7 mois, *d'une teigne faveuse* qui couvrait toute la tête. Les croûtes épaisses et jaunes laissaient suinter un liquide d'une odeur *sui généris*. Outre la teigne, elle avait aussi des mouvements convulsifs dans le bras et la jambe droite qui l'obligeaient, parfois, à les tenir raides comme une barre de fer. Les bains de piscine, les étuves, les petites douches sur la tête et un peu d'eau minérale en boisson, produisirent, en quatorze jours, une amélioration très-notable. Je n'ai pas eu occasion de revoir cette malade.

19ᵉ ᴇᴛ 20ᵉ ᴏʙsᴇʀᴠᴀᴛɪᴏɴs. — *De teignes ou porrigo.* — En 1854, une dame de St-Etienne, et en 1855, la baronne de R... m'ont présenté des affections à peu près semblables à celles de la sœur B., qui fut l'objet de la 17ᵉ observation. Ces maladies, qu'on aurait pu, à juste titre, considérer comme des impitigos du cuir chevelu, tant elles présentaient d'analogie avec lui, ont également été considérablement améliorées sous l'influence du traitement thermal que j'ai fait appliquer. La baronne de... surtout qui, l'année précédente, avait passé un mois à Cauterêts, et chez qui l'usage de ces eaux n'avait point empêché une forte éruption pustuleuse de se faire dans le cuir chevelu et tout autour de la tête, à la racine des cheveux, en forme de couronne, s'est trouvée, au bout de quatre semaines, à peu près, entièrement débarrassée des croûtes de l'éruption, des démangeaisons, des glandes du cou et de tout le cortége de symptômes qui accompagne cette maladie.

§ III. *Herpès ou dartre milliaire et eczéma.*

L'*herpès ou dartre milliaire,* qui consiste dans le développement de vésicules agglomérées très-petites, formant, par leur réunion, une surface irrégulière dont la largeur varie beaucoup, se rencontre assez souvent à Bagnols. En 1834, j'ai observé 7 fois l'herpès auricularis et une fois l'herpès vulvaris.

1° L'*herpès auricularis* s'accompagne du gonflement de la membrane qui tapisse le conduit auditif externe et de la sécrétion d'un liquide séro-purulent, qui se concrète et forme des croûtes jaunes plus ou moins épaisses qui se dessèchent, tombent et sont remplacées par des pellicules épidermiques ; souvent cette membrane sécrète, en même temps, une abondante quantité de matière cérumineuse qui se durcit, devient compacte, remplit tout le conduit auditif jusqu'à la membrane du tympan et devient une cause fréquente de surdité (voyez surdité). A cet article, on trouvera des observations de cette maladie.

2° L'*herpès vulvaris* consiste dans des démangeaisons aux parties extérieures de la génération, produites par les petites vésicules que j'ai mentionnées. Lorsque cette affection est passée à l'état chronique, elle est très-tenace, très-désagréable par le prurit insupportable qu'elle occasionne ; elle oblige souvent les personnes qui en sont atteintes à se gratter jusqu'au sang ; elle excite les passions, provoque l'onanisme et donne souvent lieu à un écoulement vaginal ; elle augmente par la chaleur du lit, dérange le sommeil et peut, ainsi, devenir une cause de trouble dans l'économie et de maladies sérieuses. Souvent elle résiste opiniâtrément à toutes les médications autres que celles des eaux minérales sulfureuses ; elle se montre surtout vers le retour d'âge et chez les femmes d'un tempérament sanguin.

21e OBSERVATION. — *Herpès vulvaris chronique.* — Mme F., propriétaire à..., 45 ans, tempérament sanguin, constitution forte, n'était plus réglée depuis deux ans. Un an après la cessation des mois, elle commença à éprouver des cuissons et des démangeaisons aux parties extérieures de la génération et à la partie supérieure et interne des cuisses ; ces démangeaisons étaient produites par des vésicules qui sécrétaient une humeur séro-purulente, se convertissaient en croûtes qui tombaient après la dessication, puis étaient remplacées par d'autres et ainsi de suite ; elles s'accompagnaient d'un écoulement vaginal assez abondant et âcre qui pouvait bien contribuer à les entretenir. Pendant le jour, Mme F. était souvent obligée de placer sa main dans sa poche pour se gratter, ou de s'éponger avec de l'eau fraîche. La nuit, il fallait se lever trois ou quatre

fois pour faire la même opération. Les frottements ré-
pétés contre ces parties réveillaient, chez elle, des idées
qui, disait-elle, n'étaient plus de son âge. Depuis 18
mois, elle avait employé une foule de moyens, tels que
frictions avec diverses pommades, lotions avec divers
liquides, eau ordinaire, eau végéto-minérale, eau aluminée, bains ordinaires ou alcalins, sans résultat ; enfin, elle éprouvait un véritable supplice dont elle ne
prévoyait pas le terme. Sa santé commençait à s'altérer par suite de rhumes fréquents qu'elle avait contractés en se levant, la nuit, étant en sueur, ou en se
lavant, le jour, avec de l'eau froide, seul remède qui lui
procurait un peu de calme, et par suite de l'ennui et
de l'inquiétude que lui causait une affection si tenace.
C'est dans cet état fâcheux que Mme F. se rendit à
Bagnols, le 28 juillet 1854. Je prescrivis une petite
saignée préalable, deux bains particuliers d'une heure,
comme préparation ; le troisième jour, elle passa à la
piscine, puis à l'étuve, but de trois à six verres d'eau
thermale et se fit trois lotions par jour avec cette eau.
L'amélioration commença le cinquième jour ; le dixième, elle n'éprouvait plus rien ; néanmoins, elle continua encore son traitement pendant neuf jours et partit
trois semaines après son arrivée, complètement guérie. Mme F., 18 mois après, n'en avait pas ressenti la
plus légère atteinte.

22e OBSERVATION.— *Psoriasis palmaria (herpès ou dartres qui se développe à la paume des mains).*
—M. V., cultivateur, au Pont-Saint-Esprit (Gard),
49 ans, tempérament nervoso-sanguin, constitution

assez robuste, était atteint, depuis trente ans, d'une maladie dartreuse ayant son siége à la paume des mains, et à la surface palmaire des doigts. La paume de la main, dépouillée de son épiderme, présentait une teinte violacée, des gerçures dans les plis qui y existent, et de nombreuses écailles épidermiques. Les gerçures, très-douloureuses et saignantes, se montraient surtout l'hiver et au printemps. Cet homme portait encore des plaques muqueuses à la partie interne de la lèvre inférieure. Les eaux de Bagnols, administrées sous toutes les formes, pendant 12 jours, du 25 juillet au 7 août, ont facilité le détachement des plaques épidermiques; la peau des parties malades est devenue plus souple, les plis étaient nettoyés, l'extension des doigts qui, à l'arrivée, ne pouvait se faire entièrement, avait lieu sans douleur. Si V. avait pu continuer son traitement plus longtemps, et s'abstenir de travailler pendant quelques mois, il aurait, sans doute, guéri tout-à-fait; mais cette affection est si tenace et se reproduit si facilement qu'elle sera, probablement, revenue sous l'influence des causes qui l'avaient déterminée.

§ IV. *Prurigo.*

Le prurigo peut être simple ou compliqué de lichen, de gale, d'eczèma, d'impétigo ou d'Ecthyma.

23e OBSERVATION.—*Prurigo simple.*—M. Auguste G., 26 ans, propriétaire-cultivateur à Monastier

(Haute-Loire), tempérament bilieux, constitution
moyenne, était atteint, depuis six ou sept ans, d'un
prurigo simple caractérisé par une éruption papuleuse
sur le côté externe des cuisses, sur les mollets et sur
le devant des bras. Tous les ans, l'éruption subissait
une nouvelle recrudescence au printemps, s'accompagnait de vives démangeaisons, qui l'obligeaient à se
gratter, à écorcher ses boutons qui saignaient, et se
recouvraient de croûtes noires. Cet état durait une
bonne partie de l'été; vers l'automne, les croûtes
tombaient et les démangeaisons disparaissaient presqu'entièrement; il se rendit à Bagnols, le 29 juillet
1854, commença par trois bains particuliers d'une
heure, pour faciliter la chute des croûtes et calmer
l'irritation de la peau; prit ensuite, pendant dix-huit
jours, alternativement, le bain de piscine ou l'étuve,
but trois à quatre verres d'eau thermale et se trouva
complétement guéri au départ.

24ᵉ OBSERVATION. — *Prurigo dartreux, ou
compliqué d'impétigo.*—M. Jean C., propriétaire-cultivateur, canton de Saugues (Haute-Loire), tempérament lymphatico-sanguin, constitution robuste, fut
atteint, il y a quelques années, d'une éruption qui,
d'abord, présenta tous les caractères du prurigo. Cette
éruption avait son siége à la partie externe de la
jambe droite; en se grattant, il écorchait les pustules
qui saignaient et se couvraient de petites croûtes
noires. La maladie, qui, dans les premiers temps,
s'exaspérait au printemps, durait tout l'été et disparaissait vers l'automne, a fini par devenir permanente,

par se compliquer d'impétigo et par s'étendre depuis les malléoles jusqu'au jarret. Lorsqu'il se présenta à Bagnols, à ma consultation, le 29 juillet, on distinguait encore, sur une partie de la jambe, des pustules de prurigo parfaitement isolées, et reconnaissables à la petite croûte noire qui les recouvrait. En se grattant, il avait déterminé tant d'irritation dans la partie occupée à la fois par l'impétigo et le prurigo, que je lui prescrivis deux bains particuliers d'une heure pour le calmer et faciliter la chute des croûtes; mais ayant pris de suite la piscine, la douche et l'étuve, il irrita son mal et partit, le 12 août, légèrement amélioré.

25e OBSERVATION. — *Prurigo dartreux.* — M. Jean A., 27 ans, propriétaire-cultivateur à....... (Lozère), tempérament lymphatique, constitution moyenne, atteint, depuis six ans, d'une maladie semblable à celle du précédent, et qui siégeait aux deux bras et aux deux jambes, se rendit à Bagnols, le 2 septembre 1854. C'était un prurigo simple à droite, et un prurigo compliqué d'impétigo à gauche, où il avait produit une vive irritation à force de se gratter. M. A. fut docile : il exécuta ponctuellement le traitement que je lui prescrivis, commença par deux bains de baignoires d'une heure chacun, prit quatre étuves avant de pénétrer dans la piscine et de prendre la douche, et but trois à quatre verres d'eau par jour. Au dixième jour, l'irritation ayant repris une certaine intensité à gauche, il fallut abandonner la piscine et la douche et s'en tenir aux bains particuliers et à la boisson pendant cinq jours, après lesquels, il put reprendre son traitement. Enfin, le vingt-huitième jour, après 15 bains de piscine, 22 étuves et 8 douches, il put être considéré comme guéri. M. A., est revenu en 1855; il avait éprouvé une légère recrudescence de sa maladie, au printemps, et en fut entièrement débarrassé après un traitement de seize jours.

§ v. *Couperose; acné-rosacea.*

Le couperose est considéré comme une affection pustuleuse chronique des follicules sébacés de la peau et principalement de la peau du visage. Elle siége sur les joues, sur le nez, sur le front; les pustules sont isolées, à base [plus ou moins dure, d'un rouge foncé. Après la disposition de la pustule, cette base forme souvent une petite tumeur dure, rouge, circonscrite, presque indolente, dont la résolution s'opère lentement. Elle se montre, surtout, vers l'âge critique chez les femmes, et dans l'âge mûr chez les hommes; elle débute, ordinairement, par le nez et s'étend successivement sur les joues, le front, le menton, etc. La suppuration ne s'établit jamais d'une manière franche; il reste toujours de l'induration, et l'injection de la peau est plus prononcée. Après un certain temps, la peau devient inégale, rugueuse; les traits s'altèrent et la physionomie change au point que les femmes les plus jolies deviennent laides et méconnaissables. Aussi cette maladie fait-elle leur désespoir par sa durée, par la résistance opiniâtre qu'elle oppose à tous les remèdes, et par les changements qu'elle produit, même lorsqu'elle guérit. Une des principales causes de son opiniâtreté, c'est qu'elle est toujours liée à une affection interne ou bien à un vice du sang, et qu'elle exige une médication qui s'adresse à sa cause; c'est pour cela que les eaux minérales sulfureuses en triomphent assez facilement; je n'en ai observé qu'un cas à Bagnols en 1854, mais il y a si complètement guéri que leur puissance, même dans les cas de couperose chronique très-prononcé, ne me paraît pas douteuse.

26ᵉ OBSERVATION.—*Couperose; acné rosacea.*—
Mlle Lucie M..., 44 ans, propriétaire dans la Haute-Loire, tempérament lymphatico-nerveux, constitution moyenne, est irrégulièrement réglée depuis un an. Il y a 30 mois, environ, que des rougeurs, d'abord passagères, ont commencé à se montrer sur les joues et dans les lignes nasolabiales. Peu à peu, elles sont devenues persistantes et se sont étendues jusque sur le nez. Des pustules, d'abord isolées, se sont manifestées, ont donné lieu à un petit suintement et ont guéri en laissant, dans l'épaisseur de la peau, une base dure. C'était surtout aux époques des règles que les rougeurs augmentaient et que les éruptions se renouvelaient; Mlle M... y éprouvait des démangeaisons et des cuissons qu'elle tâchait de calmer par des applications froides, résolu-

tives et astringentes (eau de Goulard, eau aluminée, pommade de concombre, etc.) ; elle ne pouvait s'approcher du feu, ni boire du vin ou du café sans voir le mal augmenter. Ses joues et son nez gonflés avaient changé l'aspect de sa figure, qui avait dû être agréable à en juger par l'expression des yeux, la blancheur et la régularité de ses dents. Bref, après avoir fait, sans succès, une multitude de remèdes et avoir éprouvé plus de 18 mois de souffrance et d'ennui, elle se décida à venir à Bagnols, le 1er août 1854. Je lui prescrivis, d'abord, quelques bains tempérés à mi-corps, des bains de jambes à eau courante, l'eau thermale en boisson et en application sur le visage, pour attirer le sang vers la partie infé rieure. Quelques jours après, elle remplaça les bains tempérés par l'étuve et la petite douche sur la figure, et continua ce traitement pendant 12 jours consécutifs; se reposa trois jours et le reprit pendant 10 jours, au bout desquels elle était complètement guérie. Pendant les trois jours de repos, elle continua les bains de pieds à eau courante, la boisson et les lotions sur le visage; le traitement a duré, en tout, un mois.

Je considère, dans les cas de cette espèce, les petites douches sur la figure comme très efficaces; en excitant les indurations du visage, suite de pustules indolentes incomplètement résolues, elles en favorisent la résolution, détruisent les irrégularités de la peau, cause de la déformation des traits, et lui rendent la souplesse et la douceur qu'elle avait avant l'existence du mal.

Si Mme B...., jeune et jolie femme du Puy, qui

portait une affection semblable, compliquée d'une autre maladie, eût voulu se soumettre à ce traitement, elle en eût, certainement, été débarrassée comme Mlle Lucie M....

D'après les observations qui précèdent, il est facile de voir que les maladies de la peau veulent être traitées avec beaucoup de discernement.

Le plus souvent, lorsqu'il existe encore un certain degré d'inflammation ou que le sujet est robuste et sanguin, une saignée préalable me paraît une préparation très-utile, ainsi que deux à six bains particuliers d'une à deux heures à la température du sang ; ils concourent à modérer l'irritation des parties malades, à diminuer le prurit et à rétablir le calme.

Dans les cas chroniques où l'irritation est faible, et surtout si le malade a un tempérament lymphatique, on peut, sans crainte, le faire débuter par la piscine, car alors, il faut, pour guérir, ramener la maladie à un état plus aigu. La malade de la 17e observation suivait un mauvais traitement, sous l'influence duquel le mal empirait ; si elle eût continué, elle n'eût retiré aucun bénéfice des eaux, tandis qu'en le modifiant, elle a guéri. Le malade de la 24e observation, qui portait un prurigo dartreux à la jambe droite, est parti après 12 jours de traitement sans amélioration bien sensible, pour avoir voulu trop faire, tandis que celui de la 25e, qui a été docile, a guéri.

La boisson et les étuves sont deux agents très-efficaces qui s'entr'aident mutuellement et concourent au même but : épuration du sang, formation d'un sang nouveau ; par elles, il se fait un échange perpétuel de molécules, et par suite le vice herpétique est sinon détruit, du moins réduit à l'état neutre ; par suite, sa manifestation à la peau, qui n'a plus de raison d'être, disparaît. La boisson, seule, suffirait souvent à son élimination. Aussi est-ce par cette raison que j'insiste toujours sur ce moyen et que je le prescris souvent à des doses très-fortes.

Lorsqu'on juge utile d'employer quelques remèdes concurremment avec le traitement thermal, il ne faut pas négliger de le faire. Quelques cautérisations légères sur les ulcères, après la chute des croûtes, en changent souvent le mode de vitalité et activent la guérison.

Le temps, pour obtenir la guérison des maladies cutanées, est encore très-variable. Pour la plupart des cas que j'ai rapportés, 20 à 30 jours ont suffi ; mais quelquefois, surtout chez les personnes faibles, irritables et nerveuses, chez lesquelles il existe des complications, il vaut mieux agir avec plus de modération et consacrer plus de temps au traitement. En général, dans les *teignes* et les gourmes des enfants, les dartres laiteuses des nourrices, etc., il faut moins de temps que pour les maladies qui dépendent d'une autre cause : 15 jours à un mois suffisent. Du reste, il n'y a point de règles fixes; lorsque les malades ont éprouvé une amélioration sensible, s'ils ne sont pas fatigués, on peut les faire continuer ; mais, dans le cas contraire, je pense qu'il vaut mieux remettre la fin de la guérison à une seconde saison que d'insister trop longtemps sur l'usage des eaux, car il arrive une époque où ils ne peuvent plus les supporter et où elles seraient plus nuisibles qu'utiles.

CHAPITRE IV.

MALADIES SCROFULEUSES.

Les maladies scrofuleuses se rencontrent très-fréquemment à Bagnols sous toutes les formes, et principalement sous forme d'engorgements articulaires, de carie, de nécrose, d'ulcères, d'engorgements ganglionaires, etc.

Ce chapitre sera surtout consacré aux accidents scrofuleux qui se manifestent sur les glandes extérieures, me réservant de traiter de ceux qui se portent sur les articulations, les os, la peau et les membranes muqueuses, aux articles *Tumeurs blanches, Carie, Nécrose, Ulcères, Ozène. Ophtalmie, Surdité, etc.*

ARTICLE PREMIER.

De l'action des eaux de Bagnols dans les engorgements ganglionaires scrofuleux.

Les engorgements ganglionaires scrofuleux se présentent sous deux états divers : à l'état cru

ou à l'état de ramollissement. En 1854, j'en ai
observé plusieurs cas.

§ ı. *Ganglions scrofuleux à l'état cru.*

A l'état cru, ces glandes constituent des tumeurs formées par un amas de glandes lymphatiques, ordinairement sous-cutanées, mais s'étendant souvent dans les interstices musculaires où
elles forment des embranchements quelquefois
très-profonds. Leur siége habituel est au cou,
sous les angles des mâchoires, où ils forment
souvent un véritable chapelet. On les observe
aussi dans le creux de l'aisselle, sous la clavicule,
au pli de l'aine et dans la fosse iliaque.

La médecine ordinaire est impuissante pour
faire disparaître ces engorgements. J'ai souvent
vu M. Velpeau, mon illustre et vénéré maître,
en faire l'extirpation, lorsque la tumeur siégeait
au cou et gênait la respiration en comprimant le
larynx. Je l'ai, moi-même, pratiquée deux fois
avec succès, en pareille circonstance ; mais, comme après l'opération, qui ne remédie pas à l'état
général, les malades ne font rien pour modifier la
constitution, la maladie reparaît ordinairement
au bout de trois ou quatre ans, et il faut recommencer l'opération, lorsque cela est possible. Les
eaux minérales, en général, et celles de Bagnols,

en particulier, ne peuvent pas toujours, seules, faire disparaître, sans suppuration, de semblables glandes, mais elles y concourent puissamment. Par leur composition chimique et leur chaleur, elles exercent une action très-résolutive ; elles activent la circulation des fluides et le mouvement de composition et de décomposition qui s'opère constamment en nous ; par cette accélération, elles entretiennent une plus grande fluidité dans les humeurs, dont elles facilitent l'excrétion de la partie inutile ou nuisible à la santé ; en ouvrant largement les pores de la peau, elles s'opposent à ce que les ganglions lymphatiques deviennent dépositaires de ces matières ; bien plus, même, la rapidité des courants circulatoires qui s'établissent dans leur intérieur, entraîne, molécule à molécule, les dépôts précédents et les ramène, peu à peu, à leur état primitif. Dans d'autres cas, aidées par l'iode, l'iodure de potassium, les frictions mercurielles et iodurées, les emplâtres fondants, les tisanes de gentiane et de houblon et un bon régime, elles peuvent produire, surtout chez les enfants, des guérisons qui n'auraient pas eu lieu par ces remèdes employés séparément.

Un autre moyen, qui m'a souvent réussi contre les glandes du cou, tant à Chaudesaigues qu'à Bagnols, et que j'ai, pour ainsi dire, érigé en mé-

thode, est l'usage de la douche à 40, 45 ou 50
degrés centigrades et de 10 à 30 minutes de durée progressivement. La douche forte surtout,
qui tombe de 10, 12 à 15 pieds de haut, en excitant et en irritant les tumeurs froides, dures et
indolentes, les échauffe, fait rougir la peau, les
rend douloureuses, les fait passer à la suppuration et en amène la fonte régulière et rapide ; ce
qui permet de les traiter comme de véritables abcès chauds, c'est-à-dire de les inciser avec la lancette ou le bistouri, d'obtenir une cicatrice li-
néaire presque imperceptible, et d'éviter, après
la guérison, ces cicatrices inégales, enfoncées,
rugueuses, adhérentes et indélébiles, véritables
stygmates d'une constitution viciée.

Depuis que je suis la carrière des eaux miné-
ralés, j'ai, plusieurs fois, eu à m'applaudir d'avoir
mis cette méthode en pratique ; car elle m'a procuré de véritables succès. Il faudra, dans ces cas,
prendre pour règle d'administrer les eaux à une
température aussi élevée que possible, tant en
bains qu'en douches, étuves et boisson.

Le même moyen pourrait être appliqué avec
succès aux abcès froids, simples, sans carie ou
nécrose ; mais, dans l'engorgement des glandes
mésentériques, il faudra s'en abstenir, parce qu'il
agirait avec trop d'activité.

27ᵉ OBSERVATION. — *Engorgements scrofuleux des glandes du cou à l'état cru.* — Auguste B..., des environs de Saint-Etienne (Loire), 8 ans, tempérament lymphatique, constitution assez robuste, fut conduit à Bagnols le 15 juillet 1854. Dès l'âge de deux ans, des engorgements lymphatiques commencèrent à se montrer au cou; peu à peu, ils augmentèrent et finirent par former une espèce de chapelet allant d'un angle de la mâchoire à l'autre. Ces engorgements étaient très-durs et indolents; ils étaient mobiles sous la peau et agglomérés. Leur grosseur était modérée; les plus gros avaient le volume d'une noisette franche; un seul, situé sous le menton, s'était ramolli et avait suppuré, mais partiellement, comme cela arrive ordinairement; ils n'étaient dus ni au développement des dents de la seconde dentition, ni à des croûtes du visage auxquelles il était sujet, mais bien à sa constitution, car ils existaient avant les dents et les croûtes.

Cet enfant, qui appartient à des parents aisés, fut soumis, pour le préparer, à quelques bains particuliers; puis il prit les bains de piscine, quelques étuves, de deux à cinq verres d'eau thermale progressivement, et surtout la douche, pendant 15 à 20 minutes, sur les côtés du cou. Vers le huitième jour, la percussion commença à devenir douloureuse. Les tumeurs étaient sensibles à la pression, et la peau conservait une rougeur érythémateuse; au dixième jour, il fallut diminuer la force de la douche à cause de la douleur qu'elle occasionnait, et la cesser après le douzième; l'épiderme était détaché en quelques points, la peau et les tumeurs, qui commençaient à se ramollir, étaient très-sensibles au toucher;

elles conservaient l'empreinte des doigts, n'avaient plus
de mobilité et paraissaient former une masse uniforme ;
il y avait un peu de réaction fébrile. Au seizième jour,
B... paraissait avoir à gauche un abcès sous-maxilliaire
que j'ouvris avec la lancette sans plus tarder, pour éviter, par une trop longue attente, un décollement trop
étendu de la peau et son trop grand amincissement. Il
en sortit beaucoup de pus épais, crèmeux et mêlé de
grumeaux formés par une matière molle et friable. Le
dix-huitième jour, j'incisai le côté droit de la même
manière ; je fis appliquer, autour du cou, des cataplasmes de farine de graine de lin. Le vingtième jour, il
s'était opéré un dégorgement et un affaissement considérable des parties ; un peu plus tard, les abcès s'étaient
détergés et la douleur avait assez diminué pour qu'il fût
possible de reprendre la douche et de faire des injection iodées dans leur intérieur ; il en résulta la fonte de
ce qui avait échappé la première fois. Cinq semaines
après le commencement du traitement, les incisions
étaient presque cicatrisées et dissimulées dans les plis
de la peau du cou, et les ganglions engorgés n'existaient
plus. La santé générale s'était, aussi, beaucoup améliorée.

28ᵉ OBSERVATION. — *Engorgement scrofuleux
des glandes du pli de l'aine.* — Le 9 août 1854, Pascal,
43 ans, journalier, de la Lozère, vint à Bagnols. Cet
homme, qui avait un tempérament lymphatique et
une constitution moyenne, portait, depuis environ 8
mois, un engorgement ganglionaire au pli de l'aine
droite ; les glandes de cette région s'étaient enflées peu

à peu, sans cause connue, et avaient fini par former, par leur agglomération, une tumeur du volume du poing, qui soulevait le ligament de Fallope, s'étendait en haut, vers la fosse iliaque, et en arrière, vers les vaisseaux fémoraux qu'elle comprimait ; toute la partie du membre, située au-dessous, était gonflée et adémateuse. Ces ganglions formaient une tumeur dure, indolente et recouverte par la peau saine. Il n'y avait rien dans le ventre, ni dans le membre, ni aux parties qui pût faire supposer qu'elle était due à une lésion organique ou à une affection syphilitique.

Pascal fut soumis à un traitement thermal très-actif et surtout à la douche à force graduée. Au bout de 10 jours, la tumeur devint sensible, la peau érythémateuse ; le douzième jour, il fallut discontinuer les douches ; un emplâtre de dyachylum et des cataplasmes maturatifs activèrent la suppuration. Je l'incisai le seizième jour à sa partie la plus active ; le vingtième, une grande partie était fondue ; elle avait perdu plus de la moitié de son volume ; le membre commençait à se dégorger. Pascal prit encore deux douches et partit en bonne voie de guérison.

Il est à regretter que, faute de moyens d'existence, cet homme n'ait pas pu rester une quinzaine de jours de plus pour compléter, sur place, une guérison qui se sera, sans doute, accomplie chez lui ; mais, tout incomplète qu'elle est, elle montre la puissance des douches chaudes et fortes pour produire la fonte des ganglions scrofuleux.

§ II. *Ganglions scrofuleux à l'état de ramollissement.*

Dans la période de ramollissement, lorsque déjà il y a des fistules, des ulcères irréguliers, des parties de ganglions encore indurées, une suppuration de mauvaise nature, un amincissement et un décollement plus ou moins étendu de la peau, les eaux de Bagnols, administrées suivant ma méthode, exercent une action très-résolutive et très-détersive; elles hâtent la résolution ou la fonte des parties indurées, débarrassent les tissus des corps étrangers, facilitent ainsi la cicatrisation des fistules et des ulcères déjà existants, et la favorisent en rendant à la peau, qui est blafarde, violacée, amincie et dépourvue du tissu cellulaire qui la double, la tonicité qui lui manque; on est quelquefois obligé d'y joindre les injections iodées ou des incisions; cependant, si les ulcères étaient trop enflammés, avant d'employer la douche, il faudrait commencer par calmer l'irritation par des douches de vapeur, des bains mitigés tièdes et des cataplasmes émollients ou laudanisés.

29ᵉ OBSERVATION. — *Engorgements lymphathiques dans diverses parties du corps et principalement aux aines.* — M. Jean B..., propriétaire à Saint-Romain-

la-Chaulme (Haute-Loire), se rendit à Bagnols le 10
août 1854. Cet homme, âgé de 52 ans, tempérament
lymphatico-nerveux, constitution sèche, a été atteint, il
y a 25 ans environ, pour la première fois, de ganglions
engorgés, au-dessous des ligaments de Fallope, dans les
aines. De temps en temps, ces ganglions devenaient
rouges, s'ulcéraient et fondaient ; puis il s'en formait
d'autres, de façon qu'il avait souvent des fistules et des
suppurations aux aines. A des époques diverses, il s'en
est formé sous la mâchoire inférieure, dans le creux de
l'aisselle droite et sur la poitrine, qui ont fondu seuls ou
bien ont été ouverts et ont laissé, après eux, des cicatrices caractéristiques. Cet état a duré jusqu'à présent et
menace de prendre de plus grandes proportions ; l'hiver
dernier, il en est survenu aux deux aines des groupes
volumineux qui s'étendent en largeur et en profondeur
et donnent lieu à un commencement d'œdème des
membres. Quelques fistules donnent issue à un pus mal
lié, indiquant un commencement de ramollissement.

Outre ces engorgements, M. B... éprouvait des douleurs rhumatismales aux reins et aux genoux, toussait
assez souvent et rendait quelquefois des crachats mêlés
d'un peu de sang.

En raison de l'ancienneté de sa maladie et de la diathèse scrofuleuse dont il était menacé, M. B... dut suivre un traitement long et étudié. Il commença par
quelques bains particuliers ; à dater du troisième jour,
il prit, alternativement, la piscine ou l'étuve, puis la
boisson à dose progressive et la douche sur ses tumeurs
pendant 20 minutes par jour. Après la cinquième douche, le pus des fistules prit un meilleur aspect et aug-

menta; bientôt les masses ganglionaires devinrent douloureuses et fluctuantes; il fallut les inciser en quelques
points et agrandir les fistules dans d'autres, pour donner
issue à la suppuration. La diminution des tumeurs se fit
graduellement, l'œdème des membres disparut, les incisions se cicatrisèrent; bref, au bout de sept semaines
d'un traitement rigoureux, M. B... put retourner chez
lui dans un état de santé très-satisfaisant, relativement
à celui dans lequel il était à son arrivée. Une autre saison eût certainement été nécessaire en 1855, mais probablement qu'il s'est trouvé assez bien pour pouvoir s'en
abstenir.

CHAPITRE V.

J'arrive à l'un des chapitres les plus intéressants de l'histoire des eaux de Bagnols. Depuis
un temps immémorial, ces eaux jouissent d'une
réputation bien méritée dans les maladies de la
poitrine.

Si, comme je pense l'avoir démontré en faisant
l'histoire de l'établissement thermal, et comme
cela paraît probable, le passage que j'ai cité de
Sidoine Apollinaire à Aprus, se rapporte aux
eaux de Bagnols, il est évident que, dès cette
époque, ces eaux thermales étaient très en renommée contre la consomption ou phthisie,
ainsi que le démontrent les expressions *ac phti-
siscentibus languidis*, *medicabilis piscina delectat*. Si elles n'avaient pas une vertu réelle
contre ces maladies, est-il probable, qu'après les

cataclysmes de la barbarie, elles eussent reconquis la réputation qu'elles avaient à l'époque de la domination romaine ; une renommée ne se soutient qu'à la condition de reposer sur un véritable mérite : dans le cas contraire, la vérité ne tarde pas à se faire jour et à démontrer l'inanité et le ridicule de prétentions mal fondées. Or, tous les écrits publiés sur Bagnols font mention de cette vertu. En 1651, paraît, à Lyon, le premier ouvrage connu sur les eaux de Bagnols, intitulé : l'*Hydro-thermotopie des nymphes de Bagnols en Gévaudan, ou les merveilles des eaux et des bains de Bagnols*, in-8°, par Michel Baldit. En tête duquel on trouve les vers suivants :

> Venez donc altérés, dégoûtés, hydropiques,
> Graveleux, oppilés, *enroués, asthmatiques,*
> Indigents d'estomac, *catarrheux de cerveau,*
> Ictériques, assiégés de coliques encore,
> Et vous que le mal prend en remore,
> Venez, je vous remonds à ce fleuve nouveau.

Les mots *enroués, asthmatiques, catarrheux* de cerveau, indiquent assez que, dès cette époque, elles étaient renommées au loin, contre les maladies des voies respiratoires, car avec les mauvaises routes de ce temps-là, Lyon était fort éloigné de Bagnols.

Samuel Blanquet, *Examen de la nature et des eaux minérales qui se trouvent dans le Gévau-*

dan, Mende, 1718, in-8°, en a aussi parlé avantageusement sous ce rapport; Bonnel de Labrageresse fils, dans sa *Dissertation sur les eaux de Bagnols*, Mende, 1774; Blanquet, dans les *Annales d'agriculture de la Haute-Loire*, et M. Louis Chevalier, ouvrage cité, ont rapporté des observations très-remarquables d'affections de poitrine graves et de phthisie pulmonaire avec ramollissement des tubercules, très-améliorées et guéries par ces eaux. J'ai moi-même traité un certain nombre de malades affectés de symptômes graves de tubercules dans les poumons, dont je rapporterai plus loin les observations.

C'est sans doute à cette réputation qu'est due, chaque année, la présence à Bagnols d'une foule de personnes de toutes les conditions, atteintes de maladies plus ou moins graves de la poitrine, telles que catarrhe pulmonaire, bronchite capillaire, pleurésie avec ou sans épanchement, pneumonie chronique, asthme, hémopthisie et phthisie pulmonaire, venant des points les plus opposés y chercher soulagement et guérison; et cependant les eaux de Bagnols n'ont été prônées ni dans les journaux ni dans des affiches de toutes dimensions répandus à profusion par des industriels actifs et intelligents, car depuis 1774 jusqu'en 1840, aucune plume n'en a fait mention d'une manière spéciale; elles se sont endormies.

dans un doux far-nienté, et comme le berger de Virgile *recubans sub tegmine fagi*, elles ont vécu heureuses et tranquilles à l'ombre de leur vieille réputation, se répandant d'âge en âge par la seule tradition.

Il ne faudrait cependant pas s'exagérer leur puissance, et croire qu'elles soient capables de guérir indistinctement tous les états morbides et toutes les affections de poitrine quelle que soit leur nature, leur cause et leur état d'avancement, car on s'exposerait à de graves mécomptes; il s'agit donc de savoir ce qu'elles peuvent et ce qu'elles ne peuvent pas, dans quels cas et jusqu'à quel degré de telle maladie donnée, elles peuvent agir utilement et dans quelle période elles peuvent être plus nuisibles qu'utiles. Tel est le but de ce travail.

Je vais traiter, dans autant d'articles séparés, des diverses maladies de poitrine qui se rencontrent à Bagnols, rapporter des observations sur chacune d'elles et en déduire des conséquences sur l'opportunité ou la non opportunité de leur application.

ARTICLE PREMIER.

De la phthisie pulmonaire tuberculeuse et des maladies qui peuvent la simuler.

La phthisie pulmonaire emporte à Londres un

tiers de la population; à Paris et à Marseille du
quart au cinquième; à Philadelphie le sixième;
on conçoit donc que l'esprit de l'homme ait dû
s'ingénier à trouver des moyens pour combattre
et détruire une maladie si fréquente et si terrible, qu'elle dévore à elle seule, dans les grandes
villes, le cinquième, et sur la surface générale du
globe plus du dixième du genre humain.

Aujourd'hui, on admet généralement, et c'est
l'opinion la plus raisonnable, que la matière
tuberculeuse existe ou se forme dans le sang et
les liquides, qu'elle circule avec eux, peut se
déposer sur tous les organes, mais le plus souvent sur les poumons, où elle produit la phthisie
pulmonaire. Si l'on veut être conséquent avec
soi-même, il faut donc agir sur les liquides, y
introduire des principes capables de décomposer
la matière tuberculeuse qu'ils contiennent et
celle qui est déposée sur les poumons, de manière
à ce que ses éléments puissent être résorbés et
éliminés, et n'employer des moyens locaux que
pour combattre les accidents occasionnés par la
présence des tubercules dans les poumons.

Envisagée de cette façon, la phthisie pulmonaire ne peut plus être considérée comme une
maladie nécessairement mortelle; si son antidote
n'est pas encore positivement trouvé, on est sur
la voie de sa découverte, et désormais il reste

une pensée consolante pour l'humanité, c'est qu'il n'est pas introuvable. J'éprouve un véritable bonheur de pouvoir dire avec mon honorable et savant collègue, M, Amédée Latour, rédacteur en chef de l'*Union médicale,* dont je reproduis les paroles :

« Mille fois et heureusement non la phthisie
« pulmonaire n'est pas fatalement incurable. On
« ne meurt presque jamais d'une première atteinte
« teinte de tuberculisation; il y a des repos, des
« intervalles, pendant lesquels cette terrible
« exudation tuberculeuse s'arrête ; quelquefois,
« plus souvent qu'on ne pense, la phthisie guérit
« toute seule, ou par des circonstances qui nous
« échappent. Il n'est pas de praticien qui n'ait
« vu de ces cures spontanées et inattendues. Eh
« bien ! c'est ma conviction profonde, et le nombre
« bre des faits que j'ai vus maintenant, est si
« considérable, qu'il m'est impossible de les
« regarder comme de pures coïncidences, quand
« les secours de l'art peuvent intervenir à pro-
« pos, pendant un de ces intervalles où la cause
« pathogénique ne fait plus sentir son influence,
« quand la destruction organique n'est pas pous-
« sée au-delà de certaines limites incompatibles
« avec la vie, c'est ma conviction, qu'on peut
« prévenir de nouvelles poussées tuberculeuses,
« en agissant sur l'ensemble de l'économie par

« le régime, l'alimentation, le milieu, l'air, le
« soleil, l'habitation, par toutes les circonstan-
« ces, en un mot, que l'on ne rencontre ni dans
« la demeure du pauvre, ni dans les salles d'hô-
« pital, où quelques essais timides ont été tentés,
« et où ils devaient nécessairement échouer. »
(*Union médicale*, t. x, p. 90.)

J'applaudis de toutes mes forces à ces paroles;
oui, c'est un ensemble de moyens qu'il faut employer contre la phthisie; qu'importerait le lait
de chèvre dans lequel vous auriez introduit le
chlorure de sodium par la nourriture donnée à
l'animal ; qu'importerait l'eau minérale la mieux
accréditée sous ce rapport, si vous replaciez,
après le traitement, le sujet dans les mêmes conditions qui ont favorisé le développement des
tubercules ? Il arriverait nécessairement la même
chose que, si après avoir guéri un empoisonne-
ment par un contre-poison, le malade reprenait
du poison. C'est pourquoi mon honorable collègue, le docteur Guersant, chirurgien de l'hôpital
des enfants malades, aussi habile opérateur que
savant médecin, à qui je disais, un jour, que les
eaux minérales pouvaient guérir certaines tumeurs blanches, et éviter l'amputation, me ré-
pondit avec juste raison, oui, mais après leur
emploi, il faudrait placer les enfants dans d'autres conditions que celles dans lesquelles le mal

s'est développé ; autrement il se reproduirait, sans doute. C'est aussi ce que les médecins d'eaux minérales ne cessent de recommander.

D'un autre côté, il faut agir avant le ramollissement des tubercules, et avant la formation de cavernes plus ou moins étendues, car alors il y a désorganisation et destruction d'un des principaux organes, sans lequel la vie ne peut se maintenir. Or, la présence de tubercules pulmonaires, dans leur période de crudité, n'est pas toujours facile à reconnaître, bien qu'il y ait le plus souvent des signes qui, par leur réunion, peuvent faire deviner leur existence. Le signe le plus précieux est l'hémoptysie. S'il n'est pas précisément pathognomonique, il s'accompagne, du moins, d'un grand degré de probabilité, car, d'après MM. Andral, Louis Bouillaud, Chomel et la plupart des bons observateurs, il co-existe cinq fois sur six avec des tubercules dans les poumons; et si, à ce signe, se joignent des membres grêles, allongés, une poitrine étroite de droite à gauche, longue, des épaules élevées, des omoplates en ailes de pigeon, un teint pâle, des joues maigres, des traits étirés, un air souffreteux, une toux sèche avec ou sans crachats habituels, une diminution dans l'étendue de la respiration et dans la résonnance des parties supérieures de la poitrine, et, enfin, la forme hippocratique des

doigts et des ongles, il ne sera plus guère permis
de douter de leur existence. A cette période de
la maladie, et même lorsque des hémoptysies assez fréquemment répétées et produites par la rupture de petits vaisseaux qui unissent les tubercules à la substance pulmonaire, indiquent que
ceux-ci sont arrivés sur la limite du ramollissement, l'usage des eaux de Bagnols peut enrayer
la marche de la maladie, arrêter le développement des tubercules existants, et déterminèr leur
décomposition et la résorption ou l'élimination de
leurs éléments.

§ I. *Observations de phthisie tuberculeuse.*

30e OBSERVATION.—*Symptômes graves de phthisie pulmonaire.* — Mme D..., femme d'un filateur en
soie du département de l'Ardèche, 36 ans, tempérament lymphatico-nerveux, constitution délicate, taille
assez élevée, mince, figure pâle, maigre, *doigts hippocratiques,* fut prise, en 1851, en pleine santé, d'une
hémoptysie assez abondante; elle rendait, pendant l'accès de toux, environ un demi-verre de sang rouge,
mêlé de crachats blancs et opaques; elle éprouvait un
malaise continuel, n'avait ni appétit ni sommeil; il survint un amaigrissement rapide et de la fièvre. Cet état,
qui paraît avoir eu pour cause déterminante l'absorption,
par la respiration, des corpuscules qui se détachent de la
soie lorsqu'on la passe au moulin, nécessita le repos au

lit pendant cinq mois. Aussitôt que la saison fut propice, Mme D... se rendit à Bagnols dans un état fort alarmant; elle crachait encore du sang et avait de la fièvre. Malgré cela, elle but les eaux, d'abord à la dose d'un demi-verre, puis à la dose d'un verre, coupées avec le lait d'ânesse, prit des bains de jambes à eau courante et inspira la vapeur aux portes des piscines. Quelques jours après, un mieux très-notable se déclara, l'hémoptisie et la fièvre cessèrent; après quinze jours, elle partit dans un état très-satisfaisant. Le mieux augmenta après son retour chez elle; l'hiver se passa très-bien, sauf un peu de toux le soir et quelques crachats striés de sang de temps en temps. Mme D... suivit un bon régime, se couvrit le corps de flanelle, habita un appartement bien clos, convenablement chauffé et bien exposé; puis elle revint en 1852 et 1853. Chaque fois, les eaux de Bagnols, prises en boisson, en bains de pieds et en inhalations, produisirent une amélioration très-grande.

Ce fut le 21 juillet 1854 que je vis Mme D... pour la première fois, et que j'appris de sa bouche les détails précédents. Quoique maigre et pâle, elle présentait alors toutes les apparences d'une santé passable; elle toussait rarement, si ce n'est le matin; lorsqu'elle s'enrhumait, il était rare qu'elle crachât un peu de sang, et lorsque cela arrivait, c'était par suite de froid aux pieds ou de toute autre cause qui faisait porter le sang à la poitrine. Mme D... était bien réglée et ne présentait rien dans les poumons, si ce n'est une respiration un peu faible, dans la partie supérieure du poumon gauche, et une voix un peu voilée; elle prit les eaux depuis le 22 juillet jusqu'au 8 août et joignit au traitement des années précédentes, huit bains de piscines, huit étuves et quelques douches sur le dos à la racine des bronches; elle éprouva une transpiration modérée dont elle se trouva très-bien. Quoique de 1854 à 1855, Mme D... n'ait rien éprouvé, elle est encore revenue en juillet 1855 faire un dernier traitement qu'elle a aussi bien supporté que les années précédentes.

Il est à présumer que Mme D. portait des tubercules arrivés à la limite du ramollissement et donnant lieu à des symptômes très-graves, qui se sont rapidement améliorés sous l'influence des eaux de Bagnols, prises en boisson, et qu'ils ont successivement disparu par leur usage continué plusieurs années de suite, au point de ramener la santé à un état presque normal. Il est aussi à remarquer que les eaux ont bien agi, quoi qu'il y eût encore de la fièvre et un état sub aigu de la maladie.

31e OBSERVATION. — *Phthisie pulmonaire compliquée de pneumonie chronique.* — Augustin R..., 28 ans, cocher au Puy (Haute-Loire), tempérament sanguin, constitution robuste, fut pris, pendant qu'il était au service militaire, d'une pneumonie; peu de temps après avoir traversé une rivière le corps étant en sueur. L'inflammation occupait surtout la moitié supérieure du poumon droit; il rendait des crachats épais, visqueux et rouillés. On ne lui appliqua que des ventouses et des vésicatoires. Au bout de 15 jours, il fut à peu près rétabli; néanmoins, sa santé n'était pas assez forte pour continuer un service actif; il quitta son régiment six mois plus tard. Depuis lors, R... avait toujours conservé de l'irritation et de la susceptibilité à la poitrine; tous les matins, il toussait beaucoup et rendait un certain nombre de crachats ordinairement blancs et opaques et quelquefois rouillés et mêlés de stries sanguinolentes. Outre cet état de la poitrine, R... ayant été pris, au mois d'avril 1855, d'une douleur rhumatismale, s'étendant de l'aine jusqu'au genou de la cuisse droite et se portant, parfois à sa partie externe, parfois à sa partie postérieure, fut envoyé à Bagnols par le docteur Reynaud, du Puy. Le 18 juillet 1855, il vint me consulter; il paraissait robuste et bien constitué; sa taille était au-dessus de la moyenne, ses membres forts, ses épaules larges et sa poitrine bien développée. Cependant, le timbre de sa voix était un peu voilé et sa main présentait la forme hippocratique; la percussion de la poitrine donnait un peu de matité dans le tiers supérieur du côté droit, en avant et en arrière. La respiration était faible et mêlée d'un peu de râle sibilant et sous-crépitant; le diagnostic fut pneumonie chronique de la partie supérieure du poumon droit. Le malade prit, chaque jour, un bain de piscine à mi-corps, une étuve, trois verres d'eau thermale n° 41, coupés avec un tiers de lait, et un quart d'heure de bains de pieds à eau courante. Le temps étant devenu mauvais, et R... étant obligé, pour gagner sa chambre, de faire cinquante pas à l'air libre, s'enrhuma de nouveau et cracha un peu de sang; néanmoins, il continua; mais la fièvre s'étant déclarée, ainsi qu'une hémoptysie assez abondante, il me fit appeler. Les crachats rendus étaient opaques, épais, mêlés d'un sang rouge et rutilant, parfaitement distinct de ceux de la pneumonie ; la quantité de sang rendue pouvait être d'un quart de verre. Les deux poumons, auscultés sur les omoplates et sous les clavicules, donnaient une respiration faible, mêlée de râle muqueux, mais point de pectoriloquie ; par la percussion, on obtenait un son presque mat dans les mêmes points et tout à fait mat au-dessus des clavicules et dans les fosses sus-épineuses ; à dater de la partie moyenne, le son redevenait clair et la respiration pure. Les deux poumons étaient donc pris dans leur partie supérieure ; le pouls était à 90. Cet état, joint à une dépression très-marquée sous la clavicule droite, le son de sa voix, la forme de ses doigts, me portèrent à l'interroger plus soigneusement. Alors j'appris qu'au régiment il avait été réformé pour cause de maladie de poitrine, et j'admis, dans les poumons, l'existence de tubercules crus, avec tendance au ramollissement. Je fis cesser les eaux et garder le lit. Je le saignai deux fois, le mis à la tisane de guimauve, au sirop de grande consoude et lui fis prendre 50 centigrammes de seigle ergoté chaque matin. Dès le lendemain, l'hémoptysie fut arrêtée ; il n'y eut plus que quelques crachats striés de sang ; le troisième jour, il put prendre des potages ; après le huitième, la fièvre ayant cessé, il prit, pendant trois jours, deux verres d'eau thermale coupée avec du lait, un bain de pieds à eau courante et une inhalation ; le quatrième, il prit une étuve qui le fit beaucoup transpirer ; après la troisième étuve, la toux et l'expectoration commencèrent à diminuer. Après la huitième, il rendait seulement trois ou quatre crachats le matin ; ils étaient opaques blancs et sans mélange de sang ; le sommeil et l'appétit étaient revenus ; l'oppression avait cessé, la respiration, quoique faible, était presque pure. Le temps s'étant remis au beau. R... pouvait accomplir, sans fatigue, quelques promenades, soit dans le vallon de la Bessière, soit à la forêt de la Loubière et séjourner à l'ombre de pins séculaires. Après 24 jours, y compris le temps d'arrêt forcé, le malade quitta les eaux dans un état excellent. Si, comme je le lui ai conseillé, R... a laissé l'état de cocher et a été dans sa famille habiter le midi, et surtout s'il a le soin de revenir, de temps en temps, boire les eaux de Bagnols et prendre quelques étuves pour faire éliminer par la peau les matières qui ont de la tendance à se jeter sur les poumons, je ne doute pas qu'il parvienne à faire disparaître sa maladie.

32ᵉ OBSERVATION. — *Symptômes de phthisie pulmonaire due à la diathèse scrofuleuse.* — Mlle Léontine C... me fut adressée par le docteur Pyos de Vallerogue, dans le département du Gard. Cette jeune personne, fille de bons propriétaires, était âgée de 19 ans, d'un tempérament lymphatique, d'une constitution moyenne, et mal réglée. Jusqu'à l'âge de 13 ans, elle s'était toujours bien portée, mais, il y a six mois environ, qu'il lui survint, sur la partie antérieure du côté droit de la poitrine, une tumeur grosse comme un œuf, qui s'abcéda et coula longtemps par un trajet fistuleux ; à celle-ci, il en succéda plusieurs autres qui se comportèrent de la même manière ; une, entre autres, placée sur le poignet droit, s'est terminée par trois fistules qui ont fini par se

cicatriser après avoir coulé longtemps. Toutes les cicatrices sont adhérentes et enfoncées.

Quelques temps après ces divers accidents scrofuleux,
Mlle C... a éprouvé des catarrhes successifs, accompagnés d'hémoptysie plus ou moins abondante ; elle a, quelquefois, rendu une pleine assiette de sang dans une
journée ; ce sang était vif, rouge et pur. Lorsque je la vis
le 2 août 1855, il y avait à peine un mois qu'elle en avait
craché une certaine quantité ; le catharre existait presqu'à l'état permanent ; les crachats étaient assez nombreux le matin, jaunes, épais et opaques, et moins nombreux dans la journée. La menstruation était très-irré-
gulière ; quelquefois, elle restait deux, trois et jusqu'à
six mois sans rien voir, et lorsqu'elle voyait le sang, il
venait en petite quantité et était peu coloré. Par l'auscultation et la percussion, on ne pouvait constater qu'un
peu de diminution dans la respiration et dans la résonnance.

Mlle C... but deux verres d'eau minérale pure, prit
quelques bains particuliers à mi-corps, des bains de
jambes à eau courante et des inhalations ; le troisième
jour, elle passa à la piscine et à l'étuve ; après le second
bain de piscine, l'hémoptysie reparut ; elle rendit quelques crachats sanglants ; le bain de piscine fut supprimé ; quelques doses de seigle ergoté arrêtèrent l'hémorrhagie ; alors, elle put continuer les étuves et le reste
du traitement sans que le sang reparût dans les crachats ;
une sueur douce et abondante se manifesta. Les règles
se montrèrent sous l'influence de douches à 40' sur les
extrémités inférieures ; en même temps l'expectoration
diminua, bientôt elle se réduisit à trois ou quatre cra-

chats opaques le matin. Le sommeil devint calme, l'appétit vif, la respiration plus libre, l'oppression cessa, les forces augmentèrent, l'amélioration de la santé générale suivit rapidement l'amélioration locale, et le 18 août, après 16 jours de l'usage des eaux, Mlle C... quitta Bagnols dans un état bien différent de celui dans lequel elle y était arrivée. Sur mon conseil, elle a emporté une caisse d'eau minérale pour boire pendant l'hiver : tout me porte à croire que cette grande amélioration aura été durable. Outre l'affection de poitrine, Mlle C... éprouvait, dans diverses parties du corps, des douleurs rhumatismales qui ont disparu par le traitement.

33· OBSERVATION.—*Symptômes de phthisie pulmonaire.*—M. Calixte M..., 30 ans, propriétaire, de la Haute-Loire, tempérament lymphatique, constitution faible, membres grêles, poitrine allongée, épaules hautes et étroites, se rendit aux eaux de Bagnols et vint me consulter le 26 juillet 1854. Il y a trois ans qu'il a eu une fièvre typhoïde qui le retint sept semaines au lit; depuis lors, il a conservé une toux fatigante avec expectoration plus ou moins abondante. Durant les deux premières années, la toux a été simple et sans crachement de sang, mais, aussi, elle a été plus fatigante, sèche par quintes et pour ainsi dire sans expectoration. Ce ne fut qu'au mois de janvier 1854 que l'expectoration devint plus facile; mais alors, les crachats furent mêlés de sang; souvent même, il rendit du sang pur qu'il sentait monter et qui venait remplir la bouche et le nez: sa couleur, d'un rouge vif, indiquait qu'il venait de la poitrine. Cela lui est arrivé à deux reprises, la première fois au mois de janvier et la seconde au mois d'avril; il rendait d'abord du sang pur, les jours suivants des cra chats mêlés de sang qui diminuait successivement et disparaissait au bout de huit jours.

Lorsque M. M... monte, marche ou veut se livrer à un travail un peu pénible, il éprouve des battements de cœur et sa respiration devient courte et précipitée.

L'auscultation et la percussion n'ont fourni d'autres signes qu'une respiration un peu faible dans la partie supérieure des poumons et un son un peu moins clair qu'à l'état normal.

M. M... a commencé par boire trois verres d'eau minérale pendant trois jours; à dater du quatrième, il a pris l'étuve, la douche à la racine des bronches et sur les épaules et des bains de jambes à eau courante; il a parfaitement supporté le traitement. Le cinquième jour une purgation est devenue nécessaire; à mesure que les sueurs se sont établies, l'expectoration a diminué, la toux est devenue moins fréquente; le matin, il rendait quelques crachats blancs et opaques; mais, dans la journée, il toussait et crachait très-peu. Enfin, après 18 jours de l'usage des eaux, il s'est trouvé très-amélioré; après son retour chez lui, l'amélioration a augmenté successivement; il ne s'est enrhumé qu'une fois pendant l'hiver, mais n'a pas craché de sang; il est revenu au mois de juillet 1855, alors sa santé était bien raffermie; il a suivi le traitement de l'année précédente pendant 15 jours; il lui a encore bien réussi. Tout fait espérer que M. M... n'aura plus à craindre les redoutables accidents dont il a été menacé.

Bonnel de Labrageresse fils, dans sa dissertation, publiée à Mende, en 1774, a rapporté plusieurs observations importantes sur ce sujet. Je
me contenterai de citer la suivante :

34· OBSERVATION. — *Symptômes graves de
phthisie pulmonaire vomique du poumon.* — M. Cons-
tant, habile chirurgien du Malzieu, avait été sujet
à des rhumes violents et à une toux opiniâtre qui
était quelquefois suivie de crachats sanglants. Il fut
atteint d'une vomique de poumon qui le réduisit à.
l'extrémité. La rupture se fit du côté des bronches et
il rendit, pendant longtemps, des crachats purulents.
L'usage des béchiques, des vulnéraires et du laitage fit,
à la fin, cicatriser l'ulcère qui résulta de la rupture de
la vomique ; mais les anciens accidents se soutinrent
toujours et il était sujet, de temps en temps, à une
toux violente qui lui occasionnait de grandes douleurs
aux côtés et aux épaules, et produisait souvent des
crachats sanguinolents. Les eaux qu'il but, à deux reprises différentes dans la même année, le guérirent
radicalement, et depuis ce temps, il jouit de la santé
la mieux établie.

Dans toutes les observations rapportées par de Labrageresse, les malades n'ont fait que boire les eaux
pures ou coupées avec du lait et toujours à petites doses, pendant un temps qui n'a pas dépassé 15 à 18
jours ; cependant, elles paraissent avoir toujours amélioré considérablement l'état de ses malades.

Les deux observations suivantes sont tirées de
la brochure de M. L. Chevalier sur les eaux de

Bagnols, publiée en 1840, p. 131 et 132; quoique très-incomplètes et manquant de détails, elles semblent indiquer que les eaux de Bagnols peuvent encore être fort utiles, même dans la période de ramollissement des tubercules.

35ᵉ OBSERVATION. — *Phthisie pulmonaire dans la période de ramollissement avec pectoriloquie et gargouillement.* — Cubanis de Nîmes, âgé de 47 ans, ayant eu trois sœurs mortes de la phthisie pulmonaire, à peu près à son âge, arriva à Bagnols réduit presqu'à un état de marasme, par suite d'une maladie de langueur; il était pectoriloque au-dessous de la clavicule droite, où l'on entendait beaucoup de gargouillements; il but les eaux pendant trois semaines et en aspira la vapeur; il partit très-satisfait de son état; sa santé s'était très-améliorée; la pectoriloquie était moins étendue et le gargouillement très-rare.

36ᵉ OBSERVATION. — *Phthisie pulmonaire dans la période de ramollissement pectoriloquie et caverne.* — La femme Veyrune, d'Allenc (Lozère), âgée de 50 ans, était dans un état de phthisie fort avancée; le côté gauche de la poitrine offrait une pectoriloquie manifeste et un son évidemment moins clair que le côté droit; la toux était fréquente et sèche; le pouls était calme et l'appétit excellent. Elle vint boire, en 1836, les eaux de Bagnols, malgré tous ses parents qui regardaient sa maladie comme étant près de son terme. Pendant l'administration de ce remède, la toux s'apaisa et les forces se remontèrent. Cette femme passa

l'hiver suivant sans tousser ; elle était dans le meilleur
état possible, lorsque s'étant exposée au froid, elle
recommença à tousser, à être oppressée et à maigrir ;
elle revint aux eaux qui, cette fois encore, la soulagèrent considérablement. Elle n'est morte que trois ans
après, par suite d'une colliquation purulente et alvine.

Je n'ai pas encore rencontré des cas aussi avancés que les deux précédents ; je doute, même,
qu'aucune eau minérale puisse guérir la phthisie
avec pectoriloquie et gargouillement. Cependant,
si des malades se présentaient à Bagnols dans cet
état, pourvu que les désordres ne fussent pas
très-grands, j'avoue que je n'hésiterais pas à les
soumettre à la boisson des eaux et aux inhalations d'abord, puis à quelques étuves de courte
durée. Ma raison est que, ces malades étant fatalement voués à la mort, si on ne leur fait rien, il
faut les faire profiter de toutes les chances d'a-
mélioration, quelque faibles qu'elles soient. La
théorie, du reste, indique bien qu'on pourrait obtenir un bon résultat ; et voici comment, chez les
phthisiques, les cavernes pulmonaires, qui résultent de la fonte d'une masse tuberculeuse, s'a-
grandissent constamment par suite de dépôts
successifs de nouveaux tubercules, qui fondent à
leur tour jusqu'à destruction complète du poumon ; si donc il existait un remède capable d'an-
nihiler la matière tuberculeuse et d'empêcher la

formation des nouvelles couches qui viennent successivement tapisser les parois des cavernes, celles-ci se trouveraient réduites à l'état de vomiques ou d'ulcères simples et pourraient se cicatriser comme de simples abcès du poumon ; néanmoins, dans les cas, il faudrait peu compter sur un résultat satisfaisant.

§ II. *Symptômes de phthisie pulmonaire, compliqués de vice herpétique ou de vice rhumatismal.*

Des symptômes de phthisie pulmonaire sont quelquefois dus au vice herpétique ou bien au vice rhumatismal, et on les voit s'amender rapidement aussitôt qu'une éruption cutanée ou des engorgements articulaires se sont manifestés.

37ᵉ OBSERVATION.—*Symptômes graves de phthisie pulmonaire, développés après la disparution d'un impétigo sur le côté gauche de la poitrine.* — Mlle Marie L..., propriétaire dans l'Ardèche, tempérament lymphatique, constitution moyenne, âgée de 22 ans, bien réglée, taille élevée, mince, poitrine allongée, membres grêles, avait été atteinte, il y a deux ans, d'un impétigo ou dartre sur la poitrine ; elle y appliqua des remèdes fournis par un empirique et la fit disparaître. Peu de temps après, ayant eu froid après avoir dansé, elle fut prise d'une toux sèche survenant par quintes quelquefois très-fatigantes. Peu à peu elle augmenta, surtout le matin ; les crachats devinrent plus faciles et mêlés d'un peu de sang ; deux hémoptysies eurent lieu à un mois d'intervalle ; chaque fois, il survint un peu de fièvre. Un mois après la seconde, elle vint à Bagnols en juillet 1854, y prit les bains de piscines, l'étuve et la boisson ; au bout de quelques jours, ces remèdes étant trop forts, elle recommença à cracher du sang, et vint me consulter. Quelques grammes de seigle ergoté et des bains de jambes à eau courante arrêtèrent l'hémoptysie ; six jours après cet accident, elle but, chaque matin, deux verres d'eau thermale coupée avec un peu de lait. La dose fut successivement portée à quatre verres ; cinq jours après, elle prit l'étuve et la douche sur les épaules ; la transpiration s'établit et augmenta rapidement ; une éruption pustulente se développa sur le tronc au dixième jour de ce traitement. Aussitôt la toux, l'expectoration et tous les symptômes de la maladie de poitrine diminuèrent et cédèrent promptement. Au vingtième jour, l'éruption avait en partie disparu et Mlle Marie L... avait repris une excellente santé, qui s'est maintenue pendant l'hiver.

38e OBSERVATION. — *Symptômes de phthisie pulmonaire compliqués de douleurs rhumatismales.* — M. Etienne M..., 30 ans, propriétaire dans la Haute-Loire, tempérament lymphatico-nerveux, constitution délicate, vint, il y a huit ans, aux eaux de Bagnols pour guérir des douleurs rhumatismales ; il était sujet à des rhumes fréquents accompagnés de crachements de sang ; le sang était, ordinairement, mêlé avec des matières opaques et purulentes. Ces toux catarrhales qui étaient survenues après s'être mouillé, duraient, chaque fois, trois semaines à un mois et l'obligeaient à garder le lit ; tout le monde, dit-il, le croyait poitrinaire ; du reste, sa conformation était celle qui existe dans cette maladie ; il était grand, maigre et mince, avait la poitrine allongée, les épaules étroites, les formes grêles, les doigts et les mains caractéristiques. Après avoir pris les eaux sous toutes les formes, pendant trois semaines, sans en éprouver d'accident, il vit l'expectoration diminuer en proportion de la sueur, l'hémoptysie s'arrêter, les crachats prendre un caractère meilleur, devenir blancs et opaques comme ceux du catarrhe simple ; enfin, il fut, non seulement soulagé de ses douleurs, mais encore de son affection de poitrine, qui disparut peu à peu. Deux mois après son retour chez lui, s'étant mouillé les pieds, ses douleurs revinrent aux jambes et il recommença à tousser ; mais ce ne fut qu'une simple bronchite qui se dissipa. Depuis lors, sa santé a toujours été bonne ; il n'a plus craché de sang ; les rhumes qu'il a contractés ont été des rhumes ordinaires et ses douleurs n'ont pas été assez fortes pour nécessiter son retour à Bagnols ; cependant, depuis un an, elles ont augmenté beaucoup, et il s'y est rendu en 1855, le 20 juillet, huit ans après ; il portait alors un simple catarrhe qui l'obligeait à expulser 4 à 5 crachats opaques, plus ou moins épais, tous les matins, et ne se plaignait que de douleurs aux jambes, aux cuisses et aux reins, douleurs qui rendaient les parties faibles. M. M... a pris les eaux sous toutes les formes, jusqu'au 7 août, et les a très-bien supportées. Dès le dixième jour, il ne souffrait

presque plus ; la force de ses membres revenait rapidement ; il pouvait faire de longues courses sans souffrir ; il avait bon appétit et bon sommeil ; enfin, il partit le 8 août dans un état très-satisfaisant sous tous les
rapports.

Est-il probable que l'affection pulmonaire était
due au vice rhumastismal, et que les eaux de Bagnols, en guérissant celui-ci, ont fait cesser la
maladie du poumon ? Pour moi, je crois que les
deux affections étaient indépendantes l'une de
l'autre, car, plus tard, les douleurs ont pu reparaître avec autant de force que la première fois,
sans porter leur action sur la poitrine.

ART. II.

Hémoptysie ou crachement de sang.

En 1854, j'ai observé deux cas d'hémoptysie,
paraissant être le principal caractère de la maladie de poitrine.

39ᵉ OBSERVATION. — *Hémoptysie et douleurs
rhumatismales générales.* — Mlle Mélanie B., 35 ans,
propriétaire-cultivateur, canton de Genouillac (Gard),
tempérament bilioso-nerveux, constitution faible, est
mal réglée depuis 15 ans, pour s'être mouillée ayant
chaud. Il y a trois ans, ayant eu froid et chaud, elle
fut prise de douleurs rhumatismales dans les deux
jambes; peu à peu elles ont gagné les autres parties

du corps; il y a des moments où elle ne souffre pas beaucoup, mais il y en a d'autres où les douleurs sont très-fortes; il y a deux ans, qu'elle a été prise, pour ainsi dire, tout-à-coup, de toux, et qu'elle a rendu par la bouche, sans faire d'efforts, du sang rouge et vif; elle en rendit environ une pleine assiette, le lendemain un peu moins, au bout de huit jours, les crachats qu'elle rendait n'en contenaient plus. Un an après, le même accident se reproduisit et suivit à peu près la même marche. Enfin, une troisième attaque a eu lieu, il y a trois mois, sans plus de gravité que les précédentes. Pendant trois jours, Mlle B., prit des bains particuliers, à mi-corps à 40 , but deux verres d'eau minérale coupée avec un peu de lait le matin, et fit tomber la douche sur ses jambes. Le quatrième jour, les menstrues parurent; elle suspendit le bain pendant deux jours; le sixième jour, elle commença l'étuve qui amena une abondante transpiration; vers le dixième jour, elle éprouva une amélioration très-sensible, ses douleurs avaient disparu, sa poitrine était beaucoup plus libre, l'appétit et le sommeil étaient bons, il lui semblait, disait-elle, qu'elle n'était plus la même; enfin, après dix-huit jours de l'usage des eaux, elle quitta Bagnols dans un état voisin de la guérison. Mélanie B , n'a pas eu besoin de revenir en 1855, des voisins m'ont dit qu'elle avait joui tout l'hiver d'une bonne santé, qu'elle n'avait pas eu ses douleurs et qu'elle n'avait pas craché de sang.

40 OBSERVATION.—*Hémoptysie et rhumatisme.* —Mlle Marie S., 30 ans, institutrice dans l'Ardèche.

tempérament lymphatique, constitution moyenne, bien réglée, grande, maigre, poitrine étroite, membres longs et grêles, doigts hippocratiques, est arrivée à Bagnols, le 29 juillet 1854. Elle a éprouvé, depuis deux ans, deux attaques d'hémoptysie qui se sont terminées sans accident. Il y a six mois environ, qu'elle a été atteinte de douleurs générales dans toutes les parties du corps; il y eut de la fièvre et de l'enflure dans les articulations carpo-métacarpiennes, dans les poignets, les coudes et les genoux, enfin tous les caractères d'un rhumatisme sub-aigu. Mlle S. a été saignée une fois et a eu plusieurs applications de sangsues sur les parties enflées; depuis lors, il y a eu de la gêne et de la raideur dans les articulations, puis des tiraillements d'estomac, des palpitations, de l'essoufflement, un peu de toux et de l'oppression en montant ou en marchant un peu vite; il n'y a pas eu d'hémoptysie depuis neuf mois. Je lui fis prendre, pour commencer, deux verres d'eau minérale n 41, deux bains particuliers à mi-corps à 38' cent., et des bains de pieds à eau courante. Ayant pris un bain entier au lieu d'un demi-bain, et ayant eu froid en sortant, elle toussa et rendit quelques crachats sanguinolents, puis un peu de sang pur, un quart de verre à peu près; le seigle ergoté et le repos l'arrêtèrent rapidement; quatre jours après, elle reprit son traitement qu'elle supporta très-bien; après le troisième bain à mi-corps, et deux prises de 40 centigr. d'aloès, le soir en se couchant, les règles apparurent; deux nouveaux jours de repos furent nécessaires; ensuite elle put prendre quelques étuves, la transpiration s'établit.

14

Après dix jours d'un traitement régulier, elle éprouva une amélioration très-notable; l'oppression, la raideur et les douleurs articulaires avaient en grande partie disparu; il n'y avait plus ces inquiétudes et ces impa-- tiences si fatigantes; l'appétit et le sommeil étaient réparateurs; enfin, après seize jours d'un usage continu des eaux, elle put quitter Bagnols dans un état très-satisfaisant. Mlle S. m'a écrit qu'elle avait passé un bon hiver, que sa santé avait continué à s'améliorer après son retour chez elle, et qu'elle pensait pouvoir se dispenser de revenir à Bagnols.

ART. III.

Catarrhe pulmonaire chronique.

Le catarrhe pulmonaire chronique est l'affection de poitrine la plus fréquente à Bagnols. J'en ai observé 17 cas en 1854.

41e OBSERVATION. — *Catarrhe pulmonaire chronique simple.* — L... (Antoine), 35 ans, propriétaire, près de Monastier (Haute-Loire), tempérament lymphatique, constitution assez robuste, fut prit, il y a huit ans environ, pour la première fois, d'une affection catarrhale très-intense, qui dura trois mois, sans fièvre et sans hémoptysie; le matin, surtout, après être levé, il toussait beaucoup et rendait des crachats épais, muqueux et opaques; il sentait qu'ils venaient de loin et qu'il lui fallait faire de violents efforts pour les arracher; il ne pouvait monter ou marcher vite sans être

très-oppressé et sans être essoufflé ; enfin, après le
deuxième mois, la maladie s'amenda, et passa à un
état sub-aigu, la toux devint plus grasse et l'expectoration plus facile ; elle diminua peu à peu et finit par
se réduire à quelques crachats le matin ; mais L...
resta sujet à s'enrhumer. Tous les ans, sans cause connue, il contractait trois ou quatre rhumes qui duraient
environ un mois. L'affection catarrhale occupait toute
l'étendue des voies respiratoires, depuis le nez jusqu'à l'extrémité des bronches. Lorsque la période de
maturité était arrivée, il crachait et mouchait beaucoup ; il éprouvait des douleurs dans le front, surtout
dans les sinus frontaux et entre les deux épaules,
une grande gêne pour respirer, par suite du gonflement de la membrane muqueuse du nez, et se trouvait
forcé de dormir la bouche ouverte. Quelquefois, après
le repas du soir, il était pris de quintes violentes qui
n'amenaient l'expulsion d'aucun crachat ; le moindre
excès provoquait les quintes. La nuit, il dormait assez
bien, la chaleur du lit lui était favorable ; il toussait
rarement, transpirait un peu, surtout vers la fin, et se
trouvait soulagé. L'appétit se conservait, néanmoins
il était moins vif ; enfin, après avoir duré près d'un
mois, cet état s'amendait et tout rentrait dans l'ordre
jusqu'à une nouvelle crise. Outre cela, il éprouvait
souvent des douleurs de tête et des fluxions aux gen-
cives qui s'engorgeaient sous l'influence de l'humidité
ou de la moindre transpiration supprimée.

Après avoir fait divers traitements, sans résultat
avantageux, L... se décida à venir à Bagnols le 27
juillet 1854 ; il prit des bains de piscines à mi-corps,

des douches entre les deux épaules, des étuves et de
deux à quatre verres d'eau minérale par jour; sous
l'influence de ce traitement actif, sa poitrine se déga-
gea promptement, la toux, l'expectoration et l'oppression diminuèrent; la marche devint facile, les forces
revinrent et il partit, après 15 jours de traitement, dans
un état de santé infiniment meilleur qu'à son arrivée.
L'amélioration a continué après son retour dans son
domicile, et L... n'a pas eu besoin de revenir aux
eaux.

42ᵉ OBSERVATION. — *Catarrhe pulmonaire chronique
et broncorrhée très-abondante.* — M. M... 60 ans, ex-
grand-vicaire de l'évêque de Viviers (Ardèche), tempérament bilioso-sanguin, constitution robuste, vint à
Bagnols le 9 juillet 1855. Depuis trois ans, il était atteint d'un catarrhe pulmonaire qui, tous les ans, vers
le mois de mars principalement, passait à une période
plus aiguë et durait jusque vers le mois de juillet. A
l'époque des chaleurs, il diminuait et cessait presqu'entièrement pour reparaître dans le courant de
l'hiver. Lorsqu'il existait dans sa plus haute intensité,
pendant la nuit, la chaleur du lit, suivie d'une douce
transpiration, produisait du calme; il dormait et ne
toussait pas; mais le matin, les crachats, accumulés
pendant la nuit, occasionnaient, pendant une ou deux
heures, une toux fréquente et une expectoration très-
abondante de crachats épais, opaques et d'un blanc
tirant sur le jaune. C'était une véritable broncorrhée;
il remplissait deux à trois mouchoirs de ces crachats
qui ne contenaient pas de sang; il n'y avait point

d'asthme, mais seulement de l'oppression et de la dyspnée, produites par l'obstruction des bronches remplies par l'abondance de la sécrétion. Cette toux était très-fatigante; elle l'obligeait à dépenser une grande force musculaire; elle s'accompagnait souvent d'une sueur visqueuse qui inondait le visage, le cou et le devant de la poitrine. Les pertes qui résultaient de cette abondance de crachats et l'impossibilité où se trouvait M. M... d'y suppléer par une alimentation suffisante qui aurait augmenté la toux, l'avaient jeté dans un grand état de faiblesse. Lorsque je le vis, son catarrhe était dans sa période d'acuité; il avait le pouls agité et fébrile, battant 85 fois par minute. La poitrine résonnait bien, mais la respiration s'accompagnait de râles muqueux et sibilants. Je le fis reposer deux jours pendant lesquels il ne prit que deux verres d'eau minérale n 41, coupée avec un quart de lait, et deux ou trois potages. Le troisième jour, il commença les bains particuliers à mi-corps, à 38, puis à 40 et 41 degrés centig., de trois quarts d'heure; les bains de pieds à eau courante et les inhalations. Jusqu'au sixième jour, il n'y eut pas d'amélioration; les crachats présentaient même quelques stries de sang; la peau était sèche; M... fut purgé; il eut d'abondantes selles. Le septième jour, une transpiration douce s'établit et augmenta de jour en jour. Le dixième, il prit l'étuve et la douche entre les deux épaules; bientôt l'expectoration diminua, l'appétit et le sommeil revinrent et augmentèrent les forces; j'en profitai pour augmenter l'alimentation; l'amélioration marcha avec rapidité. M. M... prit quelques bains de piscine sur les derniers

temps et s'en trouva très-bien; enfin, il partit après
23 jours de traitement dans un état très-satisfaisant.

43e OBSERVATION. — *Catarrhe pulmonaire chronique compliqué de pneumonie chronique.* — Mlle A.
M..., 18 ans, sous-maîtresse dans un pensionnat à
Montpellier, tempérament lymphatico-nerveux, constitution assez forte, bien réglée, fut prise d'un crache-
chement de sang au mois d'août 1853; il dura jusqu'au
mois de décembre de la même année. Ce sang, qui était
rouge, spumeux et en petite quantité, paraissait re-
monter du gosier. Jusqu'au mois de mars 1854, Mlle
M... se porta bien; mais, alors, elle fut prise d'un
rhume et d'une toux qui ont persisté jusqu'à son arrivée à Bagnols. Chaque matin, elle rendait plusieurs
crachats épais et muqueux; dans la journée, il y avait
encore de la toux, mais elle était presque sèche et sans
expectoration; il n'y avait point de sang dans les crachats du matin; ils étaient jaunâtres et opaques; elle
avait éprouvé des tournements de têtes et des éblouissements qui persistaient encore. Le sommeil et l'appétit avaient toujours été bons; enfin, depuis quelques
mois, la voix était devenue un peu rauque et voilée;
l'auscultation n'avait rien démontré au médecin qui
l'avait examinée; il avait fait appliquer un vésicatoire
sur la poitrine et prescrit l'huile de foie de morue, la
tisane de lichen, un bon régime et le lait d'ânesse
pendant un mois. Le 30 août 1854, jour de mon examen, la toux persistait; Mlle M... rendait le matin,
des crachats jaunes, opaques, visqueux et mêlés de
quelques stries de sang, tirant un peu sur le jaune;

elle éprouvait des palpitations et de l'oppression en montant un escalier ou en marchant un peu vite ; le teint était pâle, le pouls à 78 ou 80 ; enfin, en examinant attentivement la poitrine, je trouvai, à 2 centimètres au-dessous de l'angle inférieur de l'omoplate gauche et dans l'étendue du fond de la main seulement, un râle crépitant et muqueux et une diminution de résonnance très-manifeste, indices d'une pneunomie chronique très-circonscrite ; elle accusait aussi un peu de douleur en ce point surtout en respirant fort. Partout ailleurs le son et la respiration étaient à l'état normal. Mlle M..., après deux bains particuliers, prit des bains de piscine à mi-corps, la douche entre les deux épaules, quelques étuves, des bains de jambes et deux à quatre verres d'eau minérale, coupée avec un peu de lait ; la transpiration s'établit ; au bout de peu de jours, l'expectoration diminua, les crachats cessèrent d'être teints de sang, devinrent moins opaques, moins épais et moins visqueux ; l'appétit et le sommeil se rétablirent, l'oppression diminua, les forces augmentèrent ; un exercice modéré dans le jour et la danse le soir, augmentèrent encore les fonctions de la peau ; les poumons et les bronches se débarrassèrent de plus en plus. Au bout de 15 jours de l'usage des eaux, le son de la poitrine et la respiration étaient partout à l'état normal. La guérison a persisté et s'est consolidée pendant l'hiver ; ce n'est que vers le mois de mai que Mlle M .. a été prise d'une fièvre dite muqueuse qui l'a tenue deux mois au lit et l'a beaucoup affaiblie ; mais la poitrine est restée intacte ; elle a repris les eaux en 1855, du 3 au 18 juillet, autant pour

hâter la convalescence et remédier à l'anémie produite
par la fièvre muqueuse que pour sa poitrine; elle s'en
est très-bien trouvée.

Pleurésie chronique.

44ᵉ OBSERVATION. — *Pleurésie chronique avec
épanchement à gauche.*—Jean-Baptiste Recoul, 13 ans,
berger à Recoul de Fumas, près Marvejols (Lozère),
tempérament lymphatique, constitution faible, vint à
Bagnols, le 30 juillet 1854; depuis un an sa santé avait
commencé à s'affaiblir, à la suite d'un rhume qu'il
avait contracté en gardant son troupeau; il avait des
quintes de toux, mais ne crachait pas, la respiration
était courte et précipitée, surtout lorsqu'il voulait travailler et marcher : il avait de l'oppression et des palpitations; lorsqu'il avait mangé l'oppression augmen-
tait, le sommeil était agité, il ne pouvait se coucher
sur le côté droit. Lorsque je l'examinai, il avait la figure maigre, les joues enfoncées et terreuses, tout le
côté gauche de la poitrine était bombé et rendait un
son mat jusqu'au milieu de l'omoplate; le bruit respi-
ratoire était nul au-dessous de ce point, au-dessus le
son était plus clair et la respiration un peu plus facile
à entendre; l'œgophonie ne put être appréciée à cause
de l'abondance du liquide, tandis que plus tard, il
fut facile de la constater. Enfin le cœur était refoulé
à droite près du sternum, il était gêné dans ses mouvements qui étaient précipités, mais réguliers.

Jean-Baptiste Recoul prit, pendant quelques jours, l'étuve, la douche et deux verres d'eau thermale, la transpiration commença à s'établir ; le troisième jour, il fut pris d'un dévoiement abondant, qui nécessita la cessation des eaux pendant deux jours; lorsque la crise fut calmée il reprit son traitement, auquel je fis ajouter un bain de piscine qui nettoya la peau et la fit fonctionner activement; une transpiration convenable s'établit, l'épanchement diminua; lorsqu'il fut descendu jusqu'à l'angle inférieur de l'omoplate, l'œgophonie put être entendue facilement, et le son et la respiration se faisaient entendre dans toute la partie supérieure du poumon. Au dixième jour, l'épanchement était considérablement réduit, le cœur avait repris sa place, et ses battements étaient moins gênés et moins précipités ; enfin, il y avait peu d'oppression, la marche était plus facile, l'appétit et le sommeil étaient revenus, le teint n'était plus terreux, et la maladie était en bonne voie de résolution. Néanmoins il prit encore quelques étuves, et partit après le quinzième jour dans un état voisin de la guérison, qui a dû s'établir d'une manière solide, après son retour chez lui, si l'on a continué à lui donner les soins nécessaires pour entretenir les sueurs. J'oubliai, au début, de prendre le contour de la poitrine, mais à la vue seule il était facile de s'apercevoir que le côté gauche était beaucoup moins développé, et que la voussure qu'il faisait à son arrivée, était en grande partie disparue.

ART. IV.

Asthme.

L'asthme est, le plus souvent, une maladie symptômatique ou la manifestation extérieure d'une altération qui réside dans les bronches, le poumon, le cœur ou les gros vaisseaux. Cependant on admet généralement l'existence d'un *asthme essentiel,* dont la cause matérielle échappe entièrement à nos moyens d'investigation ; mais on le rencontre très-rarement.

45ᵉ OBSERVATION.—*Asthme, lié à une conges-tion bronchique périodique.* — M. Adrien B., 22 ans, propriétaire en Lozère, tempérament lymphatico-nerveux, constitution moyenne, ordinairement bien portant, vint à Bagnols, vers la fin de juillet 1855. Depuis fort longtemps, il éprouvait de légers accès d'asthmes, dont il s'apercevait à peine. Il est probable qu'ils avaient pris leur source dans un croup dont il avait été affecté dans son enfance, car depuis lors, il avait toujours ressenti un peu de gêne sur la poitrine et de l'oppression. Mais depuis un an, ces accès avaient pris une intensité telle, sous le rapport de la fréquence et de la durée, qu'ils constituaient une véritable maladie qui faisait le tourment de sa vie ; ils se manifestaient à peu près tous les quinze à vingt jours, et duraient trois jours chaque fois.

M. B... avait remarqué qu'ils survenaient principalement par les vents du midi et augmentaient d'intensité sous son influence; l'accès cessait du moment
où l'expectoration s'établissait, elle devenait abondante, surtout le matin, puis elle diminuait peu à peu
et disparaissait presque entièrement pendant quelques
jours; alors M. B... était tranquille et bien portant
jusqu'à l'accès suivant.

Comme dans tous les cas d'asthme, pendant l'accès,
la respiration était accélérée et haletante, entrecou-
pée et accompagnée de sifflements; il y avait oppression dyspnée, toux sèche; il était souvent obligé de
se tenir presque assis sur son lit, et de dormir la
tête élevée sur plusieurs oreillers, souvent même il
se levait et ouvrait ses fenêtres pour respirer l'air
frais, puis se tenait assis sur un fauteuil pour prendre un peu de sommeil. Au moment de son arrivée
à Bagnols, M. B. se portait bien; j'en profitai pour
lui faire prendre l'étuve, la douche et quelques
verres d'eau, la transpiration s'établit rapidement;
malgré cela, le troisième jour, il eut un accès mais
de très-courte durée; après une interruption de
vingt-quatre heures, il continua son traitement, prit
alternativement la piscine et l'étuve, et porta la
quantité de boisson minérale à quatre verres; au bout
de quinze jours, il quitta Bagnols, fort amélioré. De
retour chez lui, il est resté près de deux mois sans
avoir d'accès, et ceux qu'il a eus pendant l'hiver ont
été très-légers.

Evidemment, les eaux ont produit ici une amélioration très-notable; tant que la peau a fonctionné, les

bronches ne se sont pas engagées comme elles avaient coutume de faire, et les accès d'asthme n'ont pas eu lieu ; mais lorsque la raideur de la température est venue diminuer les fonctions de la peau, les bronches sont redevenues le siège d'une fluxion moins forte que précédemment et quelques accès ont eu lieu. Une nouvelle saison à Bagnols sera nécessaire pour détourner définitivement le cours des matières vers les organes.

46e OBSERVATION. — *Asthme humide sous la dépendance d'un rétrécissement de l'orifice auriculo ventriculaire gauche du cœur.* — Mlle Marie M..., 42 ans, marchande dans la Haute-Loire, tempérament lymphatico-nerveux, constitution délicate, était atteinte, depuis une quinzaine d'années, d'un asthme humide sous la dépendance d'un rétrécissement de l'orifice auriculo ventriculaire gauche du cœur, survenu, lui-même, à la suite de rhumatismes ; elle toussait souvent et rendait quelques crachats, surtout le matin ; elle était très-pâle et très-oppressée ; ses jambes n'étaient pas enflées, ce qui annonçait que les parois du cœur avaient assez de force pour pousser le sang jusqu'aux extrémités ; il y avait de la dyspnée surtout la nuit et besoin de respirer l'air frais.

Mlle Marie M... avait déjà pris, d'elle-même, comme cela n'arrive que trop souvent à Bagnols, 3 bains de piscine et 3 étuves, dont le mauvais résultat ne se fit pas attendre longtemps ; ses crachats devinrent sanglants ; elle eut de la fièvre et me fit appeler. Après deux jours de repos et l'usage du seigle ergoté, je lui fis boire deux verres d'eau minérale coupée avec un tiers de lait, et lui prescrivis des demi-bains à 38 degrés centig., des bains de pieds à eau courante et des inhalations qu'elle supporta très-bien; elle fut purgée le 6e jour, le 10e, elle prit une étuve de 5 minutes, une bonne transpiration s'établit pendant une heure chaque matin; aussitôt l'expectoration diminua, ainsi que l'oppression, et, après le seizième jour, Mlle M... se trouva très-améliorée; elle dormait bien, avait bon appétit et recouvrait rapidement ses forces. J'ignorais alors que les eaux de Bagnols pussent modifier heureusement l'endocardite rhumatismale, car j'étais au début de ma pratique à ces eaux. Mlle M... est revenue en 1855 passer 12 jours, elle avait passé un très-bon hiver et se trouvait dans un état bien différent de celui de l'année précédente. En examinant les battements du cœur, je trouvai qu'ils étaient devenus presque normaux et que son volume avait beaucoup diminué, ce qui m'expliqua de suite la persistance de l'amélioration obtenue. Dans un des chapitres suivants, j'aurai occasion de rappeler cette observation.

ART. V.

Réflexions sur les observations contenues dans le chapitre V, et sur le traitement des maladies de poitrine par les eaux de Bagnols.

L'article premier et l'article deuxième contiennent des observations de malades ayant présenté des symptômes de tubercules pulmonaires à des degrés divers et d'hémoptysie. Le traitement de ces affections est fondé 1° sur la boisson, qui a pour objet de décomposer la matière tuberculeuse contenue dans le sang et déposée dans les poumons ; 2° sur les sueurs qui ont pour action d'éliminer ses éléments par la peau.

On sait quelle relation intime il existe entre cette membrane et les poumons ; ils se suppléent l'un l'autre ; lorsque la peau fonctionne bien, il est rare que les poumons expectorent, et lorsque l'expectoration a lieu, c'est que le plus souvent il y a diminution des fonctions de la peau. L'essentiel est donc de rappeler les sueurs à propos et peu à peu, dans la crainte qu'en agissant trop vigoureusement dès le début, il ne survienne des accidents tels que l'hémoptysie et la fièvre qui forcent à interrompre le traitement thermal pour en employer un autre, comme cela est arrivé dans les observations 32, 33, 38, 41. Ce n'est que lorsque la peau est entrée en moiteur, sous l'influence d'un traitement préparatoire, dont la durée est subordonnée à l'état de la maladie, qu'il faut commencer les étuves dont on augmente progressivement la durée ; les sueurs qui en résulteront, en donnant à la matière tuberculeuse un autre cours et en dégageant les poumons, rendront la respiration plus libre, plus vaste et contribueront puissamment au rétablissement de la santé.

J'ai dit, à la suite de la 37e observation, que, s'il y avait une caverne plus étendue, résultant d'une vomique ou de la fonte de tubercules, on pourrait encore soumettre les malades à l'action des eaux avec quelques chances de succès.

Lorsqu'il y a une fièvre continue, des sueurs visqueuses, des crachats abondants, un amaigrissement considérable, émaciation et dévoiement colliquatif; en un mot, lorsque la phthisie est arrivée à sa dernière période, comme il est à peu près certain que les vastes cavernes des poumons ne pourraient pas se cicatriser, et comme la nutrition ne peut s'accomplir à cause de l'état des intestins, il vaudra mieux s'abstenir de l'usage des eaux et laisser les malades terminer tranquillement leur existence.

Les eaux de Bagnols devront encore être interdites lorsque la maladie pulmonaire, bien qu'à l'état chronique, s'accompagnera d'une toux sèche, de chaleur, d'aridité à la peau, d'un pouls fréquent, petit et vif; on attendra, pour les prescrire, que la période d'irritation soit terminée et que l'état de relâchement ait repris le dessus. Si, pendant le traitement thermal, la sécheresse de la peau persistait, et s'il existait en même temps un dévoiement abondant, il faudrait suspendre et ne recommencer qu'après la suppression de la diarrhée.

Lorsqu'il survient une hémoptysie légère, constituée par une teinte rosée des crachats, la simple suspension des eaux suffit pour faire disparaître l'accident ; mais si le crachement de sang devient plus abondant, outre la suppression des eaux, la saignée, si la force du sujet le permet, les sinapismes aux pieds, le sirop de grande consoude et surtout le seigle ergoté, sont les moyens qui réussissent le mieux à l'arrêter.

Lorsque les symptômes de la phthisie sont compliqués d'un vice rhumatismal herpétique ou d'un virus exanthêmateux, on les voit s'amender aussitôt qu'une éruption cutanée ou des engorgements articulaires se sont manifestés, comme cela a eu lieu dans les observations 34, 38, 39 et 41.

Si les règles apparaissent dans le cours du traitement, comme dans les observations 40 et 41, c'est, en général, un bon signe ; seulement, il faut suspendre pendant un ou deux jours.

Dans le catarrhe pulmonaire chronique simple et sans complication d'hémoptysie, on peut, dès le début, user plus largement des eaux que dans les cas précédents ; ici, les bains à mi-corps , à 38 ou 40°, les douches entre les deux épaules, à la racine des bronches, les bains de pieds, l'étuve et la boisson sont les moyens qui conviennent le mieux.

Dans les pleurésies chroniques avec épanche-ment, l'étuve et la boisson des eaux, à petite dose, produisent la sueur et amènent rapidement la ré-sorption de l'épanchement.

Chez les personnes sujettes à la pneumonie, de même que dans la pneumonie chronique, les eaux de Baguols, prises en boisson et en étuves, en donnant de la force aux poumons et en excitant les fonctions de la peau, corrigent les dispositions de ces organes à l'inflammation et la tendance des humeurs à les prendre pour éliminateurs.

Dans l'asthme à l'état de névrose de la respira-tion, constitué par une dyspnée pure et simple, sans crachats, les eaux de Bagnols, prises en bains tempérés, en boisson et en inspirations pendant 15 à 20 jours, procurent toujours du sou-lagement.

Si l'asthme succède à un catarrhe pulmonaire et s'accompagne de toux et de crachats abondants, le traitement du catarrhe lui est applicable; la révulsion cutanée qui en résulte est si avanta-geuse que les malades, qui avaient coutume d'ê-tre pris pendant l'hiver d'accès de toux convulsifs et de rendre tous les jours une grande quantité de crachats, n'en éprouvent plus que de faibles atteintes et crachent beaucoup moins. Mais pour

15.

que ces effets soient durables, ils ont besoin de revenir plusieurs années de suite; il en est de même lorsque l'asthme succède à une rétrocession de quelque vice ou virus.

Lorsque l'asthme est compliqué d'endocardite rhumatismale récente, comme dans l'observation 46, l'amélioration est presque constante; mais, pour l'obtenir, il faut user de grandes précautions dans le traitement, et surtout ne pas confondre l'endocardite avec une autre affection organique du cœur; car dans ce cas, de même que dans ceux où l'asthme est compliqué d'une lésion organique des gros vaisseaux, déjà ancienne et incurable, l'usage des eaux serait plus nuisible qu'utile.

Dans les affections de poitrine, les bons effets des eaux de Bagnols se manifestent assez rapidement; 15 ou 20 jours de leur usage suffisent ordinairement pour amener une amélioration notable et inespérée.

Cependant, il est quelquefois utile d'y prolonger son séjour plus longtemps; mais alors, après une première saison de 15 jours, il faut se reposer 8 à 10, pour laisser tomber la stimulation produite. L'air des montagnes, la promenade au milieu des forêts de pins, qui abondent dans le voisinage de Bagnols, les émanations résineuses et balsamiques dont l'air est imprégné, ne peuvent que contribuer à augmenter le mieux produit par cette première saison. Alors une seconde saison de 8, 10 ou 15 jours pourra consolider le premier résultat obtenu.

Les eaux bues loin de la source, deux ou trois mois après le retour des malades chez eux, pourront contribuer à entretenir l'amélioration assez longtemps pour leur permettre d'attendre à l'année suivante et de revenir y suivre un nouveau traitement.

Pendant leur séjour à Bagnols, les malades atteints de symptômes de phthisie pulmonaire, devront éviter avec soin de gravir sur les montagnes. (Voyez p. 104.)

En général, le traitement qu'on suit à Bagnols, dans les affections de poitrine, est trop fort, trop fatigant pour les malades et trop exclusivement limité à l'usage de l'eau thermale. Ces affections sont si complexes, si tenaces et si difficiles à guérir qu'il ne faut pas hésiter à les poursuivre par tous les moyens à la fois. Je sais bien que la plupart des malades, déjà fatigués de pharmacie, viennent aux eaux pour se reposer et pour suivre une autre médication ; mais rien n'empêcherait, ce me semble, d'employer, parallèlement, des moyens hygiéniques. Par exemple, une alimentation appropriée, telle que celle qui a été préconisée par M. Amédée Latour *(Union médicale,* t. 10, p. 90), et qui consiste à boire, dans le courant de la journée et par petite quantité (2 à 3 cuillerées à la fois), pour ne pas fatiguer l'estomac, un à deux litres de lait de chèvre nourrie avec du bon fourrage et du son, dans lequel on mêle 25 à 30 grammes de sel marin (chlorure de sodium). Je me propose de l'essayer cet été sur les malades auxquels elle me paraîtra utile.

CHAPITRE VI.

MALADIES CHRONIQUES DU LARYNX ET DE L'ARRIÈRE-GORGE.

La laryngite simple ou granuleuse, celle qui succède au croup et enfin celle qui résulte du dépôt de matière tuberculeuse sous la muqueuse, des vices rhumatismal, herpétique ou lymphatique et des virus exanthêmateux, de même que les affections chroniques de l'arrière-gorge, le gonflement chronique des amygdales par exemple, sont accompagnées d'une altération de la voix plus ou moins marquée ; ainsi la voix peut être enrouée, voilée, rauque ou bien entièrement perdue.

Tant que les organes qui entrent dans la structure de la glotte et des parties qui concourent à la formation de la voix ne seront pas désorganisés ou détruits, on pourra espérer la guérison ou bien une grande amélioration de l'usage des eaux de Bagnols prises sous toutes les formes. L'aspiration de la vapeur aux portes des piscines, les gargarismes avec l'eau thermale, les bains de pieds à eau courante, les bains à mi-corps, les douches sur le cou, les étuves et l'eau thermale en boisson, à dose progressive, ensemble ou séparément, suivant les indications, produisent véritablement de bons résultats ; mais il faut joindre à l'usage des eaux un régime convenable et prendre une foule de précautions très-minutieuses ; ainsi parler le moins possible, éviter le passage du chaud au froid, porter de la flanelle et s'abstenir, plus que dans toute autre maladie, d'eau-de-vie, de café, de poivre, de vinaigre et de toute substance âcre et excitante à cause de leur passage à travers l'arrière-gorge, où elles produiraient une irritation qui neutraliserait les effets des eaux et aggraverait même la maladie.

Si l'altération de la voix est produite par des ulcères syphilitiques ou d'une autre nature qui ont endommagé les lèvres de la glotte, ou par des polypes du nez ou de l'arrière-gorge, les eaux sont impuissantes pour en rétablir le timbre ; mais elles peuvent faire développer, sur la peau ou sur les muqueuses, des accidents qui indiquent le traitement à suivre.

47ᵉ OBSERVATION. — *Inflammation chronique de l'isthme du gosier et du larynx ; diminution de la voix.* — M. Adolphe C..., 41 ans, avocat dans l'Ardèche, tempérament nervoso-sanguin, constitution moyenne, était atteint, depuis trois ans environ, d'une inflammation chronique du gosier s'étendant parfois jusqu'au larynx, surtout lorsqu'il était obligé de parler avec animation ou en plein air. Il n'y avait jamais eu d'ulcérations ou de causes douteuses ; il attribuait son état à un exercice trop fréquent de la parole. Après avoir fait divers traitements, il se rendit à Bagnols, d'après l'avis de son médecin, vers le milieu du mois d'août. Lorsque je l'examinai, je trouvai le voile du palais, ses piliers, les amygdales et la membrane paryngienne, rouges et gonflés. En portant le doigt indicateur jusqu'au fond de la gorge, je sentis l'épiglotte dure et ses environs un peu douloureux ; en palpant le larynx extérieurement et en lui faisant exercer des mouvements, il ne manifestait pas de douleur. La voix était un peu enrouée, d'un ton suffisamment élevé pour la conversation ordinaire ; mais aussitôt qu'il était obligé de parler longtemps et d'élever le ton, il éprouvait, dans le larynx, un picotement et un râclement qui le faisaient tousser ; puis la voix s'obscurcissait, se voilait et il était forcé de s'arrêter. Outre cet état, il existait, chez M. C..., beaucoup d'échauffement, de la couperose et une certaine quantité de boutons sur le front, ce qui me porta à admettre chez lui une disposition à l'herpétisme.

En raison de son tempérament nerveux, je lui fis prendre, pendant quelques jours, des demi-bains de 38 à 40 degrés centig., des bains de pieds, des inhalations et de deux à cinq verres d'eau thermale progressivement ; le quatrième jour, il prit des bains de piscine à mi-corps, la douche sur les parties latérales du cou et l'étuve qui le fit beaucoup transpirer ; je lui recommandai, en outre, un régime doux et lacté. M. C... exécuta très-exactement ce traitement ; à dater du neuvième jour, il allait déja mieux ; le douzième jour, il y avait une amélioration très-manifeste et il marchait rapidement vers la guérison lorsque ses affaires l'obligèrent à quitter Bagnols ; rentré dans son domicile, sous l'influence de l'effet des eaux qui se continua sous forme de sueur, et du repos des vacances, son état s'améliora beaucoup et je ne doute pas qu'une seconde saison à Bagnols, en 1855, ne l'eût complètement guéri.

48ᵉ OBSERVATION. — *Laryngite chronique et aphonie.*—Le malade qui fait l'objet de cette observation, étant mort sans laisser de famille, il n'y a aucun inconvénient à le désigner par son nom.

M. Bracquehaye, colonel d'état-major à Montpellier, 56 ans, tempérament éminemment sanguin, constitution très-robuste, grand, fort, et présentant toutes les apparences d'une excellente santé, vint à Bagnols, le 9 août 1854, accompagné du docteur Durand, pour se faire traiter d'une inflammation chronique de larynx avec extinction presque complète de la voix.

La maladie s'était développée tout-à-coup dans les premiers jours de mai ; après s'être endormi sur son lit les bras en chemise, le matin sa voix était naturelle, forte et vibrante, tandis qu'après son réveil, elle était presque éteinte et rauque, comme cela arrive quelquefois au commencement de certains rhumes ; cet état s'accompagna d'un épiphénomène remarquable, consistant, en ce qu'avant son existence, il crachait abondamment des mucosités venant des bronches, et qu'aussitôt après son développement, les crachats cessèrent complètement. Pendant quelques jours, le colonel ne se préoccupa pas de cet accident, pensant qu'il disparaîtrait promptement; mais voyant qu'il persistait avec opiniâtreté, il se fit saigner et appliquer des sangsues sur les parties latérales du cou. Pendant les trois mois qui ont précédé l'usage des eaux, il a employé un grand nombre de moyens : gargarismes, purgatifs, révulsifs, applications locales, sans résultat avantageux. A son arrivée, m'ayant prié de l'examiner et de lui donner des conseils, je trouvai la muqueuse de l'arrière-gorge injectée, plutôt rouge que rose, épaissie et sèche; ne pouvant voir jusqu'au larynx, j'introduisis le doigt indicateur jusqu'à l'épiglotte et les gouttières laryngo-pharyngiennes, sans déterminer de douleur par le contact; il n'y avait aucune douleur au larynx, ni dans le repos, ni pendant la parole, ni par le toucher, ni par les mouvements Le colonel n'avait, dit-il, jamais eu de maladie constitutionnelle, ni dartre, ni syphilis pouvant donner lieu à une altération organique des cordes vocales; et d'ailleurs son état de santé et la manière dont la maladie s'était développée, ne permettaient d'admettre qu'une affection nerveuse, ou qu'une inflammation lente et sub-aiguë de la muqueuse laryngienne, susceptibles de guérir par l'usage des eaux, jointes aux moyens qui paraîtraient nécessaires; cette affection n'était pas accompagnée de toux.

Bains à mi-corps, bains de jambe, douches sur le

cou, sur les jambes, inhalations, boisson, et plus tard,
bains de piscine, étuves et sueurs copieuses, tout fut
mis méthodiquement en usage. Une amélioration évi-
dente pour tout le monde, se manifesta dans les dix
premiers jours Lorsque la voix était dans le ton naturel son timbre s'éclaircissait, le matin, surtout après
le repos de la nuit; mais le malade se croyant sûr de sa
guérison, parce qu'il était en voie d'amélioration, se
laissa aller à tous ses goûts. Ainsi, aux repas il man-
geait du poivre, du sel, de la moutarde, prenait de
l'eau-de-vie, du café, de la bière le jour, et de l'orgeat
froid le soir ; se livrait à un exercice immodéré de la
parole, faisait des excursions sur les montagnes, allait
à la chasse. Ou il se mouillait les pieds le matin à la
rosée, ou il se mettait le corps dans une sueur forcée,
et prenait à son arrivée du linge froid, sans qu'il fût
possible de lui faire une observation. Aussi, qu'arriva-
t-il, c'est que l'amélioration obtenue loin d'augmenter,
diminua, et qu'après trois semaines, il n'était guère
mieux qu'à son arrivée. A son retour à Montpellier,
le colonel resta à peu près dans le même état pendant
six à sept mois ; mais au printemps, sa maladie éprouva
une recrudescence qui la mit au-dessus des ressources
de l'art, et il succomba dans le mois d'avril 1855,
comme un véritable enragé, dans un état d'asphyxie
lente, sachant qu'il était condamné, et voyant la mort
approcher de minute en minute. Puisse la terrible
agonie du colonel Bracquehaye, servir d'exemple aux
malades imprudents et indociles qui ne veulent suivre que leurs goûts et leurs caprices! Dans les maladies

difficiles, il faut saisir l'occasion aux cheveux (*occasio præceps*, a dit Hippocrate), car l'occasion passée, souvent elle ne se représente plus.

49e OBSERVATION. — *Inflammation chronique du gosier et du larynx, diminution de la voix.* — M. C.., ecclésiastique de l'Aveyron, 40 ans, tempérament lymphatico-bilieux, constitution assez robuste, possédait une très-belle voix. Il y a 3 ans environ qu'il s'aperçut d'une diminution dans son étendue et dans sa force, ce qu'il attribua à ce qu'il avait été obligé de la forcer et de l'élever au-dessus de sa portée naturelle en prêchant et en chantant dans une église. Cette circonstance y avait sans doute contribué, mais la principale était due à des esquinancies répétées, suivies d'abcès dans les amygdales et principalement dans la gauche. Il se rendit à Bagnols, le 22 juillet 1854, me dit avoir eu cinq esquinancies en 10 ans, que, chaque fois, elles s'accompagnaient d'abcès et de douleurs se prolongeant jusqu'au larynx. L'examen du gosier démontra un engorgement chronique des amygdales, du voile du palais, de ses piliers et de la luette. L'épiglotte était dure au toucher et probablement que l'engorgement s'étendait à la muqueuse qui revêt les lèvres de la glotte. L'amygdale gauche était volumineuse et proéminente entre les piliers du voile ; il ne paraissait y avoir rien de spécial dans la maladie, si ce n'est du lymphatisme.

Un régime sévère, un repos complet de la parole, des bains de piscine à mi-corps, des étuves et la boisson le matin, des insufflations et des gargarismes alumineux, des bains de jambes et des inhalations dans la journée, ainsi que des sueurs copieuses, produisirent, en 16 jours, une grande amélioration. Le volume de l'amygdale gauche avait beaucoup diminué; la parole était plus nette et le ton de la voix pouvait être élevé sans douleur au larynx. Il partit dans cet état avec la recommandation d'user encore longtemps de précautions hygiéniques, de régime et de repos. Dans son domicile, l'amélioration continua; il passa un bon hiver, et revint en 1855, à Bagnols, passer 15 jours, pour consolider sa maladie; alors les deux amygdales avaient à peu près le même volume, le timbre de la voix était revenu presqu'à l'état naturel, et M. C..., qui avait un beau médium, pouvait atteindre à des notes aussi élevées qu'avant sa maladie sans se fatiguer.

Je ne terminerai point ce sujet sans faire observer que de Labrageresse a beaucoup exagéré la puissance des eaux de Bagnols, non seulement dans les cas d'aphonie mais dans beaucoup d'autres qu'il a rapportés; car à son époque, elles auraient, à son dire, fait des miracles qui ne se reproduisent et ne se reproduiront plus.

Est-il croyable, en effet, qu'une extinction de voix précédée de plusieurs vomiques et accompagnée de toux sèche, d'oppression et d'expectoration puriforme et sanguinolente existant si complètement, depuis six ans, que la personne malade était obligée de parler par signes, ait si bien disparu en 1734, après cinq jours de l'usage des eaux qu'elle ait pu se faire entendre parfaitement et s'en aller guérie après dix jours, non seulement de l'extinction, mais encore des accidents qui l'accompagnaient; et que le même état s'étant reproduit dix-huit ans après, la simple boisson des eaux lui ait rendu la voix après le troisième jour, et une bonne santé après le dixième.

De pareilles exagérations sont plus nuisibles qu'utiles; on comprendrait bien qu'une extinction de voix sans lésions organiques tenant à de la faiblesse, de l'épuisement, à une peur, à une sueur supprimée, pût guérir rapidement sous l'influence de douches, de bains fortifiants ou d'étuves; mais pour faire disparaître des lésions organiques aussi graves que celles indiquées par de Labrageresse, il faut un temps plus long.

CHAPITRE VII.

MALADIES DU COEUR.

Ce chapitre présente une haute importance en ce que j'y traite une question neuve, pleine d'intérêt et d'actualité. Les médecins et les malades le liront avec plaisir, parce qu'ils y verront que, par mes recherches et mes observations, j'ai contribué à enrichir la thérapeutique d'une médication puissante contre des affections s'accompagnant presque toujours de lésions organiques graves, qui se jouent, suivant l'expression du professeur Bouillaud, si compétent dans cette matière, de tous les moyens de l'art et conduisent à une mort inévitable, au milieu des angoisses d'une éternelle dyspnée, les malheureux qui en sont affectés. *Hæret lateri lethalis arundo.*

En 1854, j'ai observé 7 cas d'affections du cœur, dont 6 d'endocardite chronique, suite de rhumatisme, de rétrécissement de l'orifice auriculo-ventriculaire gauche, d'endurcissement de la valvule correspondante et de dilatation de l'oreillette gauche. Dans ces 6 cas, il y a eu amélioration immédiate plus ou moins marquée, bien reconnue par les malades eux-mêmes ; et chez trois dont j'ai pu avoir des nouvelles, une amélioration consécutive plus grande.

ARTICLE PREMIER.

De l'action des Eaux minérales de Bagnols dans quelques maladies du cœur.

Certaines maladies du cœur, incurables par la médecine ordinaire, guérissent très-bien à quelques eaux minérales ; pendant que j'étais inspecteur aux eaux de Chaudes-Aigues, j'ai recueilli un certain nombre d'observations qui ne laissent aucun doute à ce sujet, et j'en ai inséré 7 à 8 dans mon grand travail, sur ces eaux, déposé à l'académie impériale de médecine, en 1851, et que cette célèbre compagnie a couronné en 1852. Ayant remarqué que, dans son rapport sur le service médical des établissements thermaux, pour les années 1849 et 1850, M. Patissier, à l'article *Chaudes-Aigues*, les avait complètement passées sous silence, je lui en fis part, et, au mois d'avril 1854, je lui remis un mémoire détaillé, contenant huit observations, et intitulé : *Mémoire sur le trai-*

tement et la guérison de l'Endocardite chronique par les Eaux thermales de Chaudes-Aigues. Le 15 novembre suivant, ce savant médecin fit, à l'académie, un rapport sur mon travail et sur un autre portant à peu près le même titre, par M. Vernière, inspecteur des eaux thermales de Saint-Nectaire. Les conclusions de ce rapport, qui furent adoptées, étaient : *Lettres de remerciements aux auteurs de ces mémoires pour leurs intéressantes communications, les engager à poursuivre leurs recherches hydrologiques et déposer honorablement leur travail dans les archives de l'Académie.* M. le rapporteur disait encore : « Toutes « les eaux thermales, réputées souveraines con- « tre le rhumatisme, conviennent-elles égale- « ment bien dans le cas d'endocardite chronique ? « C'est un point de thérapeutique que je présente « à l'étude et à l'expérimentation des médecins « attachés aux différents établissements ther- « maux. »

Depuis lors, je n'ai eu connaissance d'aucun travail dirigé dans ce sens. Quant à moi, je n'ai cessé de m'occuper de cette question, et, maintenant, il y a à peu près certitude, pour moi, que plusieurs eaux minérales jouissent de la même propriété ; telles sont, en particulier, celles de Bagnols. Celles du Mont-d'Orme paraissent aussi être dans le même cas, si j'en juge par quelques observations que j'ai trouvées insérées dans l'ouvrage du docteur Bertrand père, sur ces eaux qu'il dirige depuis si longtemps avec tant de savoir et d'habileté. (*Recherches sur les propriétés physiques, chimiques et médicales des eaux du Mont-d'Or*, 2e édition, par Michel Bertrand, 1823, p. 322 et suivantes.)

On voit, en lisant les observations données par M. Bertrand, qu'il a été surpris par un résultat auquel il ne s'attendait pas, parce qu'il traitait une autre maladie que celle du cœur, qui n'était pour lui qu'une complication embarrassante, nécessitant une modification dans le traitement. Il invoque bien la rétrocession d'un principe goutteux et rhumatismal, un état nerveux ; mais il n'ose admettre une lésion organique, comme si le vice rhumatismal ne pouvait aussi bien laisser une lésion sur le cœur que sur les articulations ; du reste, je comprends l'hésitation du docteur Bertrand. M. Bouillaud n'avait pas encore posé son admirable loi de la coïncidence du rhumatisme avec l'endocardite, et ces faits, faciles à expliquer aujourd'hui, ne pouvaient l'être alors d'une manière satisfaisante.

Moi-même, lorsque j'ai observé le fait pour la première fois, à Chaudes-Aigues, j'ai été aussi surpris que mon vénérable collègue.

50ᵉ OBSERVATION. — Il s'agissait d'un jeune homme d'une vingtaine d'années, conducteur de voitures, qui était venu prendre les eaux pour guérir des raideurs laissées par un rhumatisme articulaire aigu, dont il avait été atteint quelques mois auparavant. Ayant trouvé un pouls irrégulier et intermittent, un volume plus considérable du cœur qu'à l'état ordinaire, et des battements, non seulement irréguliers, mais encore séparés par un bruit de frottement très-marqué, que je notai ainsi : *tic-fre-tac*, je ne lui conseillai point l'usage des eaux ; cependant, comme il désirait utiliser son voyage, je l'engageai à en user avec modération et lui prescrivis, en conséquence, des demi-bains à 32 ou 33 degrés centig., des pédiluves et de l'eau en boisson ; mais au lieu de suivre ce traitement, il prit, comme bien d'autres, des bains à 38 ou 40 degrés centig., des douches à la même température et des étuves ; il en fut très-vivement impressionné, mais enfin il les supporta, transpira beaucoup et, en quinze jours, se trouva très-soulagé, non seulement de ses raideurs, mais encore de son affection de cœur et de ses suites ; il vint me faire part du résultat, ne me laissant point ignorer qu'il avait pris les eaux sous toutes les formes. Ce jeune homme pouvait faire de longues courses, monter et courir sans être essoufflé à beaucoup près comme auparavant. Il n'y avait presque plus d'intermittences dans le pouls, les battements du cœur étaient presque réguliers et séparés seulement par un léger frôlement. Trois mois après, lorsque je le revis en passant à Murat, il n'avait plus rien de son ancienne maladie.

Je ne me contentai point d'enregistrer le fait ;
il me revenait sans cesse à la mémoire. Ce qui
me surprenait le plus, c'était la diminution rapide
du volume du cœur que je ne pouvais m'expliquer. Je me promis bien de ne pas laisser échapper les occasions qui se présenteraient de m'é-
clairer à ce sujet. Au fait, me disais-je, les douleurs rhumatismales, les rhumatismes articulaires et quelques lésions organiques qui les accompagnent guérissent bien aux eaux, pourquoi l'endocardite rhumatismale, qui résulte de la même
cause, et quelques-unes des lésions qu'elle laisse
sur la membrane interne du cœur, ne guériraient-
elles pas aussi ? Le bruit de frottement intermédiaire aux bruits du cœur ne peut être déterminé
que par l'endurcissement des valvules et le rétrécissement des orifices cordiaques ; la dilatation de ses cavités et leur augmentation de volume ne sont pas toujours des lésions organiques
réelles, mais apparentes ; elles sont occasionnées
par les rétrécissements qui ne peuvent être tra-
versés par le sang sans que les cavités qui le contiennent se contractent avec plus de force et
perdent une partie de leur ressort. La preuve,
c'est que, lorsque les rétrécissements ont disparu,
les cavités dilatées reviennent sur elles-mêmes
et reprennent leur volume normal.

Eh bien ! ces occasions n'ont pas été rares, surtout à des thermes où le tiers au moins des malades est atteint de rhumatismes chroniques, et des faits nombreux sont venus sanctionner le raisonnement et la théorie.

Bien plus, l'endocardite rhumatismale chronique n'est pas la seule maladie du cœur curable par certaines eaux minérales, comme j'espère le démontrer plus bas. Celle qui succède à une pneunomie ou bien à une pleurésie l'est également.

§ 1. *Endocardite chronique.*

Le diagnostic de l'endocardite chronique est quelquefois difficile, surtout lorsqu'il existe plusieurs rétrécissements et qu'elle est compliquée de dilatation ou d'hypertrophie simple (augmentation d'épaisseur des parois et du volume de l'organe avec ou sans dilatation des cavités), ou bien avec un anévrisme.

1° Admettons le cas le plus simple, celui où il y a endurcissement de la valvule bicuspide et rétrécissement de l'orifice auriculo-ventriculaire gauche du cœur, tout le reste étant intact. Lorsque l'oreillette gauche chassera le sang dans le ventricule correspondant, il faudra qu'elle se contracte plus fortement que si le calibre de l'orifice était à l'état normal ; alors le premier bruit du cœur sera beaucoup moins distinct et se ter-

minera par un bruit de frottement ou de piaulement que j'ai souvent ainsi noté *tic, fre, tic, re*
ou *trre*, qui sera immédiatement suivi du second
bruit *tac*, ce qui, au lieu d'un *tic-tac* régulier,
donnera *tic-fre-tac, tic-re-tac, trre-tac.* Dans ce
cas, on rencontre souvent des intermittences dans
le pouls ; ainsi lorsqu'on veut le compter avec
une montre à secondes, on sent, sous le
doigt, 4, 5 ou 6 battements séparés par des intervalles égaux, puis il s'arrête tout à coup, 2, 3 ou
4 pulsations manquent entièrement ou sont remplacées par de simples ondulations ; alors il re-
commence et ainsi de suite. Il m'a paru que ces
intermittences étaient produites par la difficulté
que l'oreillette éprouve à faire pénétrer le sang
dans le ventricule ; elle s'essaye une, deux ou trois
fois, alors le cœur bat à vide ; enfin elle finit par
vaincre l'obstacle ; le sang pénètre dans le ventricule, de là dans les artères et les battements du
pouls recommencent. Il y a, en outre, quelques
signes d'un obstacle à la circulation pulmonaire,
tels qu'essoufflement, oppression, dyspnée,
sous l'influence de la course et d'une marche rapide, surtout sur un plan ascendant.

Ces caractères spéciaux, bruit de frottement, intermittence du pouls, sont faciles à apprécier dans l'état du repos.

Existe-t-il en même temps une dilatation de

l'oreillette? La percussion indiquera cette augmentation de volume.

2° L'endurcissement des valvules sygmoïdes et le rétrécissement de l'orifice aortique accompagne-t-il le rétrécissement de l'orifice auriculo-ventriculaire? Il y a deux bruits de frottement, l'un déterminé par le passage du sang de l'oreillette dans le ventricule et l'autre par le passage du sang du ventricule dans l'aorte ; et les battements du cœur se notent ainsi : *tic-fre, tac-fre tirr-tarre.* Dans ce cas, comme dans les précédents, il pourra y avoir des intermittences dans le pouls.

S'il y a complication de développement du ventricule gauche, la percussion le fera reconnaître. Dans ce dernier cas, les malades éprouveront souvent des battements à la base du cerveau ; il peut même arriver que le ventricule, après s'être essayé à vaincre l'obstacle situé à l'orifice de l'aorte, le surmonte tout-à-coup et que le sang, poussé avec violence, déchire la pulpe cérébrale d'où hémorrhagie et souvent apoplexie foudroyante.

3° Le rétrécissement de l'orifice auriculo-ventriculaire droit, outre le bruit de frottement déterminé par le passage du sang de l'oreillette dans ce ventricule, donne souvent lieu à de l'œdème et à de l'infiltration dans les membres inférieurs.

4° S'il y a en même temps rétrécissement de l'orifice de l'artère pulmonaire et induration de ses valvules, outre les bruits de frottement, dont seront suivis les battements du cœur, il y aura œdématie des membres inférieurs, souvent congestion pulmonaire, et quelquefois même apoplexie de ces organes.

L'endocardite se complique quelquefois d'asthme qui disparaît avec elle. (V. obs. 46.)

Il faut beaucoup d'habitude pour distinguer ces divers cas, surtout lorsque plusieurs parties du cœur sont envahies et qu'elles existent simultanément. Pour mieux se fixer, il faut examiner les malades plusieurs fois, à des heures différentes ; c'est principalement le matin et au lit, après un sommeil réparateur, qu'il convient de les voir. Quand on ne distinguerait pas les deux bruits du cœur, pourvu qu'on entende le bruit de frottement ou de piaulement, que le malade s'essouffle facilement, en marchant ; s'il y a surtout des intermittences dans le pouls, des chairs pâles, et que la maladie se soit déclarée pendant une attaque de rhumatisme, il y aura à peu près certitude qu'on a affaire à une induration plus ou moins forte de la valvule bicuspide et à un rétrécissement de l'orifice auriculo-ventriculaire gauche.

Les eaux sont loin d'être applicables à tous les

cas ; en général, pour qu'elles réussissent, il ne faut pas que la maladie soit trop ancienne, et que l'induration des valvules soit arrivée à l'état osseux ou cartilagineux, ce qu'on reconnaît à ce qu'on obtient un bruit de râpe au lieu d'un bruit de souffle, que les rétrécissements soient trop multipliés, et qu'il y ait complication d'anévrisme réel ; cependant, je ne vois pas pourquoi on reculerait devant l'application de l'eau thermale en boisson et en bains tempérés dans les cas de valvules cartilagineuses ou osseuses ; car si l'on a reconnu que plusieurs eaux minérales pouvaient ramollir le cal des os dans les fractures récemment consolidées, et qu'il fallait attendre, pour y soumettre les membres fracturés, que le cal ait acquis assez de dureté pour éviter la reproduction de la fracture pendant le traitement, je ne vois pas pourquoi elles ne produiraient pas le même résultat sur la valvule du cœur indurée ; la chose, à ce qu'il me semble, vaut la peine d'être essayée, d'autant plus que la boisson de l'eau minérale ne peut être nuisible.

Mode d'administration des eaux. — Il doit varier suivant l'état d'avancement de la maladie. L'expérience m'a appris que toutes les fois qu'il y avait endocardite simple sans augmentation notable du volume du cœur, on pouvait employer les eaux sous forme de bains, de boisson et d'étuves; je n'administre la douche que dans les cas où l'endocardite co-existe avec des douleurs et des raideurs articulaires; je ne la fais tomber que sur les articulations malades, et jamais sur la région du cœur, parce qu'elle y serait pour le moins inutile sinon nuisible, comme ne pouvant agir directement sur cet organe qui en est séparé par les parois thoraciques.

En administrant les étuves dans ces sortes de cas, je me trouve en opposition avec la plupart des médecins qui les regardent comme nuisibles en ce qu'ils craignent de leur voir produire une excitation trop grande. Pour moi, je les considère comme une partie très-essentielle du traitement; mais j'ai le soin de faire mes réserves, de marcher par gradation, et de tâter, pour ainsi dire, les malades; ainsi, jamais un malade n'est soumis, par moi, aux étuves avant le huitième jour du traitement. Pendant ces huit jours il prend des bains tempérés, de 33° à 36° centig., des bains de pieds à eau courante, et boit l'eau thermale, c'est une préparation nécessaire. A dater du neuvième jour, je fais commencer les étuves. Ces étuves sont plutôt des inhalations à l'aide desquelles les parties les plus subtiles de l'eau thermale parviennent sous forme de vapeur dans les poumons, et agissent directement sur le sang et sur les parties altérées, en circulant avec lui. Je fais augmenter graduellement leur chaleur, lorsque la température des eaux le permet, depuis 35° jusqu'à 55° centig.; une chaleur de 40° à 45° centig. est généralement suffisante; je fais aussi augmenter peu à peu le séjour des malades au milieu de la vapeur thermale, en commençant par deux minutes. Il est rare qu'avec ces précautions, ils ne les supportent pas bien, et ne s'y trouvent pas à l'aise; il faudrait pour cela, que la maladie fut compliquée d'anévrisme. Tandis que si l'on procédait brusquement, souvent les malades ne pourraient pas les supporter, parce que les irrégularités produites dans les fonctions du cœur par l'endurcissement des valvules, le rétrécissement des orifices cardiaques, etc., détruisant l'équilibre entre la circulation cardiaque et pulmonaire, ou cardiaque et aortique, le poumon se congestionne, et il en résulte des palpitations, de l'oppression, de la toux, de la dyspnée et un trouble général qui force les malades à les suspendre.

Du reste, les étuves me paraissent utiles, parce qu'elles déterminent des sueurs plus ou moins abondantes, à l'aide desquelles le sang se débarrasse de matières hétérogènes qu'il charriait et qu'il déposait, par erreur de lieu, dans un organe indispensable à la vie, comme les dépôts goutteux.

se fixent dans les articulations et gênent leurs fonctions. Le surcroît d'activité modérée que prennent les battements du cœur pendant les étuves et la sudation, n'est pas inutile pour concourir à la guérison; le sang, déjà pourvu par la boisson et l'aspiration de la vapeur de substances dissolvantes, agissant avec plus de force et plus souvent contre les valvules et les parois des ventricules, désagrége et dissout plus facilement les matières plastiques, fibrineuses, calcaires ou crétacées déposées sur ces parties, ou amène plus facilement la résolution de l'engorgement de l'endocarde.

Quel est le principe des eaux qui agit? M. Vernière pense que c'est le bicarbonate de soude, et que les sources où cet agent domine, doivent être préférées. De la part de mon honorable confrère, cela se comprend; il a fait ses observations aux sources de Saint-Nectaire qui sont les plus chargées de bicarbonate de soude après celles de Vichy; elles en contiennent 2 grammes 8330 ou près de 3 grammes par litre. Il était donc naturel qu'il rattachât les guérisons obtenues chez lui à l'action de ce corps; je ne conteste pas positivement son action, mais je suis loin de lui accorder toute la valeur que ce médecin veut bien lui attribuer; car les deux sources auxquelles j'ai opéré sont peu minéralisées et contiennent, relativement à celles de Saint-Nectaire, une petite quantité de bicarbonate de soude ; savoir : l'eau de Chaudes-Aigues, 44 centig. sur 1 gram. environ de principe minéralisateur par litre ; celle de Bagnols, 22 centig., sur 62 centig. ; celle du Mont-d'Or (source du grand bain) n'en contient que 40° centig. sur 1 gramme 33 centig. de principes ; tandis que l'eau de Vichy, qui en fournit environ 5 grammes par litre, ne passe pas pour avoir une action bien puissante sur la maladie en question. Sans avoir la prétention de substituer un autre agent au bicarbonate de soude, je dirai cependant que j'ai quelque raison de croire que la silice joue un rôle important dans la guérison de cette affection.

Voici quelques observations d'endocardite chronique guérie par les eaux de Bagnols. On en trouvera d'abord deux, pages 130 et 220. La première est un exemple de rhumatisme compliqué d'endocardite, et la deuxième une observation d'asthme, qui a disparu lorsque l'endocardite, qui le tenait sous sa dépendance, a été guérie.

51ᵉ OBSERVATION. — *Endocardite rhumatismale.* — M. Firmin C..., 16 ans, propriétaire dans le Gard, tempérament lymphatique, constitution délicate, vint à Bagnols le 14 juillet 1854 ; il était sujet, depuis

longtemps, à des douleurs rhumatismales périodiques ;
la dernière attaque avait eu lieu dans le mois de mai ;
les douleurs avaient débuté par le genou gauche, puis
elles s'étaient portées sur le droit et avaient successivement envahi les pieds, les mains, les épaules, le cou,
etc.; elles avaient existé sans fièvre et il avait pu continuer à se lever et même à faire quelques pas. M. C...
était aussi sujet à quelques palpitations ; mais, dans
cette dernière attaque, elles avaient beaucoup augmenté
et il était survenu de l'oppression, de l'essoufflement et
de la dyspnée; sous l'influence de la moindre course,
le cœur battait fort, il soulevait la poitrine, ses battements étaient séparés par un bruit de frottement manifeste qu'on pouvait ainsi noter tic-fre-tac, et son volume était au moins un quart plus gros qu'à l'état naturel ;
enfin le pouls présentait quelques intermittences ; je
diagnostiquai un rétrécissement de l'orifice auriculo ventriculaire gauche, accompagné d'endurcissement de la
valvule biscupide et de dilatation de l'oreillette gauche.

Je prescrivis des bains à mi-corps à 35 degrés centig.
que je portai successivement à 38°, en augmentant tous
les jours d'un degré, plus 3 à 4 verres d'eau thermale
en boisson. Le cinquième jour, il commença les bains
de piscine de 10 minutes ; après le deuxième, il transpira beaucoup. A dater du huitième jour, il joignit au
bain l'étuve, dont la durée fut portée successivement
de 2 à 4, 6, 8 et 10 minutes : il les supporta bien et
transpira beaucoup. Après le 16e jour, il quitta Bagnols
très-soulagé de ses douleurs et bien plus fort; il pouvait
faire quelques promenades et marcher assez vite sans être
essoufflé comme à son arrivée; la dyspnée avait dimi-

nué, les battements du cœur étaient plus réguliers et séparés par un léger bruit de frottement; il ne soulevait plus autant la poitrine et son volume était un peu moindre.

M. C... est revenu passer 15 jours à Bagnols, en 1855, ainsi que je le lui avais recommandé. L'amélioration avait augmenté, le volume du cœur était presque revenu à son état normal, ses battements étaient réguliers, mais toujours un peu développés; il a suivi le même traitement qu'en 1854, l'a bien supporté et s'est en allé dans un état de santé en rapport avec son tempérament.

52ᵉ OBSERVATION. — *Endocardite, rétrécissement de l'orifice auriculo ventriculaire gauche, dilatation de l'oreillette gauche.*— M. Auguste G..., 26 ans, propriétaire-cultivateur, dans la Haute-Loire, tempérament bilieux, constitution moyenne, vint à Bagnols, le 29 juillet 1854, pour se guérir d'un prurigo dartreux, datant de 6 à 7 ans. A peu près vers la même époque, il commença à tousser et a toujours continué depuis; il crachait épais surtout le matin; il éprouvait aussi des battements de cœur fréquents et très-étendus, accompagnés de bruit de souffle, et pouvant se noter ainsi : trre-tac; ils augmentaient beaucoup lorsqu'il courait ou marchait vite; le volume du cœur s'était accru; je reconnus un rétrécissement de l'orifice auriculo-ventriculaire et une dilatation de l'oreillette gauche.

M. G... suivit le même traitement que le précédent et partit après le seizième jour, très-soulagé de son rhume et de son affection du cœur; les battements étaient fort diminués et presque réguliers; la dyspnée et l'essoufflement étaient beaucoup moindres qu'au début. Après le départ, l'amélioration augmenta; M. G... put se livrer, sans trop de fatigue, aux travaux agricoles; néanmoins, il revint en 1855 suivre le même traitement dont il se trouva très-bien. Au départ, les battements du cœur étaient normaux et son volume naturel.

53 OBSERVATION.—*Endocardite rhumatismale, rétrécissement de l'orifice auriculo-ventriculaire gauche, rétrécissement probable de l'orifice aortique avec induration des valvules et dilatations de l'oreillette et du ventricule gauche.* — Mme B..., 30 ans, rentière dans le Gard, tempérament nerveux, constitution assez robuste, non réglée depuis 7 ans, se rendit à Bagnols le 17 juillet 1854 pour guérir des rhumatismes chroniques et remédier à une stérilité qui durait depuis la même époque; en conséquence de la prescription de son médecin, elle prit des douches sur les jambes, des étuves et but un verre d'eau minérale par jour; comme elle se trouvait enceinte de deux mois, sans le savoir, elle fit une fausse couche, indiquant deux mois de grossesse. Ce fut à ce moment qu'elle me demanda mes conseils. Au bout de huit jours d'un traitement approprié, elle me raconta qu'elle avait éprouvé plusieurs attaques de rhumatisme aigu. La première, qui avait eu lieu six ans auparavant, l'avait retenue 50 jours au lit; la deuxième, qui était survenue deux ans après et s'était accompagnée d'une forte fièvre, l'avait empêchée de se lever pendant tout l'hiver. Cette fois, la convalescence ne fut pas franche; Mme B... traîna toute l'année et garda le lit deux mois,

l'hiver suivant, par suite de palpitations qui avaient succédé à cette seconde attaque. A l'époque où je la vis,
l'affection datait donc de 4 ans, elle était fort compliquée ; les battements étaient fréquents, irréguliers et
chacun d'eux était suivi d'un bruit de souffle très-manifeste, surtout le premier, ainsi noté : tic-fre-taff, ce
qui m'indiquait un rétrécissement des orifices auriculo-
ventriculaire gauche et aortique, avec induration des
valvules. A ces rétrécissements avaient succédé une
dilatation considérable de l'oreillette gauche et une
moins marquée du ventricule correspondant. Le volume du cœur était double de ce qu'il est à l'état normal.
Mme B... ne pouvait ni monter ni marcher vite sans
être essoufflée et sans avoir de fortes palpitations, de la
dyspnée et des étouffements qui l'obligeaient à se reposer ; il y avait des intermittences très-marquées dans le
pouls.

Le traitement consista surtout en bains de baignoire
à 35 degrés centig. et en boisson. Après le huitième
jour, Mme B... commença à prendre quelques étuves
dont elle augmenta successivement la durée ; elle les
supporta bien, transpira beaucoup et partit très-soulagée
après le quinzième jour. L'appétit et le sommeil étaient
revenus ; elle avait repris de la force, faisait des promenades assez longues sans fatigue ; les battements du
cœur étaient plus modérés, plus réguliers, les bruits de
frottements intermédiaires étaient moins forts et son
volume avait diminué, les intermittences du pouls
étaient moins marquées ; somme toute, il y avait une
amélioration très-manifeste qui aura, sans doute,
augmenté avec le temps, et qui aurait très-probable-

ment guéri si Mme B... avait pu revenir à Bagnols en 1855.

54e OBSERVATION.— *Palpitations.*—M. Pierre V., 52 ans, propriétaire-cultivateur en Lozère, tempérament nerveux, constitution sèche, était atteint de sciatique depuis deux ans, la douleur s'étendait des reins où elle avait commencé jusqu'à la cheville gauche ; depuis longtemps, il était aussi sujet à des douleurs rhumatismales dans la région lombaire, et à des palpitations, qui le gênaient beaucoup pour travailler ; il vint à Bagnols, en 1854 ; il portait alors un léger rétrécissement de l'orifice auriculo-ventriculaire gauche avec un peu d'induration de la valvule bicuspide, sans dilatation de l'oreillette ; il y avait un peu de bruit de souffle entre les deux bruits du cœur, ainsi notés : *tic-fre-tac,* sans intermittences dans le pouls. Il prit des bains de piscine à mi-corps de dix minutes, des douches sur le membre douloureux, but trois à quatre verres d'eau thermale, et commença les étuves après le quatrième jour ; il transpira beaucoup, et partit, après quatorze bains et huit étuves, très-amélioré ; la respiration et la marche étaient beaucoup plus libres ; l'amélioration continua après le départ ; il put se livrer, sans inconvénient, à des travaux agricoles assez pénibles. La sciatique ayant reparu sous l'influence d'un froid humide, V. revint à Bagnols, le 16 juin 1855, pour reprendre les eaux contre cette dernière maladie ; ses palpitations avaient complètement disparu, ainsi que la toux et la dyspnée qui l'accompagnaient ; il put, dès lors, prendre les

17

eaux sous toutes les formes et partit, cette fois, guéri de sa sciatique.

55ᵉ OBSERVATION.— *Rétrécissement de l'orifice auriculo-ventriculaire gauche, endurcissement du pourtour de la valvule bicuspide, dilatation de l'oreillette gauche et hypertrophie notable du ventricule gauche.*— M. Etienne F., 29 ans, fournisseur de l'armée, tempérament sanguin, constitution très-robuste, a été pris, il y a trois mois, de douleurs rhumatismales dans diverses articulations; elles s'accompagnaient d'enflure, et étaient survenues à la suite de pertes de sang assez considérables, produites pour faire disparaître des tournements de tête; il se rendit à Bagnols, vers la fin de juillet 1855; il éprouvait aussi depuis quelque temps des palpitations, de l'essoufflement et de l'oppression lorsqu'il montait ou marchait un peu vite. Ces symptômes étaient déterminés par un rétrécissement notable de l'orifice auriculo-ventriculaire gauche, dépendant de l'endurcissement du pourtour de la valvule bicuspide; les battements du cœur étaient séparés par un bruit de frottement bien manifeste *tic-fre-tac*, et l'oreillette gauche avait déjà subi une dilatation assez considérable. Il y avait des intermittences dans le pouls qui était fort et vibrant; le cœur battait avec force, surtout au second bruit ; l'oreille appliquée sur la poitrine était soulevée; la percussion indiquait un accroissement notable du volume du cœur (12 centim. de haut en bas et 11 centim. en travers), le ventricule gauche devait être hypertrophié; de là, coups violents à la base du cerveau, tournements de tête, tendance à l'apoplexie. M. F. prit des bains tempérés de trois quarts d'heure à 34' ou 35 centig., but trois à quatre verres d'eau minérale, prit la douche sur les articulations malades et sur les pieds et commença le sixième jour les étuves progressives qu'il supporta très-bien.

Voici la note que j'ai prise au départ. Après quinze étuves qui produisirent des sueurs considérables, M. F. éprouvait une amélioration très-notable ; le bruit de frottement intermédiaire aux deux bruits du cœur, avait presque entièrement disparu ; ils étaient presque réguliers, bien distincts et moins forts; le volume de l'organe, presque normal, ne présentait plus que 10 centim. de haut en bas et 9 centim. en travers; les intermittences du pouls étaient, pour ainsi dire, nulles; il avait plus de force, marchait vite et montait sans être essoufflé. Je ne doute pas qu'un second voyage à Bagnols ne guérisse entièrement M. F., de la funeste disposition qu'à son cœur gauche à s'hypertrophier.

D'autres malades atteints de la même affection se sont présentés à mon observation, dans le cours de l'année 1855, mais avant de livrer à la publicité la relation de leur maladie, j'ai besoin de les revoir, car l'amélioration obtenue sur place, n'ayant pas été très-grande, et ne connaissant pas les résultats consécutifs, je dois, jusqu'à nouvel ordre, les considérer comme des faits neutres qui ont besoin d'être complétés.

§ II. *Hypertrophie du ventricule gauche du cœur.*

Cette maladie, qui consiste dans l'épaississe-
ment des parois du ventricule gauche du cœur
et l'accroissement de l'énergie de ses fibres
musculaires, entraîne après elle l'augmentation
de la force de ses contractions. Les personnes
qui en sont atteintes sont, en général, d'un tempérament sanguin et d'une constitution robuste;
leur poitrine est large et leur système musculaire développé ; leur figure est rouge et souvent
injectée ; le sang les gêne et les fatigue ; elles
éprouvent des hémorragies ou par le nez ou par
le rectum ; enfin, la plupart succombent dans un
âge peu avancé au coup de sang, ou à l'apoplexie.

Les eaux de Bagnols jouissent de la propriété
de modifier cet état et la funeste prédisposition
qui en est la conséquence, comme le prouve l'observation directe.

56e OBSERVATION.—*Hypertrophie du ventricule
du cœur.* — M. Jean D..., propriétaire-cultivateur en
Lozère, se trouvait en voyage en avril 1851 pendant
qu'il tombait de la neige ; il se fatigua beaucoup à marcher ; il avait chaud, lorsqu'il entra à l'auberge le soir ; sa
chemise, qui était mouillée de sueur, sécha sur lui dans
un lit froid ; quelques jours après, il toussa beaucoup et

par quintes; on le fit vomir et on le purgea plusieurs fois; il fut un peu amélioré, mais il conserva des battements de cœur très-fatigants. Au bout de six mois, il fut obligé de se faire saigner, mais la saignée ne produisit pas un grand effet. Depuis trois ans, M. D... ne pouvait se livrer à ses travaux agricoles, parce qu'aussitôt qu'il voulait travailler, il entrait en sueur, et les battements du cœur devenaient si forts qu'ils lui occasionnaient beaucoup de fatigue; il vint à Bagnols en juillet 1854.

Cet homme, âgé de 40 ans, d'un tempérament sanguin et d'une constitution robuste, était rouge; le pouls était dur et vibrant, sans intermittences; les battements du cœur étaient très-distincts sans bruit anormal; le second était plus fort et plus retentissant que le premier; il soulevait l'oreille appliquée contre la poitrine; la percussion indiquait aussi un volume d'au moins un tiers en sus de ce qu'il est à l'état normal; il éprouvait souvent des maux de tête et la sensation, à la base du crâne, de battements précipités qui lui faisaient l'effet de coups de marteau. La marche ou l'ascension sur un plan incliné donnaient lieu à des battements de cœur précipités et tumultueux, à de l'oppression, à de l'essoufflement, à des éblouissements et des tournements de tête; il lui semblait que sa poitrine était trop étroite et allait se briser.

Je lui pratiquai une saignée de 500 grammes, et lui fis prendre des demi-bains tempérés de trois quarts d'heure à 35° degrés centig., des bains de pieds à eau courante et boire 3 à 4 verres d'eau thermale par jour. Le sixième jour, les bains particuliers furent remplacés par des bains de piscine à mi-corps, dont il augmenta progressivement la durée de 8 à 15 minutes; il les supporta bien, transpira beaucoup et pâlit sous leur influence; néanmoins il partit au bout de quinze jours sans amélioration bien apparente ; mais quelque temps après son retour chez lui, sous l'influence consécutive des eaux, il éprouva une amélioration rapide et inespérée. Lorsqu'il revint aux eaux, en juillet 1855, il était dans un état très-satisfaisant; ainsi l'haleine était beaucoup moins courte; il pouvait monter et marcher vite sans être incommodé; le volume du cœur n'avait plus rien d'anormal; ses battements étaient très-réguliers, beaucoup moins forts et moins tumultueux; son état, à ma grande surprise, se trouvait donc très-avantageusement modifié. Il suivit le même traitement que l'année précédente, auquel il ajouta quelques étuves; il transpira beaucoup, s'en trouva très-bien et partit après quinze jours complètement guéri.

L'observation précédente, n° 55, nous offre un cas analogue, compliqué d'endocardite, très-amélioré dès la première saison, et nous avons vu à l'article : *action physiologique des eaux*, qu'elles produisent, chez presque tous les malades qui les prennent, une pâleur remarquable. Cependant loin d'être affaiblis, ils éprouvent plus de force et de vigueur; l'énergie musculaire est augmentée; on ne s'explique point bien l'action des eaux de Bagnols dans les cas d'hypertrophie du cœur, pas plus que dans les cas d'hypérhémie ou congestion cérébrale; on a peine à comprendre que

des eaux qui, dans les cas de chlorose et d'anémie,
donnent du ton aux organes qui en manquent,
puissent en ôter à des organes qui en ont trop.
Ces effets, en apparence contradictoires, existent
cependant; on dirait qu'elles ont pour action de
régulariser les fonctions exagérées ou diminuées
des organes.

CHAPITRE VIII.

TRAITEMENT DES PARALYSIES PAR LES EAUX
DE BAGNOLS.

Ce chapitre n'est que la reproduction corrigée et augmentée d'un article que j'ai adressé, le 20 mars dernier, à la *Société d'hydrologie médicale* de Paris, lors de la discussion sur le traitement des paralysies ; cet article, parvenu trop tard à la société, n'a pu être inséré dans ses annales que dans le résumé de la discussion (t. ii, p. 225), et sous forme d'extrait très-succinct, ce qui n'a pas permis de lui conserver la forme et le sens qu'il avait dans son entier.

Toutes les paralysies peuvent être rapportées à une lésion du cerveau, de la moelle épinière, ou des cordons nerveux qui en naissent ; il existe cependant quelques paralysies qu'on ne saurait rapporter à une lésion anatomique de ces parties : on les désigne sous le nom d'hydiopathiques.

Les eaux de Bagnols jouissant depuis longtemps d'une certaine célébrité dans le traitement
des paralysies, on y observe, chaque année, cette
maladie sous diverses formes.

En 1854, sur 436 malades j'en ai observé
11 cas, savoir : 3 hémiplégies, 7 paraplégies et
1 amaurose.

Deux hémiplégies se sont passablement améliorées; la troisième, datant de six ans, n'a rien
éprouvé.

Quatre paraplégies ont éprouvé une amélioration plus ou moins notable, et trois résultant de
myélite chronique n'ont obtenu aucun bien immédiat.

L'amaurose, probablement de nature rhumatismale, s'est beaucoup améliorée la première
année et a guéri la seconde (v. obs. 67).

Comme toutes les paralysies ne retirent pas, à
beaucoup près, et ne peuvent pas retirer un bénéfice des eaux, il est important d'examiner avec
attention celles qu'on peut y soumettre avec
chance de succès, et celles qu'on doit en éloigner.

ARTICLE PREMIER.

Paralysies dépendant d'une lésion du cerveau.

Je ne traiterai ici que de la paralysie qui succède à l'hypérhémie ou congestion du cerveau, à

ses suites, et à l'hémorragie ou apoplexie cérébrale.

§ I. *Paralysie dépendant d'une hypérhémie cérébrale.*

Les cinq formes d'hypérhémie cérébrales étudiées par M. Andral, et réduites à deux par
M. Rostan, ne sont que des degrés plus avancés
de la même maladie, qui finit par se terminer
par le ramollissement ou l'hémorragie du cerveau. Dès que l'hypérhémie est arrivée au troisième degré, elle produit un trouble considérable dans la motilité, une paralysie réelle, locale
ou générale ; l'hémiplégie qui se manifeste alors,
dit M. Andral (*Clinique médicale*), peut durer
quelques heures, plusieurs jours, ou se terminer
par la mort, sans qu'à l'autopsie la congestion
soit plus forte dans un hémisphère que dans
l'autre, en sorte qu'il n'est pas facile de décider
pourquoi il y a eu hémiplégie.

Certaines affections du cœur sont les causes
les plus fréquentes de l'hypérhémie cérébrale.
Telles sont l'hypertrophie du ventricule gauche
et les rétrécissements des orifices auriculo-ventriculaire, aortique et pulmonaire. C'est au moment, dit M. Rochou (*Recherches sur l'apoplexie*,
p. 424), où le malade est tourmenté par des pal-

pitations, des battements incommodes à la tête et au front, qu'il accuse des vertiges, des étourdissements, des fourmillements dans les membres et tous les prodrômes de l'hypérhémie. Celle-ci reparaît lorsqu'une cause vient à exciter de nouveau la circulation, et ramener les battements de cœur. La suppression des hémorroïdes ou d'une hémorragie habituelle, la pléthore, un tempérament sanguin, une constitution apoplectique, les travaux de cabinet, les veilles prolongées, les préoccupations de grandes affaires, la constipation habituelle, le passage brusque d'une grande activité au repos, une affection rhumatismale ou herpétique la produisent aussi fréquemment.

Dans toutes ces circonstances, les eaux de Bagnols, en modérant la force des battements du cœur, en rendant aux orifices cardiaques leur calibre, en fluidifiant le sang et en débarrassant l'économie par des sueurs, facilitent le dégagement du cerveau et détruisent sa funeste tendance aux congestions; il est quelquefois nécessaire d'opérer en même temps une révulsion sur le rectum, à l'aide de 25 à 30 centig. de résine d'aloès pris pendant cinq à six jours tous les soirs en se couchant.

J'ai assez souvent rencontré à Bagnols des malades qui venaient prendre les eaux pour des

affections rhumatismales ; leur tempérament
sanguin, leur âge, leur structure et leur constitution qui les disposait éminemment à l'apoplexie, me faisaient extrêmement redouter pour
eux l'usage de bains, de douches et d'étuves à
42° centig.; souvent cependant, sans consulter,
ils prenaient d'emblée ces remèdes, et loin de
voir la congestion cérébrale se produire, loin
d'être rouges comme à leur arrivée, lorsqu'ils
avaient éprouvé des sueurs abondantes, ils
étaient plutôt pâles et l'on eût dit qu'ils avaient
été saignés; cette pâleur se remarque, du reste,
chez la plupart des baigneurs de ces eaux : on
dirait que leur sang a été lavé, et dépouillé
d'une partie de sa matière colorante; et pourtant
elles sont passablement ferrugineuses et agissent
assez efficacement contre l'anémie et la chlorose.
Quoique je possède plusieurs observations sur ce
sujet, je me contenterai de rapporter la suivante
qui est une des plus remarquables.

57° OBSERVATION. — *Hypérhémie cérébrale.*—
Mme B..., 42 ans, aubergiste; tempérament sanguin;
constitution robuste, taille peu élevée, grosse, cou
court, visage coloré, commençant à éprouver des irrégularités dans les menstrues, vint à Bagnols en août
1854, pour quelques douleurs rhumatismales dont elle
était atteinte. Mme B... éprouvait, depuis quinze mois,
des douleurs vives dans les extrémités inférieures; il

lui semblait qu'on lui enfonçait des épingles dans la plante des pieds. Pour peu qu'elle se fatiguât et se tînt debout, les douleurs augmentaient et s'étendaient vers les jambes qui, le soir, étaient engourdies et lasses ; il lui tardait alors d'aller prendre du repos. Depuis quelques mois, il s'était joint à cela des bourdonnements dans les oreilles, des battements, des bruits très-forts et de grandes douleurs dans la tête ; elle ne pouvait se baisser sans éprouver des cuissons dans les yeux et des éblouissements ; quelquefois aussi la tête lui tournait et, pour ne pas tomber, elle était obligée de s'appuyer contre un meuble. Le pouls était régulier et vibrant, et les battements du cœur très-forts et faciles à percevoir malgré la graisse qui couvrait la poitrine.

Mme B... prit d'abord deux bains tempérés à 35 degrés centig., de trois quarts d'heure chacun, et tous les jours un bain de jambe à eau courante. Elle passa ensuite à la piscine, y prit un bain d'un quart d'heure et une douche de 10 minutes sur les jambes ; elle but aussi 2 à 4 verres d'eau n° 41 et transpira beaucoup. L'arrivée des règles le cinquième jour nécessita une suspension de deux jours. A part l'influence thermale, qui amena de la constipation et nécessita l'emploi d'une bouteille d'eau de Sedlitz, elle se trouva très-bien à dater du dixième jour. Le dix-septième, elle était très-améliorée, en partie débarrassée de ses douleurs dans les pieds, de ses bourdonnements d'oreilles, de son mal de tête et de ses éblouissements ; elle avait aussi perdu une partie de ses couleurs et était plutôt pâle que rouge ; enfin elle avait pris de la force. Mme B... s'améliora encore chez elle, et lorsqu'elle revint, en 1855, elle était, en grande partie, guérie. L'usage des eaux, sous toutes les formes, pendant 15 jours, la débarrassa entièrement de ce qui lui restait.

Evidemment ici l'intervention des eaux minérales a été utile pour combattre et détruire une affection menaçant de devenir grave, datant de 15 mois, allant toujours croissant et qui se serait probablement terminée par une attaque d'apoplexie.

Pour moi, c'est un fait acquis que les eaux minérales, du moins celles que je dirige, loin de produire ou d'augmenter l'hypérhémie cérébrale la diminuent et peuvent être employées chez les personnes prédisposées à l'apoplexie comme préservatif ; et je dois, ici, faire cette déclaration formelle que les eaux de Bagnols, quoique prises par la moitié au moins des malades qui les fréquentent, sans direction, donnent très-rarement lieu à des accidents congestifs vers le cerveau, et que je ne me rappelle avoir été appelé qu'une seule fois, depuis deux ans, pour des accidents de cette nature. Ce fut pour la femme d'un notaire d'Issingeau, atteinte d'un catarrhe pulmonaire. Cette jeune dame s'étant oubliée dans la piscine, fut surprise tout-à-coup par la faiblesse, et sur le point de perdre connaissance ; mais à peine fut-elle transportée dans sa chambre qu'elle revint à elle et que mon intervention devint inutile.

L'hypérhémie est presque toujours le premier degré du ramollissement du cerveau, qui n'est autre chose qu'une usure et qu'une dissolution de cet organe contre laquelle il n'y a aucun remède. N'attendez donc pas que la maladie soit arrivée à ce point si vous voulez obtenir quelque chose des eaux minérales ; car alors elles sont aussi impuissantes que les autres moyens, et les malheureux qui en sont atteints, après avoir vu leurs pensées s'effeuiller et disparaître une à une, leur mémoire, leur intelligence, leurs mouvements et leurs forces s'éteindre peu à peu, doivent se résoudre à mener la vie obscure d'un végétal jusqu'à ce qu'une attaque d'apoplexie foudroyante vienne mettre fin à cette mort anticipée.

§ II. *Paralysie dépendant d'une hémorragie cérébrale ou apoplexie.*

L'apoplexie est une maladie si commune que la plupart des gens du monde savent que, lorsqu'elle n'est pas foudroyante, elle laisse après elle une paralysie de toute une moitié latérale du corps, qu'on appelle *hémiplégie.* Elle a toujours lieu, à peu d'exception près, du côté opposé à celui du cerveau qui est affecté. Si c'est l'hémisphère droit, elle siége dans la partie gauche du corps et réciproquement. Lorsque la maladie est traitée par les moyens ordinaires ou abandonnée à elle-même, il est rare que le rétablissement soit complet, à moins que l'hémorragie soit petite et qu'elle soit arrivée dans un âge peu avancé; mais habituellement la partie liquide du sang épanché se résorbe, la partie solide, réduite à un volume beaucoup moindre, s'enkyste et reste enfermée dans le cerveau qu'elle continue à comprimer, et l'hémiplégie persiste à un degré d'autant plus élevé que le kyste est plus gros; ainsi les malades traînent la jambe ou marchent en fauchant; les doigts de la main, inhabiles à saisir les objets qu'on leur présente, restent souvent fléchis et ne peuvent être étendus qu'en employant une certaine force; enfin les mouvements sont très-incomplets, le sentiment diminué et l'intelligence amoindrie. Cet état dure plus ou moins, souvent, jusqu'à ce qu'une nouvelle attaque, toujours suspendue sur la tête, comme l'épée de Damoclès, vienne y mettre fin. Certes, ce n'est pas là une guérison que cet état, dans lequel l'homme, s'affaissant peu à peu sur lui-même, tombe dans un état d'enfance anticipée et succombe presque fatalement à une hémorragie toujours appelée par la présence de ce caillot sanguin, de ce corps étranger emprisonné dans le cerveau. Pour qu'une guérison à peu près complète pût avoir lieu, il faudrait que sa résorption fût aussi complète et que la cicatrice de la déchirure cérébrale fût aussi mince que possible. Or, c'est ce que la nature et les divers agents de la pharmacie sont rarement aptes à faire ; presque toujours de nouvelles attaques ont eu lieu avant que ce résultat soit atteint ; la position s'aggrave et le malade succombe. Un grand nombre d'eaux minérales, parmi lesquelles se trouvent celles de Bagnols, ont été vantées dans ces circonstances outre mesure, et auraient, au dire des auteurs, produit des miracles qui ne se renouvellent plus de nos jours. Pourquoi cela ? Je veux bien faire la part de l'exagération, des préjugés, de l'ignorance, de la cupidité et de cette tendance au merveilleux si naturelle à l'homme ; mais ce n'est pas une raison pour rejeter en masse toutes les observations de nos devanciers. L'essentiel est de faire un choix parmi elles et de s'assurer si, en agissant comme eux, on n'obtiendrait pas les mêmes résultats. Evidemment elles peuvent beaucoup plus que les autres moyens, et ce serait, à mon sens, tomber dans une exagération contraire que d'en rejeter l'emploi, sous prétexte qu'on attribue aux eaux des améliorations qui seraient survenues naturellement.

Avant de passer outre, il est important d'examiner deux questions :

1º Quels sont les cas qui présentent le moins de chance de succès ? quels sont ceux qui en présentent le plus ?

2º Quel est l'intervalle qu'on doit mettre entre l'attaque et l'usage des eaux ?

1re *question.* — Toutes choses égales d'ailleurs, l'hémiplégie qui accompagne l'hémorrhagie cérébrale et qui est sous sa dépendance, aura d'autant moins de chance de guérir aux eaux de Bagnols et, en général, aux eaux minérales, que le sujet sera plus âgé, que l'épanchement sanguin, précédé ou non de signes de congestions, sera plus vaste, le caillot qui lui succède plus volumineux, plus dur et plus ancien, et que le sujet aura eu plusieurs attaques. Au contraire, les chances d'amélioration ou de guérison seront d'autant plus grandes que l'épanchement sera moins considérable, qu'il aura eu lieu entre les membranes ou que le caillot intra-cérébral sera plus petit; qu'elle aura succédé à une cause étrangère à une affection préalable du cerveau, et surtout à une hypertrophie modérée du ventricule gauche du cœur, aux rétrécissements des orifices auriculo-ventriculaire, aortique ou pulmonaire et qu'elle n'aura pas été précédée de d'autres attaques. L'apoplexie chez les personnes âgées indique, en effet, un travail antérieur, souvent insensible en apparence, se traduisant, pendant quelque temps, par des tournements de tête, des étourdissements passagers, une tendance au sommeil, mais dont les symptômes essentiels ne se manifestent qu'au moment de l'accident. Dans ces cas, il y aura apoplexie par faiblesse ou usure du cerveau. Les eaux de Bagnols pourront peut-être contribuer à améliorer en fortifiant le cerveau, en opérant une révulsion par la peau, en détruisant sa disposition aux congestions, en favorisant la circulation du sang et en hâtant la résorption de l'épanchement.

Chez les personnes au-dessous de 60 ans, au contraire, l'hémorrhagie cérébrale, plus rare, peut être considérée comme accidentelle et la masse cérébrale comme saine. Lorsque, par les procédés de l'art et de la nature, la lésion cérébrale sera cicatrisée et qu'il ne restera plus dans le cerveau qu'un corps étranger plus ou moins volumineux, on pourra employer les eaux de Bagnols à dose et sous forme plus ou moins excitante pour guérir les affections du cœur qui y ont donné lieu, rendre la résorption du caillot plus prompte et obtenir une guérison solide.

2e *question.* — La règle générale aujourd'hui est de n'envoyer les hémiplégiques aux eaux qu'après leur avoir fait subir un traitement antiphlogistique plus ou moins vigoureux, un régime affaiblissant, et d'avoir fait disparaître tout symptôme d'irritation, c'est-à-dire 6, 8 ou 12 mois après l'attaque.

Une opinion nouvelle et diamétralement opposée, se fondant sur des faits authentiques et nombreux, vient d'être produite par MM. Regnault et Caillat, inspecteurs des eaux de Bourbon-l'Archambault.

« Je ne dissimulerai pas, dit M. Regnault « (*Annales de la soc. d'hyd. méd. de Paris*, t. II, « p. 76), quelle fut ma surprise en arrivant à « Bourbon, avec les idées généralement reçues « sur le traitement de ces graves affections, de « voir les hémiplégiques s'exposer tous les jours, « dans les piscines de l'hospice, à l'action d'un « bain à 34° et d'une douche de 45 à 48° centig., « non seulement sans éprouver de nouveaux « symptômes de congestion, mais retirant de ce « nouveau traitement souvent une amélioration « immédiate, le plus souvent aussi une amélioration « tion ultérieure plus ou moins complète.

« Voilà ce qu'on peut observer tous les jours à « l'hospice thermal où personne ne veille à « l'exécution des prescriptions du médecin; « ajoutons à cela une alimentation copieuse et « substantielle.

« Au contraire, à l'établissement thermal, les « eaux sont administrées sous la surveillance la « plus rigoureuse, et avec tous les ménagements

« possibles de température, de temps, de
« force, etc. Ici, jamais de ces réactions énormes
« qui, à l'hospice, sont poussées quelquefois
« jusqu'à la syncope et qui causeraient au malade
« et à ceux qui l'entourent un véritable effroi.
« Mais, aussi je dois le dire, la différence des
« effets du traitement est extrêmement sensible.
« A l'hospice, rarement un insuccès complet; le
« plus souvent amélioration notable et fréquem-
« ment *guérison après la deuxième année ;* à
« l'établissement, au contraire, *guérisons plus*
« *rares et fréquents insuccès.* »

Voici ce que l'observation a appris à M. Regnault sur la cause de cette différence.

« Les 500 malades civils de l'hospice se com-
« posent surtout d'ouvriers et de cultivateurs de
« la Nièvre, de l'Allier et du Loiret. Qu'un ma-
« lade soit frappé d'apoplexie, après une saignée
« et quelques frictions, on lui donne à manger à
« discrétion, et du vin pour le fortifier, en atten-
« dant la saison des eaux; assez souvent même
« lorsqu'un de ces malades est frappé pendant
« l'été, il se fait transporter immédiatement à
« l'hospice avant tout autre remède pour profiter,
« le plus tôt possible, dit-il, de la saison des eaux.
« Pendant les premières années de ma pratique,
« je refusais de les admettre; successivement
« l'observation m'a fait modifier mon opinion et

« aujourd'hui, au contraire, je me plains qu'on
« diffère trop.

« Dans le monde, on fait tout l'opposé; on
« saigne immédiatement, le lendemain encore;
« pour combattre la réaction, on impose au ma-
« lade un changement complet d'hygiène et de
« régime; alimentation végétale, abstention de
« vin, de café, surtout émissions sanguines pé-
« riodiques; enfin, un an après l'accident, lors-
« que la thérapeutique ordinaire n'a plus rien à
« faire, on envoie le malade dans un établisse-
« ment thermal.

« Ainsi, d'une part, recours immédiat aux
« eaux presque sans médication préalable; et
« d'autre part, envoi aux eaux longtemps après
« le début de la maladie et comme dernier expé-
« dient. Eh bien! c'est là la véritable cause des
« effets du traitement. Aussi, je n'hésite pas à
« formuler les deux propositions suivantes :

« 1° Dans les hémiplégies apoplectiques, la
« guérison sera d'autant plus prompte, que le
« malade aura été moins saigné.

« 2° Le traitement thermal sera d'autant plus
« efficace qu'il sera appliqué à une époque plus
« rapprochée de l'accident. »

Voici les motifs que M. Regnault invoque en
faveur de ses deux propositions :

« Les émissions sanguines fréquentes, aidées

« d'une alimentation insuffisante, provoquent
« très-souvent, un état chloro-anémique, carac-
« térisé par la pâleur, l'amaigrissement, l'œdème
« des parties paralysées et surtout les palpita-
« tions, symptôme fâcheux lorsqu'on en mécon-
« naît la nature; car, alors, loin d'y voir l'effet
« du traitement, on s'y attache comme à la cause
« de l'accident cérébral, et les moyens à l'aide
« desquels on le combat ne font que l'exagérer.
« Au contraire, la sobriété, sinon l'abstention
« absolue des émissions sanguines, a pour effet
« incontestable, de ménager les forces du ma-
« lade, de ne pas le prédisposer à l'œdème et de
« le mettre à même de subir, avec plus d'avan-
« tages, les réactions thermales.

« Quant à la seconde proposition, l'ébranle-
« ment imprimé aux organes périphériques, l'a-
« bondance de la sueur et de la sécrétion, la ré-
« vulsion opérée sur l'estomac et les intestins,
« par la boisson et la douche ascendante, me pa-
« raissent des moyens assez puissants pour pro-
« voquer la résorption du caillot sanguin avant
« l'organisation du kyste, ou avant la production
« du ramollissement, dont la présence perpétue
« la paralysie. »

M. Caillat tient à peu près le même langage :
« il n'a, dit-il (l. c., p. 86), jamais remarqué
« d'effets fâcheux produits par l'usage des eaux de

« Bourbon dans les hémiplégies les plus ré-
« centes qui ne dataient que de 30, 28 et 20
« jours. »

Relativement à cette importante question de
l'intervalle qu'il convient de mettre entre l'attaque et l'usage des eaux, j'ai, moi-même, depuis
7 ans, observé, tant à Chaudes-Aigues qu'à Bagnols, des faits qui paraissent concorder avec les
observations faites à Bourbon-l'Archambault, et
m'ont, depuis longtemps, donné à penser que,
sous ce rapport, la thérapeutique avait besoin
d'être révisée ; car, ainsi que je l'ai dit dans le
paragraphe précédent (page 268), l'expérience
journalière démontre suffisamment qu'il y a peu
ou point d'accidents à redouter des bains de piscine et des douches à 42° centig. dans les hypérhémies cérébrales et les hémiplégies, précisément parce que l'air y étant raréfié, les liquides
avaient plus de tendance à se porter vers la peau
qui leur offrait des pores largement ouverts,
que vers les organes intérieurs.

Peut-être même est-ce parce qu'autrefois les
établissements thermaux étaient moins bien tenus
et qu'on y administrait les eaux avec plus de har-
diesse et de vigueur, qu'on y obtenait plus de
succès que nous dans des cas graves, comme paraissent le prouver les faits observés à Bourbon-
l'Archambault, et les deux observations suivantes

que j'extrais de l'ouvrage de Bonnel de Labrage-resse.

58ᵉ OBSERVATION. — *Hémiplégie guérie par les eaux de Bagnols.* — M. Vincens, notaire à Mende, hémiplégique par suite d'une attaque d'apoplexie surve nue à 54 ans, fut transporté à Bagnols, en 1732, sur un brancard, comme un automate, pour y prendre les bains et les douches. L'effet de ces remèdes fut si apparent qu'on voyait la sensibilité des membres affectés revenir miraculeusement d'un jour à l'autre, et qu'il fut en état de revenir à Mende à cheval, jouissant d'une très-bonne santé, qui s'est soutenue jusqu'à un âge avancé, puisqu'il est mort d'une fièvre maligne en 1764, âgé de 83 ans.

59ᵉ OBSERVATION. — *Hémiplégie guérie par les eaux de Bagnols.* — Mme de la Bessière, de Saint-Ge-niès en Rouergue, qui était hémiplégique à la suite d'une attaque survenue en 1771, à 40 ans, fut apportée à Bagnols dans une litière ; elle y prit deux bains par jour d'une heure chacun et autant d'étuves de même durée. Ces deux agents, utilisés dans cette occasion au-delà des bornes ordinaires, eurent un succès si prompt que la malade vit, dans cinq jours de leur usage, dissiper tous les symptômes formidables qui caractérisaient sa maladie ; elle continua encore ces remèdes, mais d'une manière moins violente et plus tempérée, pendant 7 à 8 jours et s'en retourna chez elle n'ayant aucun reste d'une maladie aussi grave. Mme de la Bessière revint à Bagnols l'année suivante, uniquement pour affermir la guérison opérée l'année précédente et pour prévenir le retour de la maladie.

Il est bon de savoir qu'à cette époque il n'y avait, à Bagnols, qu'une piscine hermétiquement fermée, comme celles qui existent actuellement, sans bains particuliers, afin de conserver à l'eau thermale tous ses gaz et toute sa pureté; que cette eau était à 42° et qu'alors, comme dans celle d'aujourd'hui, l'usage était de ne prendre que des bains d'un quart d'heure, parce qu'il était difficile d'y rester plus longtemps sans être incommodé. Ces deux observations paraissent indiquer que la maladie n'était pas très-ancienne chez ces deux malades, car ils ne pouvaient remuer les membres paralysés.

Certes, on n'oserait pas, aujourdhui, prescrire un traitement aussi énergique que celui subi par M. Vincens et Mme de la Bessière; et cependant peut-être est-ce là tout le secret de la guérison ! Pour moi, lorsque je suis consulté pour des hémiplégies apoplectiques, je commence par préparer le malade par des bains de 40 minutes, à 33 ou 34° centig., des bains de pieds à eau courante à 42° centig. et 2 ou 3 verres d'eau thermale en boisson avant de lui permettre les bains de piscine et les douches sur le côté paralysé; souvent même il est nécessaire de prescrire concurremment quelques pilules d'aloès, chaque jour, pour entretenir la liberté du ventre.

60ᵉ OBSERVATION. — *Hémiplégie datant de trois ans.* — Mme de C. me fut adressée, en 1855, par MM. Urbs, médecin au Puy, et Barrier, de Lyon ; cette dame, âgée de 57 ans, d'un tempérament lymphatique et d'une constitution molle, grosse, grasse, col court et enfoncé dans les épaules, figure pâle, avait ordinairement la poitrine délicate, et était fort sujette aux affections catarrhales. En 1852, Mme de C. fut prise d'une attaque d'apoplexie qu'on désigna sous le nom de séreuse ; elle se manifesta par une paralysie incomplète de la langue et par un affaiblissement dans les fonctions cérébrales ; ainsi, on remarquait que les idées étaient moins nettes et que le cerveau était tombé dans une espèce de torpeur dont on avait assez de peine à le faire revenir ; cet état a été en s'améliorant spontanément ; la parole est revenue, mais on observe néanmoins une différence entre son état actuel et celui dans lequel elle était avant l'accident, bien qu'on n'ait pas découvert de paralysie bien manifeste dans le côté droit à l'époque de l'attaque. On remarque même aujourd'hui que Mme de C. est plus faible du côté droit que du côté gauche et qu'il y a une légère hémiplégie ; ainsi, elle n'a pas la sensation des hauteurs lorsqu'elle monte un escalier et butte fréquemment du pied droit. Elle est moins habile de la main droite que de la main gauche ; elle dort souvent, éprouve de l'engourdissement surtout à droite, a froid aux pieds ; la vue est affaiblie, les idées sont confuses, elle pleure facilement, l'intelligence est moins nette.

Ajoutons à cela que, depuis un an, elle a ressenti une douleur dans la jambe et la cuisse droite, cette douleur, qui se faisait surtout sentir pendant la marche, a été considérée, par les deux médecins précités, comme une affection rhumatismale indépendante de l'affection cérébrale; c'est même la raison qui les a décidés à envoyer Mme de C., à Bagnols.

Le traitement a consisté en bains tempérés à 34° centig. d'une demi-heure, en bains de pieds à eau courante d'un quart d'heure et en deux verres d'eau minérale nᵒ 41; ce n'est qu'à dater du quatrième jour que Mme de C. a commencé l'usage des douches fortes; le traitement a duré quinze jours, pendant lesquels elle a pris neuf grands bains tempérés, dix bains de pieds et quatre douches fortes; pour vaincre la constipation, 40 centig. d'aloès ont été administrés pendant huit jours.

Mme de C. s'est trouvée rapidement améliorée sous tous les rapports; l'appétit est revenu, les aliments ont été bien supportés et bien digérés, la nutrition s'est mieux faite, le cerveau s'est désobstrué, l'intelligence est devenue plus nette, les liquides ont mieux circulé; l'engourdissement des membres droits, le froid aux pieds et la tendance à l'assoupissement ont diminué ou cessé, la force est revenue, et Mme de C., qui, à son arrivée, ne pouvait faire que quelques pas en s'appuyant sur le bras d'une autre personne, pouvait faire de longues courses sans beaucoup de fatigue; les membres paralysés avaient mieux la sensation des objets, en un mot, ils avaient plus de vie et d'animation. Si cette amélioration s'est soutenue, j'espère qu'une nouvelle saison à Bagnols finira de rétablir sa santé.

Je n'oserais affirmer que Mme de C. avait eu une véritable attaque d'apoplexie, car on n'a constaté chez elle que de l'embarras dans la parole, un affaiblissement dans les fonctions cérébrales; l'hémiplégie n'a pas été positivement observée : Mme de C. ne marchait pas en fauchant, les doigts de la main n'étaient pas fléchis; seulement, elle buttait souvent contre une marche d'escalier dont elle n'appréciait pas bien la hauteur; je crois plutôt qu'elle avait eu une forte congestion qui avait ébranlé le cerveau, que depuis elle avait une hypérhémie perpétuelle qui se serait probablement terminée avant peu par une véritable attaque. L'action prompte et véritablement utile des eaux, dans cette circonstance, me paraît encore propre à confirmer cette opinion. Dans tous les cas, s'il y avait eu attaque, de prime-à-bord le foyer hémorrhagique avait dû être très-circonscrit.

ART. II.

Paralysies dépendant d'une lésion de la moelle épinière et de ses membranes.

Les paralysies par lésion de la moelle épinière occupent la moitié inférieure du corps et sont désignées sous le nom de paraplégie. Ce nom n'est, en général, accordé qu'aux paralysies des membres inférieurs ; cependant quelques auteurs l'étendent à toutes les paralysies situées au-dessous de la tête.

.La paraplégie peut être occasionnée par une lésion de la moelle et de ses membranes, ou par une compression de cet organe déterminée par l'augmentation de volume des os qui l'entourent et des ligaments qui les réunissent, ou par l'augmentation du liquide rachidien.

§ ɪ. *Paralysie par lésion propre de la moelle et de ses membranes.*

Les lésions propres de la moelle qui donnent lieu à la paralysie, sont l'hémorrhagie, l'hypérhémie ou congestion, la myélite aiguë ou chronique et la commotion.

La paralysie par hémorragie de la moelle est une maladie très-rare et presque toujours mortelle, aussi ne m'y arrêterai-je pas ; mais l'hypérhémie et la myélite aiguë ou chronique, méritent de fixer un instant notre attention.

La paralysie est souvent le seul symptôme qui reste après le passage de la myélite à l'état chronique. Cette paralysie occupe, le plus souvent, les membres inférieurs ; elle peut aussi affecter un seul bras, ou les deux bras, ou les quatre membres ; le tout dépend de la hauteur à laquelle la

moelle est malade et de l'étendue du mal trans-
versalement. Ainsi 1° *dans la myélite de la portion cervicale*, les quatre membres et tout le
tronc sont paralysés ; 2° *dans la myélite de la région dorsale*, la paralysie occupe toutes les parties situées au-dessous du point où commence
la maladie ; 3° *dans la myélite de la portion lombaire*, souvent la paralysie occupe un des membres inférieurs et s'étend ensuite à l'autre.

La paralysie porte, ordinairement sur le sentiment et le mouvement; mais aussi elle peut n'affecter que l'un ou l'autre isolément. Cela tient à
ce que, dans le premier cas, la maladie n'occupe
que les *faisceaux antérieurs ou moteurs*, et dans
le second, les *faisceaux postérieurs ou sensitifs
de la moelle*.

La paralysie, tenant à la myélite de la portion
lombaire, est celle qui s'observe le plus commu-
nément ; elle s'accompagne d'une douleur obtuse
vers la chute des reins; plus souvent de rétention
d'urine et de constipation que de la sortie invo-
lontaire des matières ; la peau est insensible jusqu'au-dessus des hanches ; le flux menstruel peut
continuer à paraître régulièrement.

On s'accorde généralement à regarder cette espèce de paralysie comme au-dessus des ressources de l'art et comme rebelle à l'action des eaux
minérales. Cependant, comme il peut y avoir eu

erreur de diagnostic, que la maladie peut avoir pour cause un principe rhumatismal herpétique ou lymphatique inconnu, que la mort est certaine dans un temps qui ne peut être fort éloigné et que quelques bains, quelques douches, quelques étuves et quelques verres d'eau minérale pris avec précaution ne peuvent être bien nuisibles, je ne vois pas pourquoi on ne ferait pas quelques tentatives.

On a rapporté, à la maladie mal déterminée qu'on appelle myélite chronique, une foule d'altérations, telles que ramollissement, indurations, hypertrophie, atrophie et bien d'autres encore ; mais en parcourant les symptômes qu'on lui attribue, surtout dans les premiers temps, il est facile de voir que l'autopsie ne donne que les altérations terminales de la maladie et non celles qui existent à son début ou dans les premiers temps de son existence ; il paraîtrait surprenant en effet qu'avec des altérations aussi graves le malade n'éprouvât, pendant plusieurs mois ou plusieurs années, que des fourmillements ou de l'engourdissement dans un pied, accompagnés d'une diminution dans la sensation du sol sur lequel il marche, d'une douleur dans la région lombaire, d'élancements spontanés ou déterminés par la pression dans les membres, que ces phénomènes pussent se dissiper et reparaître alternativement ; il me paraît plus logique d'admettre que la myélite chronique ne succède pas forcément à la myélite aiguë, mais que certains ramollissements de la moelle, qu'on attribue à tort à une phlegmasie antérieure, peuvent très-bien se manifester, comme dans le cerveau, à la suite de *congestions ou d'hypérhémies répétées*. J'aime mieux croire, avec M. Calmeil, que cet ordre des ymptômes est déterminé par des hypérhémies ou congestions qui se répètent sous diverses influences, finissent par devenir permanentes et par produire lentement les altérations indiquées, plutôt que d'admettre qu'un individu puisse vivre pendant 4 à 5 ans ou plus avec une moelle convertie en bouillie.

En partant de ce principe vrai, on pourra agir à une période de la maladie, à laquelle les eaux auront le pouvoir de détruire la congestion et d'opérer des guérisons solides, tandis qu'en adoptant des vues opposées on s'exposerait à refuser le bénéfice des eaux à des malades auxquels elles auraient pu être fort utiles. (Voyez obs. 63.)

L'hypérhémie de la moelle et de ses membranes mérite donc une attention toute particulière, d'autant plus qu'au bout d'un certain temps elle devient presque permanente et donne lieu alors aux mêmes symptômes que la myélite chronique : paraplégie plus ou moins complète, paralysie du

rectum et de la vessie, douleur lombaire ou ra-
chidienne, indiquant le point congestionné.

Ses causes les plus fréquentes sont les jouis-
sances solitaires, l'abus des plaisirs vénériens et
les pertes séminales. (Voyez observ. 61.)

Dans la myélite chronique, M. Ollivier (*Maladie de la moelle*, t. II, p. 428) a remarqué, lorsque
la paralysie était encore légère et incomplète,
qu'elle semblait perdre de son intensité, lorsque
le malade se levait et à mesure que la marche se
prolongeait. L'explication du phénomène, donnée
par cet auteur, indique bien plutôt une simple
congestion qu'une myélite. Chez d'autres malades, il a observé un phénomène assez curieux ;
quelques muscles des pieds et des jambes, étant
plus particulièrement affectés, le pied traîne et la
pointe, venant à frapper contre le sol, le malade
tombe et attribue sa chute à des accidents de terrain et la faiblesse de ses jambes à la contusion
qui l'a suivie. Enfin, il a vu quelques malades qui
ne pouvaient marcher un peu, même appuyés sur
une canne, qu'en renversant le tronc et la tête en
arrière, de telle sorte que leur allure avait quel-
qu'analogie avec celle que détermine le tétanos
(Ollivier, l. cit.)

Lorsque la paralysie est complète, permanente
et bien déterminée par la myélite chronique, ce
qui annonce que la maladie est arrivée à un

degré avancé chez les malades qui prennent les
eaux, les membres sont parfois agités de mouvements convulsifs passagers et rapides qui leur
font croire à une amélioration de leur état; mais
cette amélioration n'est qu'apparente et de très-
courte durée. On peut comparer ces mouvements
convulsifs aux éclairs de lumière des amauro-
tiques. Sous ce rapport, les malades se font
presque toujours illusion, et le médecin a besoin
de contenir leur désir immodéré d'abuser de remèdes inutiles et souvent nuisibles. J'en ai vu
un certain nombre qui, se croyant très-amé-
liorés au départ, se promettaient bien de venir
compléter leur guérison l'année suivante, et
succombaient peu de temps après leur retour
chez eux. Les eaux n'avaient déterminé qu'une
excitation passagère, et la désillusion et la décep-
tion étaient d'autant plus cruelles pour ces pau-
vres malades et leur famille qu'ils avaient conçu
de plus grandes espérances. Ce n'était pourtant
pas faute d'avoir suffisamment prévenu l'entou-
rage.

Ainsi, c'est donc dans la période de congestion que les eaux exerceront surtout leur puissance; la paralysie dépendant de l'hypertrophie
simple de la moelle et de ses membranes, l'infiltration séreuse de ces dernières, pourront aussi
en recevoir une influence favorable, mais au-

delà il ne faudra pas compter sur leur action en bien.

La commotion ou l'ébranlement de la moelle épinière est encore assez souvent suivie de paraplégie, de constipation et de rétention d'urine; pourvu qu'elle ne s'accompagne pas de contusion, de déchirure de la substance de cet organe et d'épanchement de sang dans son intérieur, elle se trouvera bien de bains prolongés et de douches le long de la colonne vertébrale. (Voy. observ. 62.)

Voici quelques observations à l'appui de ce qui précède :

61e OBSERVATION. — *Paraplégie commençante causée par des pertes séminales.* — M. Ch., 19 ans, propriétaire dans la Haute-Loire, tempérament lymphatico-sanguin, constitution assez robuste, fut pris, au printemps de 1854, de sueurs assez abondantes qui se manifestaient aussitôt qu'il éprouvait quelque fatigue; en semant, par exemple, il était obligé de se reposer au bout de chaque sillon, et comme il faisait du vent, il prit froid. Le lendemain, il fut courbaturé, sans appétit, sans sommeil, garda le lit et sua beaucoup. Le troisième jour, il se leva, prit froid de nouveau, et se remit au lit, où il fut pris d'une toux sèche sans expectoration; il la garda un mois et demi malgré les sueurs abondantes qu'il avait; lorsqu'il se leva, il sentit qu'il avait les jambes faibles, qu'il lui fallait faire des efforts inaccoutumés pour rendre les matières

fécales et passer plus de temps pour uriner; il avait
tantôt froid, tantôt chaud, le froid concordait avec les
sueurs, qui, pour se vaporiser, enlevaient beaucoup
de calorique au corps. Enfin, il lui survint une éruption milliaire. Le 30 juillet, il se rendit à Bagnols; il
était pâle, maigre, la parole était lente ainsi que les
mouvements, les yeux étaient cernés, il avait des palpitations lorsqu'il marchait un peu vîte ou montait,
sans que le cœur présentât aucune altération; il avait
de fréquentes pollutions nocturnes et des pertes séminales, causées par l'abus des plaisirs solitaires auxquels il s'était livré avec passion deux ans auparavant;
ses jambes étaient lourdes, il lui semblait qu'il portait
un poids attaché au derrière; la sensation du sol était
diminuée, et le corps était toujours glacé et couvert
d'une sueur froide et visqueuse.

M. Ch. fut soumis chaque jour à un bain tempéré
d'une heure à 32 centig., à une douche forte le long
de la colonne vertébrale et sur le périnée; il prit
quelques douches ascendantes internes pour faciliter
les évacuations et tonifier les vésicules séminales, le
rectum et la vessie; le huitième jour, la sueur était
fort diminuée, l'appétit revint, la nutrition commença
à s'opérer, la faiblesse diminua, les pollutions furent
moins fréquentes; après quinze bains, il partit très-
amélioré.

Le 19 juillet 1855, il est revenu passer une seconde
saison à Bagnols; l'amélioration obtenue l'année précédente avait persisté; les sueurs s'étaient beaucoup
réduites, les pollutions n'avaient presque pas eu lieu,
les selles et l'émission de l'urine s'opéraient plus fa-

eilement, la faiblesse des jambes avait presque entièrement disparu, ainsi que la douleur dans la région
lombaire; enfin, il avait pu se livrer, sans trop de
fatigue, au travail. M. Ch. suivit le même traitement
que l'année précédente, auquel il joignit quelques
bains de piscine et quelques étuves, et partit guéri
après trois semaines de séjour.

62e OBSERVATION. — *Commotion de la moelle.*
—M. Ant., 29 ans, propriétaire-cultivateur dans la
Haute-Loire. Tempérament sanguin, constitution robuste, tomba, il y a trois ans, d'un arbre de 15 pieds
de haut sur le dos; il put se relever et se rendre chez
lui à petits pas; il garda le lit un mois, ayant peine à
se remuer, et ne pouvant uriner qu'avec une sonde
et aller à la selle qu'avec des lavements; les jambes
étaient presque entièrement paralysées, cependant il
les remuait un peu, et y conservait une légère sensibilité. Après un mois de traitement, qui consista en
application de sangsues et de vésicatoires, il se leva
et marcha avec un bâton d'abord, et puis sans bâton,
depuis lors il ne pouvait uriner sans sonde; l'année dernière il a pris les eaux de Saint-Laurent sans
résultat immédiat et consécutif bien avantageux.

A son arrivée à Bagnols, le 16 juillet 1854, Ant...
avait les jambes lourdes, et sentait mal le sol sur
lequel il marchait; il lui semblait qu'il portait un
poids au derrière; il y avait douleur dans la région
lombaire, le mouvement et la sensibilité étaient fort
diminués, la parole était lente et légèrement embar-

rassée, les bras et les autres parties situées au-dessus du bassin étaient libres.

A... prit des bains de piscine et des étuves qui le firent beaucoup transpirer, des douches fortes le long de la colonne vertébrale, sur le périnée, des douches ascendantes internes. Le tout dans le but de ranimer la moelle ébranlée, de donner du ton aux organes qu'elle tient sous sa dépendance et de débarrasser le rectum. A peine eut-il suivi ce traitement 10 jours, qu'il se trouva très-amélioré ; les parties inférieures étaient plus fortes, plus sensibles, les selles et l'émission de l'urine plus faciles ; les digestions se faisaient bien ; il partit après avoir fait usage des eaux, pendant 16 jours, très-amélioré.

L'amélioration s'est bien soutenue pendant toute l'année ; à son retour à Bagnols, en 1855, A... n'était plus le même homme de 1854 ; il avait beaucoup gagné sous tous les rapports : la marche était plus facile, et les jambes étaient plus lestes ; les fonctions génitales, presque entièrement abolies, s'étaient rétablies ; il urinait sans sonde, allait à la selle sans lavement, quoique avec lenteur, et il ne lui restait presque plus rien de son ancien accident.

Les eaux prises comme l'année précédente, pendant 15 jours finirent de le guérir.

63e OBSERVATION. — *Paraplégie, suite d'hy-pérhémie de la moelle devenue permanente.* — M. Vil..., perruquier dans le Gard, tempérament lymphatico-sanguin, constitution assez robuste, a commencé à ressentir, il y a deux ans et demi, quelques douleurs

vers le milieu du dos, dans la colonne vertébrale ; il
s'y joignit de la faiblesse et un peu d'engourdissement
dans les jambes, de la constipation et de la difficulté
pour uriner ; trois mois après le commencement de
cette maladie, il fut tenu en prison pendant 16 mois,
pour cause politique ; l'humidité du lieu, la privation
de la liberté, des chagrins domestiques, le défaut de
traitement convenable en temps opportun, aggravè-
rent sa position ; enfin, il se décida à venir à Bagnols
le 26 juillet 1855. A cette époque, les douleurs du dos
étaient assez faibles, toutes les impressions morales et
toutes les secousses se rapportaient à ce point ; toutes
les parties situées au-dessous étaient plus faibles, les
jambes étaient lourdes ; il croyait avoir un poids dans
les mollets et le derrière ; ces parties lui paraissaient
plus froides, surtout aux coude-pieds ; la sensation de
la terre était très-obtuse ; constipation, urine bour-
beuse difficile à retenir, surtout le matin, fonctions
génitales très-diminuées. Comme la figure de V... ne
portait point de traces d'une grande altération, et vu
le peu de gravité apparente des symptômes, je ne
crus pas devoir rapporter son affection à une myélite
chronique, mais à une congestion de la moelle devenue permanente, ou bien à un engorgement œdémateux de ses membranes, ou bien encore à un léger
épanchement de sérosité dans la cavité arachnoï-
dienne et à une compression de la moelle.

Je prescrivis, en conséquence, deux bains de baignoires, puis ceux de piscine, les étuves, les douches
sur les jambes, les bains de pieds à eau courante, et la
boisson ; des sueurs abondantes survinrent, les jambes

se réchauffèrent, devinrent plus sensibles et plus fortes, les pieds sentirent mieux la terre. En même
temps que le physique s'améliorait, le moral se rele-
vait. Après 19 jours de remèdes, Vil. partit très-amélioré. J'ai lieu d'espérer que l'amélioration se sera
soutenue.

64ᵉ OBSERVATION. — *Paraplégie, suite de myélite chronique.* — M. P..., maçon (Haute-Loire), tempérament lymphatico-nerveux, constitution délicate,
exerçait l'état de pompier au Puy, en 1849, lorsqu'il
éprouva une suppression de sueur aux pieds pendant
un incendie ; quelque temps après, il fut pris de douleurs, faiblesses et lourdeurs dans les membres inférieurs ; peu à peu la faiblesse augmenta, le sentiment
diminua, les pieds éprouvaient à peine la sensation de
la terre ; il survint de la constipation, de la difficulté
dans l'émission des urines ; il ne pouvait aller à la
selle qu'avec de nombreux lavements et uriner qu'en
le sondant. La partie supérieure du tronc était libre.
Il entra, dans cet état, à l'hôpital du Puy, où il resta six
mois sans pouvoir se lever ; pendant son séjour, il y a
subi des traitements très-variés qui n'ont pas produit de
grands résultats. Lorsqu'il a commencé à se lever, il
fallait trois personnes pour le soutenir. Ce n'est que
peu à peu qu'il a pu parvenir à marcher avec un bâton,
trois ans après le début des accidents. En 1853, il vint
passer 12 jours à Bagnols, pour y prendre les douches
et les étuves dont il se trouva, dit-il, très-bien. Depuis
lors, ses douleurs avaient beaucoup diminué et il marchait plus librement ; cependant il se plaignait tou-

jours d'une douleur obtuse dans la région lombaire ;
il y avait toujours faiblesse et lourdeur des jambes,
difficulté d'uriner, constipation, et quelquechose d'é-
garé dans ses yeux indiquant un travail cérébral ; en
un mot, il me paraissait loin d'être guéri et j'inclinai
vers une myélite chronique ; il prit les eaux en douches, étuves et boisson, comme l'année précédente, et
ne gagna pour ainsi dire rien ; il est revenu en 1855,
à peu près dans le même état ; il y a même eu de l'aggravation pendant son séjour ; les excès de boisson
qu'il faisait pouvaient bien y contribuer, et il est parti
moins bien qu'à son arrivée, quoi qu'il ait pris les
eaux comme l'année précédente. Je dois dire que cet
homme, qui vient aux eaux avec une subvention de
la ville, se livre à la boisson qu'il prend souvent en
excès et nuit ainsi à sa guérison.

§ II. *Paraplégie par compression de la moelle.*

Cette paralysie est ordinairement déterminée
par de la sérosité accumulée dans l'arachnoïde,
l'infiltration séreuse des membranes, le gonflement des vertèbres ou des ligaments intermédiaires. Elle s'améliore constamment et guérit
souvent d'une manière complète sous l'influence
des douches et des étuves, qui activent la résorb-
tion de la sérosité épanchée ou infiltrée, la résolution de l'engorgement des membranes, des os et
des ligaments, et enlèvent les agents de la compression.

65 OBSERVATION. — *Compression de la moelle dans sa partie supérieure.* — Une femme de 32 ans tomba de huit pieds de hauteur sur la tête ; il en résulta une violente entorse dans les vertèbres cervicales et surtout entre l'atlas et l'axis ; aussitôt paralysie de toutes les parties situées au-dessous du point comprimé, séjour au lit pendant deux mois ; pendant les quatorze mois suivants, elle put se lever et rester assise dans un fauteuil, mais la faiblesse des bras et des jambes était telle qu'elle ne pouvait se livrer à aucun travail. Constipation, difficulté pour uriner ; il y avait au cou une tumeur assez volumineuse formée par l'engorgement des vertèbres et des ligaments intervertébraux ; un séton appliqué sur la partie postérieure de cette tumeur pendant deux mois, en avait amoindri le volume et avait diminué la paralysie ; la douche de Bagnols appliquée, en 1854 et 1855, pendant 15 jours, sur le cou et la partie paralysée, en amena la résolution et guérit la maladie.

66ᵉ OBSERVATION. — *Compression de la moelle dans sa partie supérieure.* — Une autre femme tomba d'une charrette, la tête dans une rigole de pré, en allant ramasser du foin ; le poids du corps, qui se renversa de côté, produisit une entorse dans les vertèbres cervicales, et peut-être même une déchirure dans les ligaments qui les unissent ; aussitôt, paralysie de toutes les parties situées au-dessous ; lorsque les symptômes primitifs de l'accident furent calmés, il resta une grande faiblesse dans les bras et les jambes, de la constipation et de la difficulté pour uriner ; elle resta dans cet état pendant neuf mois, sans faire de traitement. Elle vint à Bagnols, en 1854, prit la douche et quelques étuves pendant quinze jours; la tumeur du cou diminua beaucoup ainsi que la faiblesse, les selles et l'émission des urines devinrent plus faciles et, au départ, elle ne conservait presque plus rien de son accident.

ART. III.

Paralysies locales et partielles avec ou sans lésion appréciable des cordons nerveux.

Certaines paralysies locales guérissent plus ou moins facilement à Bagnols, telles sont quelques amauroses (voy. obs. 67) : celles qui résultent de la paralysie de la 5e, de la 6e, de la portion dure de la 7e paire de nerfs (nerf facial), celle du nerf laryngé supérieur, qui donne lieu à l'aphonie, celles des nerfs sciatiques et autres. Dans ces cas, ces paralysies sont presque toujours dues au vice rhumatismal herpétique ou au virus syphilitique et ne sont point accompagnées de lésions organiques; il en est de même des paralysies saturnines. D'autres, au contraire, peuvent exister avec lésion des nerfs ; telles sont les paralysies par causes traumatiques.

§ 1. *Paralysies sans lésions appréciables des cordons nerveux.*

Elles nécessitent l'emploi des eaux minérales sous toutes les formes et surtout en douches, en étuves et en boisson. Dans ces cas, lorsqu'on ne découvre aucune lésion organique, qu'il y a incertitude sur la cause précise de la paralysie, et lorsqu'on a épuisé tous les moyens pharmaceutiques, on doit, en dernier lieu, tenter l'emploi des eaux minérales plutôt que d'abandonner les malades ; il serait même convenable de ne pas trop attendre, car, l'atrophie des nerfs pouvant être la suite d'une trop longue inaction, la maladie pourrait devenir tout à fait incurable.

67ᵉ OBSERVATION. — *Amaurose incomplète.* — M. M..., 48 ans, propriétaire-cultivateur en Lozère, tempérament lymphatico-sanguin, constitution moyenne, éprouvait du trouble dans la vue depuis trois ans. Dix-huit mois après que la vue eût commencé à s'affaiblir, il commença à ressentir des douleurs rhumatismales dans tous les membres ; elles augmentèrent peu à peu et finirent par devenir assez fortes pour l'empêcher de se livrer à ses travaux des champs. Les plus fortes existaient tout autour du corps, au niveau de la ceinture et dans la poitrine ; il était raide, avait peine à s'asseoir et ne pouvait se plier. Il se rendit à Bagnols le 5 juillet 1854, pour ses douleurs rhumatismales. En examinant ses yeux, je reconnus une amaurose incomplète plus avancée à droite qu'à gauche. A 5 ou 6 pas, il ne pouvait distinguer ni les doigts de la main ni les gros caractères d'une affiche ; de près, et avec l'œil gauche surtout, il les voyait confusément. Cette maladie était survenue peu à peu et sans cause appréciable. En présence du rhumatisme concomittant, je pensai qu'elle pouvait être due à cette cause, et lui conseillai l'usage des eaux sous toutes les formes et surtout la douche sur le sommet de la tête, le front, les tempes et tout autour des yeux, pour ranimer en même temps l'action des nerfs optiques. M... fit usage des eaux, pendant 19 jours, sans inconvénient. Au bout de ce temps, il était très-soulagé de ses douleurs rhumatismales et sa vue s'était sensiblement améliorée. Alors, il distinguait les objets un peu confus avec l'œil droit et assez nettement avec le gauche. L'amélioration augmenta encore pendant l'hiver. Cependant, comme il était toujours gêné dans ses mouvements et ne pouvait se livrer facilement à ses travaux, il revint, en 1855, vers le 15 juillet, suivit le même traitement que l'année précédente, pendant 14 jours, et se trouva encore bien soulagé, par cette seconde saison, de son rhumatisme et de son amaurosé. Il distinguait alors assez nettement les objets des deux yeux ; les pupilles se contractaient et se dilataient en les faisant passer successivement à la lumière et à l'obscurité ; leur forme était parfaitement ronde et son regard vivant et animé.

68ᵉ OBSERVATION. — *Paralysie du bras droit et du côté droit du cou.* — M. Ramond B..., 35 ans, jour-

nalier à Lacanoürgue (Lozère), tempérament lymphatico-nerveux, constitution moyenne, fut pris, il y a neuf
mois, vers la partie moyenne du bras droit, d'une douleur qui, de là, s'étendit jusqu'à l'épaule et sur tout le
côté droit du cou; peu de temps après, toutes ces parties
tombèrent en paralysie et restèrent dans cet état. Aujourd'hui, 23 juillet 1855, B... se présente à Bagnols
dans une position extrêmement curieuse. La douleur
existe encore dans les parties malades, mais à un degré beaucoup moins élevé; le bras, abandonné à son
propre poids, pend le long du corps comme une masse
inerte; il ne peut ni le remuer ni le soulever. Lorsqu'il
veut le déplacer, il est obligé de le saisir avec le bras
gauche. L'épaule est plus basse que l'autre; le cou et la
tête, n'étant plus sou'.enus par les muscles du côté
droit, sont entraînés par les muscles du côté gauche,
inclinés et tournés à gauche. Dans toute la partie paralysée, les muscles sont plus ou moins atrophiés, la température est moins élevée et la sensibilité moins développée que de l'autre côté. L'examen le plus actif ne
me fit rien découvrir, ni au bras, ni dans le creux de
l'aisselle, ni au cou, qui pût rendre raison de cette affection; tenait-elle à un rhumatisme? il n'en avait jamais
eu; à une névralgie ou bien à un état particulier des
plexus brachial et cervical, ou bien enfin à une affection
de la partie latérale droite de la moelle épinière, s'étendant depuis la troisième vertèbre cervicale jusqu'à la
troisième dorsale environ ? Pensant n'avoir affaire qu'à
une affection locale et qu'il fallait exciter le système
nerveux des parties paralysées, je lui fis prendre des
douches sur le bras, le cou, l'épaule et le long du ra-

chis ; des bains de piscine, des étuves et quelques verres d'eau. Ce ne fut qu'après la huitième douche qu'il commença à éprouver quelques fourmillements dans le bras et à remuer les doigts. Après la douzième, il remuait le bras, sans pouvoir encore le soulever, et tournait un peu le cou ; il termina par cinq douches fortes qui augmentèrent beaucoup l'amélioration. Après dix-huit jours de l'usage des eaux, il faisait aller son bras d'avant en arrière, l'écartait du tronc de manière à former un angle de 25 à 30 degrés et fermait la main qu'il pouvait approcher de 15 centimètres de la bouche ; les muscles du côté droit du cou avaient aussi repris une partie de leur action et ramené, en partie, la tête dans sa position naturelle. Si B... peut revenir en 1856, il est probable qu'il guérira entièrement.

§ II. *Paralysie par lésion traumatique des cordons nerveux.*

Ces paralysies guérissent ou s'améliorent généralement en peu de temps sous l'influence des eaux de Bagnols, pourvu que les nerfs contusionnés ne soient pas entièrement séparés ou désorganisés. Beaucoup d'ouvriers des houillères de Portes et de la Grand'-Combes (Gard), plus ou moins grièvement blessés par des éboulements de charbon de terre, connaissent depuis longtemps et mettent à profit cette propriété.

69 OBSERVATION. — *Plaie par arme à feu, lésion probable des nerfs cubital et médian.* — M. L...,
capitaine au 28ᵉ de ligne, 30 ans, tempérament nerveux, constitution moyenne, vint à Bagnols, le 28 juillet
1855. Trois mois et demi auparavant, il avait reçu, dans
une tranchée, pendant le siége de Sébastopol, une balle
à la partie interne du bras droit; elle avait traversé
le muscle biceps et passé entre lui et l'humérus
sans briser ce dernier, et à 6 ou 7 centimètres environ
de l'articulation du coude. Les médecins de l'armée,
qui l'ont examiné, n'ont constaté ni paralysie ni hémorragie. Immédiatement après la blessure, les doigts se
sont crispés, puis ils se sont allongés peu à peu. On a
établi le pansement; on a placé le bras en écharpe dans
la demi-flexion, et on l'a laissé ainsi pendant trois mois
consécutifs, sauf le temps de renouveler le pansement.
La plaie a suppuré pendant trois mois et ne s'est fermée
que vers le 15 juillet. La cure n'a été traversée par aucun accident grave; ce n'est qu'après la guérison que
M. L... s'est aperçu que l'avant-bras restait fléchi sur le
bras sans pouvoir l'allonger, comme s'il eût été ankylosé. Il y avait rétraction du muscle biceps dont le tendon faisait une forte saillie sous la peau, lorsqu'on
cherchait à étendre l'avant-bras sur le bras. M. L...
remuait un peu le pouce, l'index et le médius, sans
pouvoir les opposer les uns aux autres et sans pouvoir les fléchir; le petit doigt et l'annulaire étaient presque insensibles et privés de mouvement; la main était
froide et violacée, les muscles des éminences thénar
et hypothénar étaient atrophiés, et les doigts, la main,
l'avant-bras et le bras étaient amincis. Il y avait évi-

20

demment paralysie complète de l'annulaire et du petit
doigt et paralysie incomplète des autres doigts, ne pouvant être déterminée que par des lésions des nerfs cubital et médian qui fournissent aux doigts leurs filets col-
latéraux. La lésion nerveuse a-t-elle été le résultat direct
du passage de la balle ou n'a-t-elle été que le résultat
de l'inflammation consécutive? Dans ce dernier cas, M.
L... aurait dû éprouver de vives douleurs qu'il n'a pas
ressenties. Il me paraît probable que la lésion nerveuse
a été causée par une commotion. En conséquence
de la curabilité, de la lésion pressentie, M. L... commença par des douches d'un quart d'heure et des
bains de trois quarts d'heure, auxquels il joignit des
frictions avec de la laine imbibée d'un liniment volatil camphré. Ce ce fut qu'au bout d'une quinzaine de
jours qu'il commença à éprouver un peu d'amélioration.
L'avant-bras qui, à l'arrivée, était fléchi plus qu'à angle
droit sur le bras, se détendit lentement, le mouvement
revint peu à peu dans les trois premiers doigts; il pouvait les opposer, les écarter et les fléchir modérément ;
les deux derniers exerçaient des mouvements très-limités, l'avant-bras pouvait être fléchi sur le bras. Néanmoins, au 34e jour, malgré 25 douches fortes, quelques
bains de piscine, quelques étuves et des douches de vapeur, il ne pouvait encore ni saisir une plume pour
écrire, ni aucun autre objet. Cependant, il y avait une
amélioration très-notable, donnant lieu d'espérer sinon
une guérison complète, du moins, pour l'avenir, un rétablissement assez grand pour pouvoir faire usage de sa
main.

CHAPITRE IX.

TRAITEMENT DES NÉVRALGIES ET DES NÉVROSES PAR LES EAUX DE BAGNOLS.

ARTICLE PREMIER.

Névralgies.

Les névralgies sont les maladies qu'on rencontre le plus souvent à Bagnols après les rhumatismes ; en 1854, sur 436 malades, j'en ai observé 68 cas, se divisant ainsi :

Névralgies sciatiques. . . . 53
Id.   crurales. 4
Id.   sciatique et crurale. 4
Appartenant aux autres nerfs. 7

Il en résulte que les névralgies comptent pour 17 pour 100, et que la névralgie sciatique seule constitue le huitième des maladies pour lesquelles ces eaux sont fréquentées.

Il y a eu guérison immédiate dans huit cas, soulagement immédiat plus ou moins grand dans cinquante-deux cas, guérison consécutive connue dans six cas. Ces guérisons consécutives doivent bien avoir été plus nombreuses, mais j'ai manqué de renseignements. Enfin, dans deux cas, les eaux n'ont produit aucun résultat.

Les névralgies sont le plus souvent de nature rhumatismale; leur diagnostic présente quelques difficultés lorsqu'elles sont incomplètes et n'occupent qu'une portion du nerf, ou que quelques-uns de ses filets principaux. Les bains et les douches suffisent ordinairement pour en amener la guérison en quinze ou vingt jours. Lorsqu'on soupçonnera une cause interne, rhumatismale ou herpétique, on fera bien de prendre de temps en temps quelques étuves et de faire usage de l'eau en boisson. Si la sciatique résulte d'un violent effort, avant d'y opposer la douche et le bain, il sera convenable d'attendre que la douleur qui résulte des tiraillements du nerf soit en grande partie apaisée; si la maladie dure depuis plusieurs années et a produit l'atrophie du membre, il faudra faire usage des bains et des douches pendant plus de temps chaque fois, et pendant plusieurs années successives; c'est surtout dans ces cas que les bains très-chauds et la douche forte seront utiles pour ranimer l'action nerveuse presque éteinte dans le membre malade.

La névralgie crurale et les autres névralgies du tronc devront être traitées de la même manière et par les mêmes moyens que la précédente.

La névralgie faciale est assez fréquente; elle peut occuper le nerf facial, le frontal, la branche sous-orbitaire du trifacial, le mentonniér, etc., ensemble ou séparément. En général, les nerfs malades sont parfaitement indiqués par le trajet de la douleur; ces névralgies s'accompagnent quelquefois de la paralysie des parties auxquelles les nerfs malades vont se distribuer. Si l'affection est de cause rhumatismale, on peut se contenter de prendre les étuves sans bains, et les petites douches.

Si la constitution du malade ne lui permet pas de supporter l'étuve, il peut commencer par des bains tempérés pour calmer le système nerveux et par la douche en arrosoir qui frappe doucement sur les parties malades, les effleure, pour ainsi dire, sans les contondre, et les habitué à supporter la douche pleine, sans déterminer trop d'excitation; il est souvent utile d'y joindre quelques douches de vapeur plus ou moins concentrées.

C'est ainsi que je suis parvenu à diminuer considérablement, chez Mme la comtesse de M... venue à Bagnols, en juillet 1854, des névralgies faciales et sous-orbitaires qui la tourmentaient depuis plusieurs années, et qui avaient résisté à tous les remèdes et à l'usage des eaux de Plombières et des Pyrénées.

ART. II.

Névroses.

Sur 436 malades, il y a eu 12 névroses, dont 6 céphalalgies, 3 danses de Saint-Guy, 1 de tremblement nerveux et 2 d'épilepsie.

De ces 12 cas de névroses, 1 a guéri immédiatement après deux saisons, 6 se sont améliorés primitivement, 3 sont partis dans le même état et 2 se sont aggravés.

Certaines névroses, telles que : la céphalalgie, la dysphagie, la dyspepsie, la danse de Saint-Guy, la catalepsie, et bien d'autres, ont fréquemment trouvé leur guérison à Bagnols.

1° *Céphalalgie*. C'est une névrose qui nécessite la plus sérieuse attention, parce qu'elle place les malades dans un état qui ne leur permet de se livrer à aucune occupation sérieuse, et que, dans certains cas, elle peut être le point de départ de maladies cérébrales mortelles.

La céphalalgie de cause rhumatismale n'a pas de gravité : elle disparaît facilement sous l'influence des étuves et de la douche; mais il n'en est pas de même de la *céphalalgie hypérhémique ou congestive*. Celle-ci s'accompagne toujours de faiblesse générale et d'un peu d'engourdissement dans les membres; il y a souvent tournements de tête et éblouissements, la marche est parfois mal assurée; elle s'accompagne quelquefois d'épistaxis et de constipations; elle se rencontre rarement chez les jeunes gens, à moins qu'ils ne se livrent aux plaisirs solitaires et ne fassent abus des plaisirs vénériens. On l'observe principalement chez les femmes au retour d'âge et chez les personnes âgées. Abandonnée à elle-même, elle finit par produire le ramollissement du cerveau et l'apoplexie. Ici l'indication à remplir consiste à rappeler le sang vers les parties inférieures; les moyens qui m'ont le mieux réussi sont : les bains à mi-corps à 37° ou 38° centig., accompagnés de douches sur la tête à 28° ou 30° centig., et des bains de pieds à eau courante; il est rare que ce traitement, accompagné d'une révulsion sur la partie inférieure de l'intestin à l'aide de 25 à 30 centig. d'aloès pris chaque soir en se couchant, manque son effet. La boisson est aussi fort utile. (Voyez, pour plus de détails, *hypérhémie cérébrale*.)

La céphalalgie, due à la masturbation et à l'abus, ne se modifie qu'autant que le malade cesse de se livrer à ses penchants.

2° *La dysphagie* qui n'est pas due à une affection organique du pharynx ou de l'œsophage, la *dysphagie spasmodique,* en un mot, s'améliore souvent sous l'influence de bains tempérés et de la douche en arrosoir sur les côtés du cou; mais elle s'exaspère par les bains de piscine et les étuves qui causent une excitation trop forte.

3° *La chorée ou danse de Saint-Guy* se rencontre quelquefois aux eaux de Bagnols; prises en bains tempérés, en douches de 25° à 30° cent. sur les parties affectées et le long de la colonne vertébrale, elles ont souvent eu l'heureux privilége de calmer le trouble du système nerveux, de ramener le calme dans le système musculaire et de replacer sous l'influence de la volonté les mouvements involontaires et désordonnés qui sont la conséquence de cette névrose comme le prouve l'observation suivante.

70e OBSERVATION.— *Chorée ou danse de Saint-Guy.*— Mlle Adeline F..., de la Lozère, tempérament lymphatico-sanguin, constitution assez robuste, mois réguliers et assez abondants, 20 ans, fut atteinte, il y a 5 ans, pour la première fois, de mouvements involontaires et saccadés dans toutes les parties du corps; les bras, les jambes et le tronc en étaient le siége; elle ne pouvait marcher sans s'exposer à tomber, ni écrire sans barbouiller le papier, ni porter un verre à sa bouche sans verser ce qu'il contenait. Avant de venir à Bagnols, Mlle F... avait pris un grand nombre de remèdes et subi plusieurs traitements sans résultat avantageux. Au mois de juillet 1853, elle vint à Bagnols prendre des douches fortes, de 25 ou 26° centig,, sur tout le corps et principalement le long de la colonne vertébrale; elle en prit huit ou dix et s'en trouva très-bien. Immédiatement après les mouvements se régularisèrent ; elle put marcher sans que ses membres fussent agités de mouvements désordonnés et involontaires. La guérison se soutint toute l'année, et le 19 juillet 1854, à son retour à Bagnols, elle ne conservait, de sa maladie, que quelques petits mouvements dans les mains; elle a repris quelques douches. Peu après son départ, elle s'est mariée et à pu devenir mère sans le moindre inconvénient. C'est bien aux douches de Bagnols qu'on doit rapporter tout l'honneur de cette guérison.

4° *Catalepsie.* Je n'en ai jamais observé à Bagnols, mais on trouve, dans les ouvrages sur ces eaux, plusieurs observations de malades qui étaient cataleptiques depuis plusieurs années, dont les attaques se prolongeaient pendant plusieurs mois, et que rien n'avait pu calmer, qui ont été guéris par un séjour de vingt à trente jours aux eaux de Bagnols. En voici une que j'extrais du recueil de M. L. Chevalier.

71e OBSERVATION. — Bonnal, de Rientort (Lozère), 12 ans, cataleptique depuis trois ans, avait des attaques qui se prolongeaient pendant un ou deux mois. Il fut porté à Bagnols, en 1828, y prit des bains tempérés pendant 18 jours, à la suite de ces remèdes, il fut exempt de toute attaque et recouvra une santé parfaite.

5º *Epilepsie*. J'en ai observé plusieurs cas; un d'eux surtout qui tombait fréquemment n'eut point d'attaque pendant les quinze jours qu'il passa à Bagnols, ni les autres non plus; mais n'ayant pas revu les malades, je ne saurais dire si la suspension des attaques a été momentanée ou définitive. Pour se prononcer, à ce sujet, il faudrait revoir et suivre les malades longtemps encore après l'usage des eaux, et les leur faire prendre plusieurs années consécutives.

CHAPITRE X.

Ces affections ne sont pas très-communes à Bagnols. Sur 436 malades, je n'en ai rencontré que
8 cas, savoir : trois engorgements assez développés du pilor, dont un avec vomissement de
sang noir; un de tumeurs enkystées de l'abdomen;
deux de gastralgie, dont une rhumatismale et
l'autre par acidité des sucs gastriques ; un de coliques venteuses et un de constipation opiniâtre
compliqué d'hémorrhoïdes. De ces huit affections,
les gastralgies, les coliques venteuses et la constipation avec hémorrhoïdes, ont été très-améliorées; mais les quatre autres cas, où il y avait affection organique avancée, n'en ont point éprouvé
de bien.

ARTICLE PREMIER.

Maladies de l'estomac et des intestins.

1° *Dans la gastrite chronique,* quelle qu'en soit
la cause, on commencera toujours le traitement

par des bains tempérés d'une heure ou d'une heure et demie de durée, la douche en arrosoir sur l'épigastre et la boisson de l'eau minérale pure ou coupée avec les tisanes d'orge et de chiendent, à la dose d'un à deux verres par jour ; si l'affection est franchement inflammatoire et sans complication, on continuera les bains tempérés pendant 20 à 25 jours ; mais lorsqu'on présumera que la maladie sera de nature rhumatismale ou herpétique, on devra, après une préparation de quelques jours, envoyer le malade à la piscine et à l'étuve, et augmenter progressivement la boisson. Dans ce cas, leur effet sera très-salutaire; on verra, en peu de temps, les digestions laborieuses et pénibles devenir faciles, l'appétit succéder au dégoût des aliments, la nutrition s'opérer convenablement et l'amaigrissement diminuer.

2° *La gastralgie* peut se présenter sous des formes très-variées ; celle qui est purement *nerveuse* cesse sous l'influence des bains tempérés pris pendant 15 jours. *La gastralgie acide* est celle qui dépend d'une trop grande acidité des sucs gastrites de l'estomac ; elle s'accompagne de rots acides et nidoreux, qui laissent un sentiment de brûlure dans l'œsophage, de regurgitations aigres, âcres ou amères, tantôt liquides et claires, tantôt mêlées de débris d'aliments et survenant quelques heures après le repas ; de constrictions spas·

modiques et de douleurs à l'épigastre qui troublent la digestion. Dans ces cas, les bains tempérés prolongés, pendant une ou deux heures, calment le système nerveux, les contractions et les douleurs, et l'eau en boisson, à la dose de 3 à 4 verres le matin, détruit, par son alcalinité, l'acidité trop grande des sucs gastriques, les réduit à l'état neutre et remédie à tous les accidents, si redoutés des malades, qu'ils n'osent satisfaire leur appétit dans la crainte de les voir revenir ; la douche sur la région épigastrique est souvent utile. Si la maladie a succédé à une sueur supprimée, à l'habitation dans un lieu humide, à la cessation de douleurs habituelles dans d'autres parties du corps, à la suppression d'un écoulement ordinaire, les étuves, les bains de piscine et la boisson en triompheront en peu de temps.

Enfin, lorsque *la gastralgie est gazeuse* ou due à une trop abondante sécrétion de gaz, qui donnent lieu à des éructations et à des coliques, la boisson seule des eaux, à la dose de 3 à 4 verres, la fait disparaître.

3° Les entéralgies qui compliquent le plus souvent les gastralgies, et qui sont dues aux mêmes causes, disparaissent sous l'influence des mêmes moyens; on pourra y ajouter souvent avec fruit la douche ascendante interne.

Lorsque la *diarrhée* existe, les étuves, par les

sueurs qu'elles provoquent, déterminent une révulsion sur la peau qui en amène la cessation en peu de temps. On a vu des malades qui en étaient atteints depuis plus d'un an, guérir en quelques jours par les étuves et l'eau en boisson, prise à petite dose. Mais il faut pour cela que la diarrhée soit due à une atonie intestinale et ne soit pas compliquée de lésion organique de l'intestin ou de douleurs vives; car, au lieu d'être diminuée ou guérie elle serait aggravée.

L'eau minérale prise à petite dose resserre et tonifie les organes; continuée longtemps, et à la dose de quelques verres le matin à jeûn, elle est apéritive, fondante et peut faire disparaître les obstructions.

72° OBSERVATION. — *Gastralgie acide.* — Mme ......, marchande de vin à Saint-Etienne, 40 ans, tempérament lymphatico-nerveux, constitution moyenne, éprouvait, depuis longtemps, à l'estomac, un sentiment de compression et de resserrement; l'appétit était bon, mais lorsque les aliments étaient dans l'estomac, ils le fatiguaient; les digestions étaient lentes, pénibles et accompagnées de rapports aigres, brûlants, quelquefois suivis de régurgitations; la constipation était habituelle, un grand nombre de remèdes qu'elle avait employés, n'avaient pu la guérir. Les eaux de Bagnols, prises pendant quinze jours en bains tempérés, en boissons et en douches ascendantes internes, amenèrent un grand soulagement immédiat et une guérison consécutive.

73ᵉ OBSERVATION. — *Constipation opiniâtre, hémorrhoïdes.*—M. Auguste R., propriétaire dans le Gard, 37 ans, était atteint depuis longtemps d'une constipation opiniâtre qui s'accompagnait d'hémorrhoïdes souvent douloureuses; il était quelquefois cinq à six jours sans pouvoir aller à ses besoins; après avoir usé inutilement de purgatifs, de lavements et de bains, il vint à Bagnols, le 30 juillet 1854, but progressivement de deux à six verres d'eau le matin, prit des bains tempérés d'une heure, et une douche ascendante interne. En moins de quinze jours, les selles devinrent naturelles et il ne souffrait plus de ses hémorrhoïdes.

74ᵉ OBSERVATION.— *Diarrhée datant de trois mois.*—M. Jean L., 52 ans, propriétaire en Lozère, tempérament nerveux, constitution sèche, était atteint depuis trois mois, d'une diarrhée très-abondante, qui l'obligeait à aller douze à quinze fois par vingt-quatre heures; aussitôt qu'il buvait du vin ou de l'eau, il allait et rendait du sang en assez grande abondance; n'ayant pu parvenir à arrêter sa diarrhée par les remèdes ordinaires, il vint prendre les eaux à Bagnols, dans le mois de juin 1854.

Après avoir pris les étuves, des douches ascendantes internes et bu deux verres d'eau pendant quelques jours, les selles se réduisirent à huit ou dix; au bout de quinze jours, il n'allait plus que deux ou trois fois, et les matières commençaient à être moulées;

l'appétit était bon et le malade n'éprouvait plus de coliques et ne rendait plus de sang.

ART. II.

Maladies du foie.

L'engorgement chronique du foie marche souvent de front avec les maladies de poitrine; il est rare de voir la respiration diminuée, sans que le foie se gonfle d'une manière proportionnelle. On met cette observation à profit pour produire le développement artificiel du foie chez l'oie et le canard. En les gorgeant de nourriture jusqu'à ce qu'ils aient de la peine à respirer, et en les tenant dans le repos et l'obscurité, on obtient en moins d'un mois des foies qui sont dix fois plus gros qu'à l'état normal; mais par contre, les poumons sont tellement réduits qu'ils sont, pour ainsi dire, atrophiés ou résorbés sans être malades; il y a donc corrélation intime entre ces organes, de manière que, lorsque les fonctions de l'un d'eux diminuent, celles de l'autre augmentent. Il est donc rigoureusement possible d'admettre que tous les agents qui contribueront à étendre le champ de la respiration, agiront aussi de manière à réduire l'hypertrophie du foie qui sera sous la dépendance de l'affection pulmonaire. Sous ce rapport, les eaux de Bagnols pourront être employées utilement en boisson, car, ainsi que nous l'avons vu précédemment, elles sont très-utiles dans les affections chroniques de la poitrine.

Les engorgements chroniques du foie indépendants d'une affection pulmonaire et principalement les engorgements connus sous le nom d'obstruction, pourront y être améliorés ou guéris; ici les eaux seront surtout administrées en boisson; par les substances alcalines qu'elles contiennent, elles agiront comme dissolvantes et comme toniques; les bains mitigés, l'aspiration de la vapeur, les petites douches sur les parties affectées et les étuves pourront être des adjuvants très-utiles, surtout si la maladie du foie est sous la dépendance de quelque vice ou virus.

Si l'engorgement du foie détermine la compression de la veine cave, et si cette compression, en gênant le cours du sang, donne lieu à une hydropisie, les moyens précédents, en faisant cesser l'engorgement du foie et la compression de la veine cave, mettront fin à l'hydropsie.

Toutefois il est juste de convenir que les affections du foie se rencontrent rarement à Bagnols. Depuis deux ans, je n'en ai pas encore observé; M. L. Chevalier les a complètement passées sous silence, dans son recueil, de même que Labrageresse. Les personnes qui en sont affectées préfèrent, avec juste raison, faire usage d'eaux plus franchement alcalines comme celles de Vichy.

CHAPITRE XI.

La matrice ressent vivement l'action des eaux thermales de Bagnols.

Les affections dans lesquelles elles se sont montrées utiles sont : l'aménorrhée, la dysménorrhée, la leucorrhée, les engorgements et les ulcères non cancéreux de la matrice, ses déplacements dépendant de la faiblesse et du relâchement des ligaments larges (antéversion, rétroversion, descente de matrice), ses déformations (antéflexion, rétroflexion et la stérilité).

ARTICLE PREMIER.

Aménorrhée et dysménorrhée.

Lorsque les règles n'ont pas encore paru plus ou moins longtemps après l'âge de la puberté, ou lorsqu'elles n'ont lieu qu'en petite quantité, avec accompagnement de coliques, de douleurs dans le bassin, de vomissements, ou bien, enfin, lorsqu'après avoir existé d'une manière normale, elles viennent à se supprimer, et que l'absence, la diminution ou la suppression donnent lieu à divers accidents : érysipèle, éruption cutanée, battements de cœur, hémoptysie, etc., le but qu'on doit se proposer est de les rappeler ; ce résultat s'obtient presque toujours à Bagnols. La plupart des femmes bien réglées qui viennent aux eaux, ne restent jamais plus de quatre à cinq jours sans les voir arriver, quand bien même elles les auraient eues quelques jours auparavant.

Dans les divers cas qui peuvent se présenter, le mode d'administration des eaux n'a pas une très-grande importance ; cependant on est plus sûr d'obtenir un bon résultat en agissant méthodiquement. Ainsi, lorsque les règles n'ont jamais paru, ou bien si elles sont totalement supprimées depuis des mois ou des années, si la constitution et la force du sujet le permettent on devra préférer les bains de piscine à mi-corps aux bains tempérés, et faire usage de la douche sur la partie inférieure du tronc, sur les cuisses et dans l'intérieur sur le col utérin, afin de faire porter le sang vers la matrice, d'assouplir le col et de faciliter son ouverture. Les douches ascendantes dans le rectum et les bains de pieds à eau courante concourront au même but.

Si la suppression a été causée par un refroidissement, comme cela arrive lorsqu'on a lavé ou qu'on s'est baigné à l'eau froide pendant la période menstruelle, et s'il existe, en outre, des douleurs concomitantes, il faudra y joindre quelques étuves.

Si, au contraire, le sujet est nerveux et impressionnable, s'il y a des coliques et quelques accidents qui obligent à prendre des ménagements, il faudra le soumettre aux bains mitigés d'une heure à une heure et demie dont on portera graduellement la chaleur de 32° à 40° cent.

Dans tous les cas, l'eau en boisson sera de rigueur.

Les bains de piscine, en dilatant les vaisseaux utérins, ou en tonifiant des organes languissants et les bains tempérés, en calmant l'excès d'irritabilité de l'utérus, régularisent ses fonctions et le disposent à les remplir. Enfin, la boisson, en donnant au sang plus de fluidité, facilite son passage à travers cet organe dont le tissu est dense et serré.

Les eaux de Bagnols déterminent une congestion si manifeste de l'utérus, qu'elles doivent être sévèrement interdites, sous quelque forme que ce soit, aux femmes enceintes, car elles pourraient causer l'avortement, du moins dans les premiers mois de la grossesse. En 1854, j'en ai observé deux cas à un mois et demi et deux mois de grossesse.

75ᵉ ET 76ᵉ OBSERVATIONS.—*Avortement.*— Un de ces avortements eut lieu chez une dame de 20 ans, qui, mariée depuis six semaines, ne croyait pas pouvoir être enceinte, parce que l'acte du mariage n'avait pas été entièrement consommé, et parce qu'elle avait été, pendant un mois, en proie à une fièvre typhoïde pour la convalescence de laquelle elle avait été envoyée à Bagnols pour y prendre les eaux. Arrivée le 19 juillet, le 24, elle fut prise d'une perte avec coliques et contractions utérines, qui se terminèrent dans le courant de la journée par l'expulsion d'un œuf entier qui contenait un petit embryon suspendu dans du liquide et du volume d'une grosse mouche.

L'autre eut lieu chez une dame de 30 ans, dont j'ai rapporté l'histoire ailleurs. (V. obs. 53, p. 255.)

ART. II.

Leucorrhée ou fleurs blanches.

Cette affection consiste dans un excès de sécrétion du conduit vaginal et de la matrice ; la matière sécrétée est plus ou moins épaisse et visqueuse, souvent analogue à du blanc d'œuf, mais quelquefois plus opaque ; elle imprègne le linge, irrite les parties qu'elle touche et donne lieu à une mauvaise odeur, quelle que soit la propreté dont on use ; enfin, elle occasionne des tiraillements et des crampes d'estomac, altère les digestions et devient cause d'amaigrissement, de faiblesse et de stérilité ; elle s'accompagne assez souvent d'ulcérations superficielles du col utérin, d'engorgement de la matrice, de relâchement des ligaments larges et des membranes, ce dont il est important de s'assurer par le toucher et l'application du spéculum pour pouvoir prescrire un traitement en harmonie avec l'état des parties et ne pas aggraver le mal au lieu de l'adoucir, comme cela n'arrive que trop souvent, lorsque les malades indociles suivent leurs propres inspirations ou les conseils des gens inexpérimentés.

En général, dans la leucorrhée simple et chez les personnes excitables, les bains tempérés de 32 à 35° centig. et la douche vaginale de 5 à 10 minutes de durée, pendant 10 à 15 jours avec la boisson, suffiront pour diminuer considérablement cette sécrétion et faire cesser le relâchement qui l'accompagne ; mais chez les personnes molles et lymphatiques, chez lesquelles la fibre a besoin d'être resserrée, les bains de piscine seront préférables, la douche interne tonifiera les parties et les étuves, en provoquant la sueur, détourneront vers la peau la sécrétion anormale de l'utérus et du vagin ; enfin si l'on soupçonne que l'affection tienne au vice herpétique, il faudra prendre les eaux sous toutes les formes.

77ᵉ OBSERVATION. — *Leucorrhée abondante, relâchement de matrice, herpès vulvaris.*—Mme X..., âgée de 60 ans, tempérament lymphatico-sanguin, constitution robuste, propriétaire à..., éprouva, au mois d'octobre 1852, des étourdissements et une hypérhémie cérébrale qui lui fit perdre connaissance ; une saignée suspendit les accidents pour quelque temps. Au printemps suivant, il se manifesta, sur la tempe droite, sur le front et dans le cuir chevelu, une éruption herpétique. Vers le mois de septembre 1853, elle éprouva de nouveaux étourdissements qui furent encore arrêtés par la saignée, et l'affection herpétique se dissipa par l'application d'une pommade ; peu après sa disparution, elle fut prise d'une leucorrhée abondante et d'un herpès vulvaris. Ces pertes furent bientôt suivies de tiraillements d'estomac, de diminution de l'appétit, de faiblesse, de défaillance, de lassitude dans les jambes, de pesanteur et de tiraillements dans le bassin, qui l'empêchaient de se promener ; enfin, un relâchement des ligaments larges et un abaissement manifeste de la matrice, des démangeaisons, des rougeurs aux parties et des glandes engorgées dans les aines, lui occasionnaient beaucoup de cuissons et de douleurs ; des lotions fréquentes avec de l'eau sulfureuse et des bains de sulfure de potasse améliorèrent un peu l'état de Mme X... qui vint à Bagnols dans les premiers jours de juillet 1855. Après deux bains tempérés, elle prit un jour la piscine, la douche sur les jambes et l'étuve; le jour suivant, un bain tempéré et une douche interne, et but, tous les matins, deux ou trois verres d'eau thermale, elle transpira beaucoup; dans les premiers jours, elle fut assez fortement éprouvée par les eaux pour avoir besoin d'être purgée, mais vers le huitième jour, aussitôt qu'elle eût pris le dessus, l'écoulement diminua, les tiraillements d'estomac, l'insomnie, la faiblesse et les lassitudes cessèrent, l'appétit et le sommeil réparèrent les forces, si bien, qu'après 20 jours de traitement, elle se trouva à peu près guérie de sa leucorrhée et de ses suites et en état de faire de longues courses sans fatigue. J'ai eu, depuis, fréquemment, des nouvelles de Mme X... L'amélioration a beaucoup augmenté après le départ; tout l'hiver s'est bien passé, la leucorrhée n'a pas reparu et la santé est parfaite.

ART. III.

Engorgements et ulcères non cancéreux de la matrice, déplacements de cet organe.

Dans les cas d'engorgements et d'ulcères de la matrice, il y a deux indications à remplir : 1° empêcher le sang de se porter, en trop grande quantité, vers l'utérus; 2° changer le mode de vitalité des ulcères.

On obtient le premier résultat par des bains entiers tempérés à 30° ou 32° centig., et prolongés pendant une ou deux heures; on y joint

quelques étuves qui, en ouvrant les pores de la
peau, et en facilitant la sueur, détournent les
liquides de la matrice. On obtient le second par
des douches internes. Du moment où la douche
aura plus de deux mètres d'élévation, au début,
le robinet ne devra être ouvert qu'au tiers ou à
moitié, pour que la percussion soit moins forte;
ce ne sera qu'au bout de cinq à six jours qu'on
pourra l'ouvrir entièrement; si l'on n'agissait
pas graduellement, on ferait saigner les ulcères,
les malades auraient tout l'intérieur du bassin
endolori, et ne pourraient supporter l'action de
la douche plus de trois à quatre jours. Mais si
l'on prend les précautions indiquées, on voit
promptement l'engorgement diminuer, la matrice reprendre sa place, les pesanteurs dans le
bassin et les tiraillements dans les reins cesser,
la fatigue des membres inférieurs faire place à
l'élasticité et à la vigueur, et le désir de la promenade succéder à l'amour et au besoin du
repos; les ulcères se détergent, l'humeur qu'ils
sécrétent diminue, des bourgeons charnus de
bonne nature les recouvrent et annoncent que la
cicatrisation est en bon chemin; l'appétit revient,
la nutrition s'opère mieux, et avec un bon
sommeil et de bonnes digestions disparaissent
la pâleur, la maigreur et le tiraillement des traits,
indices de longues souffrances, qui sont rempla-

cés par les attributs de la jeunesse. Si la maladie est sous l'influence d'un vice herpétique ou lymphatique, la boisson est indispensable. Quelquefois pour obtenir définitivement la cicatrisation des ulcères, il est nécesaire de joindre, à l'usage des eaux, quelques cautérisations directes.

78ᵉ **OBSERVATION.**—*Catarrhe utérin, ulcération du col, antéversion, laryngite légère.*—Mme de ..., de Paris, me fut adressée par le docteur G..., son médecin. « La malade que je vous adresse, m'écrivait-il, « est atteinte d'une affection catarrhale de l'utérus, « avec engorgement et ulcération légère du col, et « complication d'antéversion. Deux cautérisations au « nitrate d'argent, l'usage de divers remèdes à l'inté- « rieur, les injections émollientes, le repos dans la « position horizontale semblent avoir amené un peu « d'amélioration; la maladie de Mme de ..... me sem- « blant prendre son point de départ dans l'affection « catarrhale, et cette malade étant de plus atteinte « d'une légère laryngite, les eaux sulfureuses me pa- « raissent indiquées, sauf à revenir aux cautérisations « plus tard, s'il y a lieu, etc.»

Cette dame arriva le 26 juillet 1854; elle débuta par quelques bains tempérés à 32ᵉ cent. de longue durée, auxquels elle joignit des douches intérieures de cinq à quinze minutes et la boisson; après onze bains particuliers et dix douches internes entremêlés de six bains de piscines, d'autant de douches et étuves, Mme de ...

se trouva très-améliorée de son affection de matrice; la santé générale était très-bonne, la fatigue, les douleurs des jambes et celles des reins, étaient presque annulées et les forces revenues, elle ne voyait presque plus en blanc, n'éprouvait plus de pesanteurs dans le bassin et de tiraillements d'estomac; les ligaments larges avaient repris de la force, et l'antéversion n'existait plus. La laryngite était aussi avantageusement modifiée, car sa voix qui, à l'arrivée, était un peu voilée et ne pouvait atteindre les notes élevées, était alors pure et des plus agréables.

Depuis lors, le docteur G., en me donnant des nouvelles de sa cliente, m'a dit que l'amélioration s'était soutenue sous tous les rapports.

ART. IV.

Stérilité.

Un certain nombre d'observations, rapportées par les auteurs, témoignent de la puissance des eaux de Bagnols dans la stérilité. Cependant, comme l'impossibilité de concevoir reconnaît un grand nombre de causes, il y a des cas où elles seront impuissantes; toutes les fois, par exemple, que la matière fécondante ne pourra être mise en contact avec l'ovule, comme dans l'oblitération congéniale ou acquise du col utérin ou des trompes de Fallope, la stérilité sera

incurable par les eaux, il en sera de même lorsqu'il y aura absence d'organes.

Mais, si la stérilité tient à des dérangements
fonctionnels, tels que : l'aménorrhée, la dysménorrhée, les fleurs blanches très-abondantes ; à
des altérations organiques, ulcères, granulations
du col, etc., à des déplacements, antéversion,
rétroversion, occasionnés par un relâchement
des ligaments, à une faiblesse ou à une rigidité
très-grande de l'utérus, à une faiblesse générale
telle que celle qui existe dans la chloro-anémie,
ou bien, enfin, à une affection nerveuse, les eaux
minérales de Bagnols pouvant, par une administration appropriée et leurs propriétés spéciales,
faire cesser les causes qui empêchent la concep-
tion d'avoir lieu, pourront mettre fin à la stérilité dans une foule de circonstances.

Lorsque la cause de stérilité ne sera pas appréciable et qu'elle ne pourra être légitimement
considérée comme incurable, on pourra tenter
l'emploi des eaux minérales de Bagnols avec
quelques chances de succès.

Le mode d'administration des eaux varie suivant la cause qui a donné lieu à la stérilité. Chez
les personnes nerveuses, et lorsqu'il y aura excès
de force, pour vaincre la rigidité des fibres utérines, une saignée préalable, des bains tempérés, quelques douches ordinaires dans les parties

suffiront pour ramener en peu de temps les organes à l'état normal.

Dans les cas de faiblesse locale ou générale, de relâchement des ligaments ou de la fibre utérine, il faudra employer les bains de piscine à mi-corps, les fortes douches sur le siége, sur l'hypogastre dans l'intérieur, sur le col de la matrice, dans le rectum, et boire l'eau thermale; ici, il faudra faire usage des eaux pendant plus de temps que dans le cas précédent, et le temps sera d'autant plus long, que les dérangements seront plus anciens.

Quelques femmes, sans être stériles, ne peuvent lorsqu'elles sont enceintes, arriver heureusement au terme de leur grossesse; elles avortent à une époque plus ou moins avancée; lorsque cet accident tiendra à une faiblesse, à un état nerveux de l'utérus, ou bien à un relâchement de ses annexes, on pourra espérer de voir la tendance à l'avortement disparaître lorsqu'elles auront fait usage des eaux de Bagnols quelque temps avant la grossesse.

L'impuissance chez l'homme est quelquefois le résultat de pertes séminales involontaires; les bains de piscine et les douches fortes sur le périnée, les douches ascendantes dans le rectum, et l'eau en boisson, en rendant aux parties leur tonicité et leur contractilité, seront souvent utiles pour la faire cesser. Si l'impuissance tient à une affection syphilitique, les eaux, en la mettant à jour, indiqueront le traitement à suivre pour la guérir.

Bonnel de Labrageresse rapporte (l. c. p. 39) trois observations de stérilité occasionnées par une menstruation difficile et irrégulière et une trop grande rigidité de la fibre utérine, qui ont cessé après l'usage des eaux de Bagnols.

79e OBSERVATION. — *Stérilité datant de deux ans.* — Mme la marquise de C..., mariée depuis deux ans, sans espoir de perpétuer l'ancienne et illustre maison où elle était entrée, vint à Bagnols où la boisson des eaux et les bains qu'elle y prit produisirent l'effet désiré.

80e OBSERVATION. — *Stérilité datant de huit ans.* — Mme T..., mariée depuis huit ans, n'avait pas donné le moindre espoir de fécondité, quoique parfaitement réglée. Cette stérilité était causée par une faiblesse dans la région lombaire, dont la matrice et les ligaments se ressentaient. La boisson, les bains et les douches, pris pendant trois semaines, opérèrent si bien l'effet désiré qu'elle devint grosse peu de temps après son retour des eaux. Cette grossesse, qui fut très-heureuse, a été suivie de plusieurs enfants sains et robustes.

81e ET 82e OBSERVATIONS. — *Stérilité* — Deux cas de stérilité se sont présentés à mon observation, en

1854. L'un chez une jeune dame de 22 ans, mariée depuis trois, et l'autre chez une femme de 30 ans, robuste et bien constituée, mariée depuis neuf ans. Toutes les deux, quoique parfaitement conformées et bien réglées, n'avaient jamais présenté d'apparence de grossesse. Chez la première, la stérilité était occasionnée par un état de chloro-anémie accompagné d'une leucorrhée abondante, et chez la seconde, par un relâchement des ligaments et une antéversion très-prononcée de la matrice. Toutes les deux ont pris les eaux en boisson, en bains de piscine et en douches internes, externes et ascendantes. J'ignore le résultat obtenu chez la première, mais chez la seconde, la matrice ayant été redressée, le fluide prolifique a pu pénétrer dans son intérieur et produire la fécondation.

CHAPITRE XII.

On ne peut pas dire que les eaux de Bagnols aient une action très-puissante contre les affections des organes génito-urinaires chez l'homme; cependant ces organes sont sujets, comme les autres, à certains états morbides qui sont fort améliorés par les eaux de Bagnols lorsqu'ils tiennent à une cause générale (rhumatismale, herpétique, lymphatique) ou spéciale (catarrhe, relâchement, paralysie, engorgement chronique). L'eau thermale en boisson, en injections dans la vessie, en bains tempérés ou de piscine, suivant les cas, et les étuves, sont souvent très-utiles. L'engorgement chronique de la prostate, par suite de la congestion des plexus prostatiques, et les hémorroïdes qui en sont quelquefois la conséquence, se trouvent très-bien des douches dans le rectum et sur la région périnéale; souvent les veines di-

22

latées et relâchées reprennent leur contractilité, et l'on voit la prostate diminuer considérablement de volume.

83ᵉ OBSERVATION. — *Engorgement de la prostate et catarrhe vésical.* — M. R..., négociant dans l'Ardèche, 35 ans, tempérament nerveux, constitution délicate, était tourmenté, depuis plusieurs années, par un catarrhe vésical et par une difficulté d'uriner; beaucoup de traitements appropriés avaient été mis en usage sans succès; enfin, il se décida à venir à Bagnols en 1854. A cette époque, il avait un catarrhe vésical et un rétrécissement de l'urètre, dans la région prostatique, déterminé par un engorgement de la prostate et des plexus veineux qui l'entourent. Cet état put être facilement constaté par le toucher rectal. Des bains tempérés, longtemps prolongés, des douches rectales et la boisson d'abord; plus tard, quelques bains de piscine et quelques étuves, en diminuant l'engorgement de la prostate, le volume de ses plexus et, par suite, le rétrécissement de l'urètre, firent disparaître le catarrhe vésical qui était entretenu par le vice herpétique et l'obstacle à l'émission de l'urine.

CHAPITRE XIII.

AFFECTIONS DES ARTICULATIONS, DES OS ET LÉSIONS TRAUMATIQUES.

Sous ce titre je comprends toutes les affections qui peuvent affecter les articulations et les os, d'une part, qu'elles soient dues à une cause interne ou bien à une cause externe ; télles sont les tumeurs blanches, les suites d'entorses et de luxations, les fausses ankyloses, les rétractions des ligaments des muscles et des tendons, les suites de fractures, la carie et la nécrose; et d'autre part, les contusions de toute nature ; les plaies par armes à feu et les ulcères.

Les eaux de Bagnols jouissent d'une réputation bien méritée dans la plupart des affections que j'ai désignées; le grand nombre de maladies de cette espèce qu'on y rencontre en font foi; c'est là qu'on envoie tous les ouvriers des houillères de Porte, de la Grand-Combe et de la Voûte, qui sont souvent atteints d'horribles blessures et

d'affreuses mutilations, à la suite d'éboulement
survenus dans les mines. En 1854, sur 436 ma
lades que j'ai traités, il y en avait 84 atteints d
ces affections.

ARTICLE PREMIER.

Affections des articulations.

§ i. *Tumeurs blanches et arthrites chroniques*

En 1854 j'ai observé et traité 23 tumeurs blan
ches et arthrites chroniques; sur ce nombre
1 malade qui était déjà venu à Bagnols a guéri
15 ont été soulagés à des degrés divers, 8 n'on
pas obtenu d'amélioration immédiate, et le ré
sultat consécutif est resté ignoré; 8 ont affecté l
genou, 5 l'articulation coxo-fémorale, 5 le coude
3 une articulation tibio-tarsienne, 1 la main, 4
l'articulation scapulo-humérale, 2 le pied. Che:
un des malades il y avait trois tumeurs blanches
deux aux coudes et une au pied.

Les engorgements articulaires qu'on désigne sous le nom de tumeurs blanches, peuven
se présenter sous divers états, être dus à diverses causes et présenter plus ou moins de
gravité. En général, ceux de cause interne son
dus au vice rhumatismal ou lymphatique et quel-

quefois au vice herpétique ou bien à des virus; on
les appelle aussi spontanés; ceux de cause externe
succèdent à une entorse, à une luxation, ou bien
à une fracture survenue dans le voisinage d'une
articulation. Les premiers sont ordinairement
plus graves que les seconds, parce que le vice interne qui y donne lieu existe dans l'organisme,
qu'il peut affecter plusieurs articulations simultanément ou successivement ; ils exigent aussi
un traitement plus au moins long, suivant que la
maladie est arrivée à un état plus ou moins
avancé. Ainsi par exemple, la tumeur blanche
qui débutera par le ramollissement de matière
tuberculeuse dans les condyles du fémur, sera
plus grave et plus longue à guérir que celle qui
succédera à un rhumatisme aigu de l'articulation
du genou, parce qu'il faudra que la matière tuberculeuse soit éliminée par des fistules, et que
l'ulcère de l'os, qui restera après l'expulsion de
cette matière, se déterge et se cicatrise avant que
les parties molles, qui, dans ce cas, ne sont malades qu'accessoirement, puissent elles-mêmes
cesser d'être malades.

Dans les engorgements de cause interne, il
faut administrer les eaux sous toutes les formes,
et d'une manière appropriée à l'âge et à la force
des malades, alterner les bains de piscine avec
les bains de baignoires prolongés, les douches or-

dinaires avec les douches fortes et quelquefois y
joindre des douches de vapeur. S'il y a des fistules, il convient d'y faire des injections avec
l'eau thermale pure, ou bien avec cette eau additionnée de teinture d'iode dans la proportion du
quart au dixième. Pendant la journée, une compression modérée autour de l'articulation malade
avec une bande de flanelle, empêche les liquides
de l'engorger, autant qu'à l'état libre, soutient le
membre, modère la suppuration et diminue l'affaiblissement. Quelquefois, certains remèdes peuvent aussi être employés utilement, tels sont :
l'huile de foie de morue, le calomel à dose fractionnée, le fer réduit par l'hydrogène, le sirop
d'iodure de fer, etc. Le médecin qui exerce aux
eaux minérales ne doit pas, en effet, s'en tenir
uniquement à l'administration des eaux, lorsqu'il
juge que certains remèdes peuvent aider leur
action et contribuer à guérir plus rapidement, et
plus sûrement les malades.

Le traitement pourra durer de un à trois mois
et plus, et il sera souvent nécessaire de revenir
plusieurs années consécutives.

Les engorgements de cause externe ne réclament que des bains plus ou moins chauds, et plus
ou moins longtemps prolongés, la douche faible
ou forte suivant l'étendue et l'ancienneté de la
maladie ; les injections d'eau thermale ou d'eau

iodée faciliteront le dégorgement des fistules, la sortie des corps étrangers qui les entretiennent et leur cicatrisation.

84ᵉ OBSERVATION.—*Tumeur blanche de l'articulation tibio-tarsienne droite.* — Mme R., 28 ans, propriétaire en Lozère, tempérament lymphatique, constitution moyenne, portait une tumeur blanche de l'articulation tibio-tarsienne droite accompagnée de fistules à travers lesquelles sortaient du pus et des parcelles d'os plus ou moins volumineuses ; la maladie durait depuis 14 ans, des fistules se fermaient et d'autres les remplaçaient; elle vint à Bagnols, le 4 juillet 1854; le stylet introduit par les fistules, trouvait le tibia ramolli et pénétrait dans sa substance.

Les eaux prises sous toutes les formes, pendant deux saisons, firent détacher les parcelles d'os malades et la guérirent.

85ᵉ OBSERVATION.—*Tumeur blanche du coude gauche.*—Mlle Marie A., propriétaire dans le Cantal, dix-sept ans, tempérament lymphatique, constitution moyenne, éprouvait, depuis quatre ans, des douleurs dans l'articulation du coude gauche; peu à peu il s'y joignit de l'enflure, de la déformation, de la rétraction dans les ligaments et les muscles et un peu de flexion de l'avant-bras sur le bras; les mouvements devinrent impossibles. Elle vint à Bagnols, le 10 juillet 1854, y prit les eaux sous toutes les formes pendant dix-huit jours, je lui appliquai, en outre, un bandage roulé sur l'avant-bras jusqu'au-dessus du coude; à son départ, elle était fort améliorée, il y avait moins de gonflement, cependant les mouvements étaient nuls; l'amélioration augmenta chez elle, et lorsqu'elle revint, en 1855, la rétraction, la flexion et la douleur avaient beaucoup diminué; après une nouvelle saison de quinze jours elle partit dans un état très-satisfaisant.

86 OBSERVATION.—*Tumeur blanche du genou droit.*—M. Issartel, 21 ans, épicier à Monastier (Haute-Loire), tempérament lymphatico-sanguin, constitution moyenne, fut atteint, il y a cinq ans environ, d'une arthrite spontanée du genou droit; les muscles fléchisseurs se rétractèrent fortement, la jambe se fléchit sur la cuisse, le genou était gonflé, il y avait atrophie de la cuisse au-dessus et de la jambe au-dessous, une seule fistule se forma, la douleur était très-grande et il ne pouvait marcher sans béquilles; six mois après le début de la maladie, il vint à Bagnols dans cet état, en 1849, et y prit les eaux sous toutes les formes. L'amélioration qu'il en éprouva, l'encouragea à y revenir; ce ne fut qu'après la quatrième année qu'il en retira un bien tel qu'en 1854, lorsqu'il vint me consulter, la jambe était complètement redressée et la marche s'opérait sans support.

Avant cette maladie, Issartel avait craché du sang rouge et vermeil, mais depuis qu'elle s'était déclarée au genou, il n'en avait plus craché, et sa santé paraissait assez bonne, sauf un peu d'embarras dans la partie supérieure du poumon droit; il prit les eaux avec plus de modération que par le passé et partit très-amélioré.

§ II. *Coxalgie et relâchement de la capsule iléo-fémorale.*

1° *La Coxalgie* n'est, le plus souvent, qu'une tumeur blanche de l'articulation coxo-fémorale, qui se termine par l'expulsion de la tête du fémur de la cavité cotyloïde, d'où le nom de luxation spontanée qui lui a été donné.

Cette maladie est rarement due à une cause externe ; elle est le plus souvent de nature scrofuleuse ou rhumatismale.

Elle présente ordinairement trois périodes très-distinctes ; dans la première, il y a douleur et raccourcissement du membre, es mouvements sont douloureux et la marche pénible ; elle a lieu sur la pointe du pied, les malades éprouvent une douleur dans le genou. — Dans la deuxième période, il y a allongement du membre produit par le refoulement de la tête du fémur par de l'eau ou des glandes engorgées, souvent dans cette période, des fistules se forment, les mouvements deviennent très-gênés, très-douloureux, ou même impossibles, et les malades sont obligés de garder le lit. — Enfin dans la troisième période, le ligament rond se déchire, la capsule se détache du rebord de la cavité cotyloïde carié et la tête du fémur l'abandonne pour aller se loger le plus souvent dans la fosse iliaque externe.

Cette maladie est très-grave et se termine souvent par la mort; il est donc important de la reconnaître dans la première période et d'y appliquer le traitement thermal le plus tôt possible, car c'est celui qui réussit le mieux; et il a d'autant plus de chances de succès, qu'il est appliqué à une époque moins avancée de la maladie ; mais il faut, pour cela, saisir un temps d'arrêt dans sa marche, car pendant l'état aigu, elle serait aggravée ; avant la luxation, les eaux minérales peuvent l'empêcher, mais après la luxation, elles ne remédient qu'aux douleurs et au vice producteur de la maladie.

Dans quelques cas de coxalgie, la luxation s'opère sans fistule et sans suppuration.

Dans la première période, il n'est pas toujours facile de reconnaître l'affection. Un des meilleurs moyens consiste à porter la pulpe du doigt indicateur sur le plancher de la cavité cotyloïde par le rectum ou par le vagin, et de pousser en même temps la tête du fémur contre ce plancher ; si le malade éprouve de la douleur vers le point comprimé, il est à présumer qu'il y a coxalgie.

87ᵉ OBSERVATION. — *Coxalgie et luxation spontanée du fémur sans fistule.* — Mme Sophie P..., 31 ans, propriétaire en Lozère, tempérament lymphatique, constitution scrofuleuse, fut atteinte, en 1852, d'une forte douleur dans l'articulation coxo-fémorale gauche, qui s'est terminée par la luxation en arrière et en haut dans la fosse iliaque externe; elle n'a jamais eu ni abcès ni fistule; la luxation s'est opérée peu à peu. Mme F... est venue deux fois à Bagnols prendre les eaux sous toutes les formes; elles lui ont fait beaucoup de bien, car en arrivant la première fois, elle pouvait à peine marcher avec des béquilles. La première année, la douleur s'est apaisée; la deuxième, les mouvements du membre luxé sont devenus plus libres; elle a pu marcher sans béquilles. A son arrivée, en 1854, en juillet, elle marchait sans douleur.

88ᵉ OBSERVATION. — *Coxalgie à la deuxième période* — Mlle Antoinette V..., 6 ans (Haute-Loire), tempérament lymphatique, était atteinte, depuis sept mois, d'une douleur dans l'articulation coxo-fémorale droite, sans boiter; 15 jours après, la douleur avait augmenté et elle boitait. On appliqua sur l'articulation des vésicatoires volants, et on tint la malade au lit pendant trois semaines; néanmoins, la douleur augmenta, la jambe s'allongea, par suite de gonflement et d'épanchement dans la cavité cotyloïde; la douleur s'étendit jusqu'au genou. Peu à peu la douleur s'apaisa et on la conduisit à Bagnols le 30 juillet 1854; elle prit d'abord les bains, les étuves et la boisson pendant huit jours; le neuvième, elle commença la douche, et le dix-huitième, elle put partir un peu améliorée. L'amélioration augmenta dans le courant de l'année; et, en 1855, elle pouvait appuyer la jambe qui était à peu près revenue à sa longueur ordinaire. Cette fois, n'ayant plus autant à craindre le développement de symptômes inflammatoi res, elle prit la douche dès le début, la supporta bien, ainsi que les autres remèdes et partit dans un état fort satisfaisant. Tout annonçait une guérison prochaine.

89ᵉ OBSERVATION. — *Coxalgie avec fistules sans luxations.*—M. P., 23 ans, ouvrier mineur, tempérament lymphatique, souffrait depuis 15 mois dans la hanche gauche. Six mois après le début de la maladie, il se forma dans l'aine correspondante un abcès par congestion, qui coula pendant deux mois par deux fistules qui se refermèrent pendant trois mois, se rouvrirent ensuite et coulaient encore à son arrivée. Un mois avant de venir à Bagnols, l'autre hanche s'était prise ; il éprouvait des douleurs dans l'articulation coxo-fémorale droite ; il y avait rétraction de la jambe, flexion et douleur dans le genou. C'étaient évidemment là des symptômes de la coxalgie. Il arriva le 26 juin ; il n'y avait de luxations ni à droite ni à gauche ; et comme il n'y avait point de symptômes inflammatoires, il put prendre les eaux sous toutes les formes pendant trois semaines ; il les supporta bien et partit très-amélioré ; pendant l'hiver sa santé fut meilleure, ses fistules se fermèrent, les douleurs du côté droit s'apaisèrent, la jambe reprit en partie sa position ; il revint en 1855 pendant 15 jours et partit dans un état très-satisfaisant.

Ces trois observations démontrent la puissance des eaux de Bagnols, à toutes les périodes de la maladie.

2° *Relâchement de la capsule iléo-fémorale*

et déformation de la cavité cotyloïde. Je ne terminerai point ce paragraphe sans dire quelques mots de cette maladie de l'articulation de la hanche, qu'on rencontre assez fréquemment aux eaux minérales.

La déformation de la cavité cotyloïde n'affecte ordinairement qu'une seule cavité ; elle résulte le plus souvent du ramollissement partiel des parois. Si, dans ces circonstances, la maladie n'est pas accompagnée de beaucoup de douleur, et que les malades continuent à marcher, la tête du fémur repousse en haut et en avant ou en arrière la paroi de la cavité contre laquelle elle porte; de là résulte une déformation de cette cavité qui devient oblongue de bas en haut, et, en dedans ou en dehors, diminue de profondeur et présente un plan incliné du centre à la circonférence, et de bas en haut ou vers le pubis; alors la tête du fémur n'étant plus embrassée et retenue par le rebord cotyloïdien, glisse sur le plan incliné, le ligament rond s'allonge peu à peu, elle finit par venir prendre un point d'appui contre la paroi supérieure de la capsule iléo-fémorale. Si le ramollissement de l'os cesse, la déformation opérée pendant le ramollissement persiste, et alors si l'on examine le malade pendant qu'il marche, on observe qu'à chaque pas, le membre se raccourcit de tout le trajet que parcourt la tête du fémur, depuis le centre de la cavité cotyloïde jusqu'au point où elle est arrêtée par la capsule qui se durcit à la longue, et s'oppose à ce que la luxation s'opère ; alors le malade marche sur la pointe du pied qui se porte en général en dehors, tandis que le talon se porte en haut et en dedans. Le grand trochanter est plus rapproché de l'épine iliaque, et le pli qui sépare la fesse de la cuisse, est plus bas que de l'autre côté : on croirait à une luxation de la cuisse en avant et en haut. Si, au contraire, on examine le malade couché, tous les signes de la luxation disparaissent, il y a même longueur des membres, même distance des grands trochanters aux épines iliaques, il n'y a ni tumeur au niveau du pli de l'aine ni dans la fausse iliaque externe ; les talons et les malléoles sont sur le même plan, les mouvements de rotation et d'adduction sont les mêmes à droite et à gauche; seulement, le membre du côté malade a moins de force, est plus mince que du côté sain, est le siége d'une atrophie plus ou moins prononcée par suite de la diminution de l'exercice.

Une fois le durcissement de la cavité cotyloïde opéré dans cet état de déformation, la claudication est incurable ; les eaux ne peuvent pas plus que les autres remèdes, seulement elles peuvent fortifier la capsule et diminuer la douleur qui résulte de ses tiraillements entre la tête du fémur et le poids du corps. Sur huit cas de cette maladie que j'ai observés en 1854, à Bagnols, tous ont été négatifs, relativement à la claudication.

§ III. *Suites d'entorses et de luxations.*

Les *entorses* laissent quelquefois après elles, surtout lorsqu'elles ont été mal traitées au début, un engorgement ou une faiblesse dans l'articulation qui en est le siége.

En général, lorsque la maladie n'est que locale, et seulement due à la distension exagérée des ligaments, ou bien à leur engorgement, les eaux minérales de Bagnols, prises en bains et en douches, en triomphent en quinze ou vingt jours. La force de la douche sera proportionnée à la gravité et à l'ancienneté de la maladie ; on débutera toujours par les petites douches, et on ne passera à la douche forte, si cela est nécessaire, qu'après en avoir fait usage pendant huit ou dix jours.

Les *luxations* qui n'ont pas été réduites dans le principe, présentent souvent de grandes difficultés pour être réduites consécutivement. Les mouvements du membre luxé sont gênés, douloureux, et les malades se trouvent estropiés à la suite de leur accident.

En pareil cas, les bains et les douches variées

de Bagnols produisent des effets surprenants ;
par leur usage, les ligaments engorgés ou rétractés se relâchent, les mouvements deviennent
plus faciles, plus étendus et moins douloureux ;
les déformations qui existaient diminuent beaucoup, quoique la luxation ne soit pas réduite;
souvent les malades satisfaits du résultat obtenu
ne songent plus à se soumettre à la réduction, et
lorsqu'ils s'y soumettent, elle s'opère avec beaucoup plus de facilité.

Toutefois, pour prendre les eaux après une
luxation, il ne faut pas attendre que la tête de
l'os déplacé se soit creusé une nouvelle cavité,
que l'ancienne se soit déformée ou en partie
oblitérée, et que de nouveaux liens l'aient fixée
solidement dans une position anormale.

90ᵉ OBSERVATION.—*Luxation du pied gauche
en arrière.* — M. Trémolet-Laurent, ouvrier mineur à
La Grand-Combe, constitution robuste, reçut un
éboulement de charbon, le 23 septembre 1852, sur la
jambe et le pied gauche; le haut du corps fut renversé
en arrière pendant que le pied était pris sous le bloc;
il en résulta des désordres considérables dans l'articulation tibio-tarsienne : elle était ouverte, la peau et
les ligaments rompus et le tibia sorti par l'ouverture;
le pied, au lieu de former un angle droit avec la jambe,
était dans une situation parallèle et en arrière; la réduction fut opérée, et le pied et la jambe maintenus

dans un appareil; deux mois et demi après, il put se lever et marcher avec des béquilles, mais ce ne fut qu'au bout de cinq mois qu'il put appuyer le pied; alors l'articulation tibio-tarsienne ne pouvait exercer aucun mouvement appréciable, la jambe et le pied paraissaient soudés ensemble M. Trémolet vint passer douze jours à Bagnols, au mois de juin 1853; au départ, il n'y avait pas une amélioration bien notable, et cette amélioration n'augmenta pas beaucoup dans le courant de l'année; il revint le 1e juillet 1854, et prit alternativement des bains particuliers prolongés, des bains de piscine et des douches fortes; sous leur influence, l'amélioration se prononça rapidement; le 13 juillet, les mouvements étaient beaucoup plus libres, plus étendus et moins douloureux. L'amélioration augmenta encore après le départ au point qu'il put reprendre ses travaux et n'eut pas besoin de revenir.

91e OBSERVATION.—*Suite de luxation de l'humérus droit et entorse du poignet.*—M. S., 48 ans, maréchal-des-logis de gendarmerie, constitution robuste, tomba, le 10 mai 1854, dans un escalier; en voulant se retenir avec la main droite placée en avant, tout le poids du corps se trouva porté sur le côté externe de l'avant-bras et de la main, et il en résulta une luxation de l'humérus dans le creux de l'aisselle et une entorse du poignet. La luxation de l'épaule fut réduite le lendemain de l'accident et l'entorse du poignet pansée avec des compresses imbibées d'extrait de saturne. Malgré les traitements méthodiques mis en usage, il

23

conservait de la gêne dans les mouvements de l'épaule, plus de la douleur dans le poignet. Il vint à Bagnols, le 30 août, dans le but d'y remédier; les bains et les douches pris pendant dix jours ont procuré beaucoup d'amélioration.

§ IV. *Ankyloses.*

1° L'ankylose vraie et ancienne, dans laquelle les surfaces articulaires en rapport sont soudées par une matière complètement ossifiée, et ne forment plus qu'un tout continu, n'éprouvera aucune amélioration des eaux de Bagnols ; 2° l'ankylose récente et constituée par une trame osseuse et celluleuse analogue à celle du cal provisoire dans les fractures, dont les eaux pourront aciliter la résorption et le ramollissement, pourra y être soumise avec succès, de même que celle qui est en voie de formation à l'aide de bourgeons charnus, ou de fausses membranes non encore ossifiées; mais le traitement pourra durer deux ou trois mois ; 3° enfin lorsque l'ankylose ne sera constituée que par une rigidité des ligaments, accompagnée ou non de rétraction musculaire, les eaux en bains particuliers et de piscines pris alternativement en douches plus ou moins fortes, en étuves et en boisson, la guériront souvent, ou l'amélioreront toujours.

Dans tous les cas où il y aura quelques chances de succès, il sera convenable de joindre au traitement par les eaux, les frictions, le massage et l'exercice modéré de l'articulation.

92e OBSERVATION. — *Fausse ankylose du genou.* —M. Louis Bravet, 41 ans, ouvrier mineur à la Grand'-Combe (Gard), constitution robuste, ayant eu le pied et l'articulation tibio-tarsienne gauche écrasés par un éboulement de charbon, eut la jambe amputée à sa partie inférieure, afin de pouvoir faire usage de la jambe Martin. En attendant qu'on la lui procurât, ayant marché et travaillé plusieurs mois avec la jambe de bois appelée pilon et toujours tenu le moignon dans la demi-flexion, il se forma une fausse ankylose produite par la rétraction des muscles postérieurs de la cuisse, ce qui l'empêchait de redresser le moignon et de porter la jambe Martin. En moins de 45 jours, la douche et les bains produisirent une grande amélioration dans l'étendue des mouvements.

93e OBSERVATION. — *Fausse ankylose du genou.* — M. M..., propriétaire en Lozère, 32 ans, constitution faible, ayant eu une ostéite de l'extrémité inférieure du fémur droit et plusieurs abcès fistuleux, conserva, après la guérison, la jambe à angle droit avec la cuisse par suite de la rétraction des muscles postérieurs de la cuisse et du raccourcissement des ligaments. En 26 jours, les bains et les douches de Bagnols augmentèrent considérablement l'étendue des mouvements.

94e OBSERVATION. — *Ankylose vraie du genou droit.* — Mlle A..., de l'Aveyron, fut atteinte d'une ankylose vraie du genou ou d'une soudure du tibia et du fémur à la suite d'une arthrite du genou droit causée par une chute. Pendant de longues années, elle marcha avec des béquilles. Les eaux de Barèges, les bains de mer ne lui firent aucun bien ; les eaux de Bagnols seules, prises pendant 20 jours, apaisèrent la douleur, donnèrent de la force à sa jambe et lui permirent de quitter ses béquilles ; mais l'ankylose ne guérit point, quoiqu'elle les ait reprises les deux années suivantes. dans cette espérance. Aujourd'hui elle n'y compte plus et si elle est revenue en 1854, c'était dans le but de remédier à des douleurs produites par une nouvelle chute survenue dans l'hiver.

ART. II.

Raideur et rétraction des ligaments des muscles et des tendons.

1° Si les raideurs ou les rétractions surviennent à la suite de blessures par instrument piquant, tranchant ou contondant, et de phlegmons qui les accompagnent ou qui se développent spontanément, elles guérissent assez facilement par l'usage des eaux de Bagnols ; dans ces cas, il faut en faire usage en bains et en douches pendant un mois au moins, et quelquefois plus ; la douche forte est souvent très-utile.

2° Lorsque les raideurs et les rétractions sont le résultat de maladies articulaires profondes, de tumeurs blanches, par exemple, et persistent après la guérison, elles ne cèdent pas toujours à l'action bien dirigée des eaux; et lorsqu'elles guérissent, elles exigent que les malades en fassent usage pendant six semaines ou deux mois, et quelquefois pendant plusieurs années consécutives. C'est ici qu'il faut employer alternativement les bains de piscine et les bains mitigés longtemps prolongés, puis, les douches faibles et les douches fortes; il serait même utile d'y joindre les frictions, le massage, les mouvements alternatifs de flexion et d'extension. Enfin, si les eaux et les divers moyens employés seuls et pendant un temps assez long se montrent insuffisants, ce sera le cas d'examiner si la section des tendons rétractés, combinée ou non avec les eaux, ne présenterait pas des avantages.

3° Lorsqu'elles se manifestent après une fracture survenue dans le voisinage d'une articulation, elles guérissent facilement sous l'influence des moyens précédents. (Voy. suite des fractures, p. 359.)

95ᵃ *Raideur de l'indicateur droit.*—**H.**, journalier dans la Lozère, eut un panaris qui occupa la gaîne des tendons fléchisseurs de l'indicateur droit; après la guérison son doigt resta raide et inflexible. Les bains et la douche de Bagnols pris pendant treize jours, en 1854, lui rendirent les mouvements.

96ᵉ OBSERVATION. — *Rétraction du muscle grand dorsal.* — Molu, propriétaire de l'Aveyron, 19 ans, fut pris, à la suite d'une fluxion de poitrine, de vives douleurs dans l'épaule gauche qui durèrent un certain temps; les vésicatoires et les cautères ne firent pas de bien, et peu à peu le muscle grand dorsal se rétracta de telle façon qu'aujourd'hui il ne peut lever le bras et que ses mouvements sont très-limités. Molu est venu, en 1854, prendre les eaux de Bagnols sous toutes les formes, pendant quinze jours, et en a éprouvé une grande amélioration. En 1855, la guérison s'est complétée

97ᵉ OBSERVATION. — *Raideur des doigts de la main gauche et rétraction de l'indicateur.* — M. C., propriétaire de la Haute-Loire, 56 ans, constitution robuste, eut toute la main et le bras gauche envahis par un phlegmon diffus qui nécessita quatorze incisions et un séjour de neuf mois au lit. Pendant les cinq mois suivants, l'œdème et l'empâtement se dissipèrent peu à peu et il recouvra quelques mouvements. A son arrivée à Bagnols, 10 juillet 1854, il restait encore de l'empâtement dans les doigts et la main, de la difficulté dans les mouvements et une rétraction dans l'indicateur et le petit doigt beaucoup plus forte que dans les autres doigts.

C. prit les eaux sous toutes les formes pendant trois semaines et obtint un peu d'amélioration, qui augmenta dans le courant de l'année; néanmoins, il fut obligé de revenir en 1855, faire usage des eaux, pour achever sa guérison.

ART. III.

Maladies des os

§ I. *Suites de fractures.*

Les suites de fractures sont très-fréquentes à Bagnols. En 1854 j'en ai observé 19 cas, savoir : 12 de la jambe, se décomposant en 4 du tibia seul, 1 de péroné et 7 des deux os; 4 du corps du fémur, 2 du col du fémur et 1 des deux os de l'avant-bras.

Sur ces 19 suites de fractures, 18 ont été soulagés à des degrés divers, les uns dès la première année, et les autres à dater de la deuxième seulement. Chez un il n'y a pas eu de soulagement immédiat.

Parmi ces malades, les uns, dont les fractures avaient eu lieu dans le voisinage des articulations, étaient atteints de raideurs dans les mouvements et de fausses ankyloses; d'autres, dont les fractures étaient obliques et ne s'étaient consolidées qu'avec un raccourcissement plus ou moins considérable, éprouvaient de grandes douleurs dans le cal; enfin, une troisième catégorie, qui, après une fracture comminutive et compliquée de contusions violentes avaient conservé un cal volumineux, difforme, de la raideur et de la douleur dans les mouvements causées par l'endurcissement des gaînes musculaires, une tension et une rétraction plus ou moins forte des muscles, se trouvaient dans l'impossibilité de marcher sans bâton et sans béquilles.

En général, dans les premiers cas, les bains particuliers plus ou moins longtemps prolongés, ceux de piscines et les douches ordinaires suffisent. Dans le deuxième cas, la douleur et la raideur disparaissent par les mêmes moyens ; le raccourcissement seul persiste. Mais dans le troisième cas, l'amélioration ne survient souvent que sous l'influence de fortes douches ; elle commence la première année, augmente la seconde et devient assez grande la troisième pour permettre aux malades de quitter les béquilles ; il n'y a pas là à dire que c'est l'effet du temps seul, car en 1854 et 1855, j'ai vu des ouvriers mineurs de Porte, de la Grand'Combe et de La Voûte, qui ayant eu, à la suite d'éboulements, des fractures horriblement compliquées, dont ils avaient guéri sans amputation et en conservant des membres difformes, en partie paralysés, et qui dans le principe, paraissaient plus nuisibles qu'utiles, obtenir, après quelques années de l'usage des eaux de Bagnols, une amélioration telle qu'ils pouvaient s'en servir avec facilité et marcher sans support. Chez eux l'amélioration n'avait commencé à marcher rapidement qu'à dater de l'usage des eaux.

Les eaux de Bagnols activent la résorption du cal provisoire et ramollissent la matière osseuse et poreuse qui le forme ; c'est pour cela qu'il ne faut pas y soumettre trop tôt ou trop longtemps les malades, sans leur donner des intervalles de repos; sous leur influence les esquilles d'os qui entretenaient des fistules se détachent, et les fistules, jusqu'alors intarissables, se ferment promptement; les gaînes musculaires s'assouplissent, le volume du cal provisoire et les douleurs diminuent; enfin, les muscles deviennent plus libres, et recouvrent rapidement leur liberté d'action.

98ᵉ OBSERVATION.—*Suite de fracture de cuisse dans son tiers inférieur.*—M. Barrès (Antoine), 34 ans, ouvrier mineur à la Grand'Combe, constitution bonne, eut, au mois de septembre 1853, la cuisse gauche fracturée à l'union du tiers inférieur et des deux tiers supérieurs, par un éboulement de charbon; il y avait un chevauchement considérable qu'on eut beaucoup de peine à maintenir réduit. Il garda le lit six mois et demi, et ne quitta les béquilles qu'après dix-huit mois; à son arrivée à Bagnols, en juillet 1853, il les portait encore; l'os avait un volume considérable autour de la fracture, volume qui s'opposait au jeu des muscles et qui empêchait la jambe de se fléchir sur la cuisse. Il prit les bains et les douches pendant quinze jours, l'amélioration marcha très-rapidement, car à l'arrivée, la jambe ne pouvait être fléchie sur la cuisse, tandis qu'au départ il pouvait exercer quelques mouvements de flexion. Trois mois après son retour chez lui, il quitta ses béquilles, les mouvements de flexion augmentèrent beaucoup; à son retour à Bagnols, en juillet 1854, elle pouvait être portée jusqu'à l'angle droit, et il ne boitait presque pas. Les bains, les douches ordinaires et la douche forte, donnèrent beaucoup de force au membre, enlevèrent le reste de douleur et augmentèrent encore les mouvements; en 1855, il ne boitait pas du tout.

Dans la plupart des cas, les choses se passent à peu près de la même manière.

§ II. *Exostoses.*

J'en ai observé deux cas en 1855 : un chez un jeune paysan de 22 ans, au-devant du tibia; ces grosseurs très-dures étaient venues, me dit-il, en marchant à genou sur la terre humide pour ramasser des pommes de terre, elles étaient probablement de nature rhumatismale; il prit les eaux sous toutes les formes en 1854, et partit sans amélioration apparente, mais dans le courant de l'année elles s'effacèrent complètement.

L'autre cas existait chez un jeune homme du Puy; les tumeurs étaient plus grosses et plus nombreuses, elles paraissaient de nature lymphatique

et étaient un peu douloureuses; après 18 jours
de l'usage des eaux, il y avait déjà beaucoup d'a-
mélioration.

§ III. *Carie et nécrose.*

La carie et la nécrose sont implicitement com-
prises dans quelques maladies que je viens d'e-
xaminer; cependant, comme dans beaucoup de
cas elles sont le point de départ de la maladie,
je pense qu'il est convenable de leur consacrer
un article à part.

Beaucoup de malades se présentent avec des
trajets fistuleux qui vont se terminer aux extrémités des os longs sur une partie poreuse, ou sur
des os courts entièrement composés de tissus
celluleux; ces os sont gonflés, mous, laissent pénétrer facilement le stylet dans leur intérieur, et
saignent au moindre contact; dans ce cas il y
a *carie.*

D'autres fois, les trajets fistuleux se terminent
sur le corps des os longs, à leur partie compacte,
et lorsque le stylet arrive dessus, il est arrêté, ne
peut pénétrer plus avant, et rend un son mat; il
tombe sur une portion d'os mortifiée, quelquefois mobile, qui doit se séparer de la partie d'os
vivante; il y a *nécrose.*

Dans les deux cas, c'est la maladie de l'os qui

entretient la suppuration et les trajets fistuleux, qui se cicatrisent vite lorsqu'elle est guérie.

En 1854 j'en ai observé 18 cas, savoir : 3 cas de nécrose, 8 de carie, 4 de carie et de nécrose réunies, et 3 d'exostoses. Sur ce nombre, il y a eu 1 malade de guéri, 11 de soulagés à des degrés divers, 4 qui n'ont obtenu aucun soulagement et 4 qui ont été aggravés.

Le plus souvent ces affections sont dues à une cause interne, au vice rhumatismal ou lymphatique, ou bien au virus siphilitique ; quelquefois cependant elles résultent de contusions, et dans ces cas, elles sont moins graves que dans le premier.

Pour obtenir un bon résultat des eaux, il est important de les administrer sous toutes les formes, afin de diminuer ou de neutraliser le vice interne qui y donne lieu ; les bains de piscine surtout, la boisson et les étuves, sont les parties sur lesquelles on doit insister ; il ne faut pas regarder à la durée du traitement, qui peut être de un à deux mois et doit être renouvelé pendant plusieurs années, suivant l'étendue et la profondeur du mal.

Peu à peu l'usage des eaux met fin à la maladie qui n'était pas encore épuisée ; les parties osseuses malades qui ne sont qu'engorgées ou hypertrophiées sans être désorganisées, reviennent à

leur état normal, tandis que les parties désorganisées ou mortes se circonscrivent, s'isolent,
s'usent, s'éliminent ; aussi voit-on en peu de
temps des séquestres s'échapper spontanément,
lorsqu'il s'agit de nécrose ; des malades m'en ont
montré qui avaient près de 5 centimètres de longueur sur 1 à 2 centimètres de largeur. Si dans la
carie les choses ne paraissent pas se passer de
la même manière, c'est que les parties morti-
fiées s'échappent par parcelles avec la suppuration qui entraîne avec elle une multitude de
petits séquestres imperceptibles.

Les eaux de Bagnols ont donc pour action de
faciliter la résolution et la résorption des exostoses celluleuses et qui n'ont pas encore acquis
une grande dureté, de limiter la nécrose et la
carie, de faciliter la séparation des parties mortes, d'abréger considérablement la durée de la
maladie et d'éviter aux malades des opérations
graves, douloureuses, et qui ne remédient pas au
vice interne. L'amélioration n'a pas toujours
lieu immédiatement, mais il est rare qu'elle ne
survienne pas après le départ. Pourvu qu'on ne
replace pas les malades dans les conditions qui
ont favorisé le développement du mal.

Rien n'empêche, comme je l'ai dit plus haut,
d'administrer, en même temps que les eaux, les
remèdes propres à aider leur action.

99 ᴏʙꜱᴇʀᴠᴀᴛɪᴏɴ. — *Nécrose du fémur.* — Jean-Baptiste Bergognon, 16 ans, à Saint-Laurent-de-Muret (Lozère), berger, constitution délicate, fut atteint, il y a six ans, après s'être mouillé les jambes en gardant son troupeau, de deux abcès froids à la cuisse droite près de l'aine. Les fistules qui en résultèrent guérirent après avoir suppuré longtemps, lorsque plusieurs fragments d'os eurent été expulsés. En 1854, vers le mois de mars, la maladie se porta sur la cuisse gauche, deux abcès se formèrent au niveau et en dehors du jarret, restèrent fistuleux, donnèrent issue à beaucoup de pus et amenèrent la rétraction de la jambe. Il vint à Bagnols le 8 juillet prendre les eaux sous toutes les formes. Le huitième jour, il sortit un os gros comme l'ongle du pouce ; aussitôt la flexion de la jambe se dissipa, et le douzième jour, il était presque guéri. Les fistules se fermèrent peu après son retour chez lui ; la jambe se redressa complètement et il cessa de boiter. Jusqu'à la fin de mars, il se porta très-bien, mais alors il lui survint une douleur dans les reins sans gonflement osseux. Cette douleur ayant persisté jusqu'au mois de juillet, il vint, le 10, prendre les eaux de Bagnols comme l'année précédente ; en moins de 12 jours, elle se dissipa et il partit bien portant.

100ᵉ ᴏʙꜱᴇʀᴠᴀᴛɪᴏɴ. — *Carie et nécrose de la partie inférieure du fémur.* — Jean P..., 14 ans, fils de propriétaire de la Lozère, tempérament lymphatique, constitution moyenne, était atteint, depuis un an, de carie et de nécrose au tiers inférieur du fémur, avec fistules et écoulement de pus. A diverses reprises, il était sorti des fragments d'os dont le plus gros avait trois centimètres de longueur. Mais ces os se détachaient lentement ; le genou était un peu saillant et la jambe légèrement fléchie. Il vint à Bagnols le 8 juillet 1854, pour y prendre les eaux sous toutes les formes. Pendant son séjour, il sortit trois fragments d'os longs de un à deux centimètres et minces, et beaucoup d'autres, gros comme une tête d'épingle. On les trouvait dans le linge avec le pus. Au départ, la suppuration était beaucoup moins abondante; un mois après son retour chez lui, les fistules se fermèrent et il fut guéri. A son retour, en 1855, la jambe était redressée, il ne boitait plus; toutes les anciennes fistules étaient fermées et il ne s'en était pas formé d'autres ; il prit les eaux pour consolider sa guérison.

104ᵉ OBSERVATION. — *Carie et nécrose des os du carpe de la main droite.* — Mlle Lucie B..., propriétaire de la Haute-Loire, 18 ans, tempérament lymphatique et constitution molle, portait des fistules à la main droite; elles avaient déjà donné issue à cinq morceaux d'os, dont deux étaient gros comme l'ongle du petit doigt. Lorsqu'elle vint à Bagnols, pour la première fois, en 1852, il y avait beaucoup de gonflement; elle les prit sous toutes les formes ; plusieurs fragments d'os sortirent pendant et après la prise des eaux, le gonflement diminua; elle revint en 1852, en éprouva encore de l'amélioration, mais il n'y eut pas guérison complète; enfin elle est revenue le 22 juillet 1854; elle a pris les eaux encore 15 jours. A son départ, il n'y avait plus de gonflement et seulement une fistule entretenue par quelques fragments osseux non encore détachés.

ART. IV.

Lésions traumatiques.

Les lésions traumatiques comprennent toutes les blessures faites par des instruments piquants, tranchants ou contondants.

Une grande partie de ces lésions ont déjà été étudiées aux articles suite d'entorses, de luxations et de fractures. Mais, il en existe d'autres qui n'ont pu être rangées sous ces trois chefs et que je réunis ici : telles sont certaines blessures qui guérissent, mais en laissant à leur suite des altérations qui rendent les malades estropiés et infirmes; et les plaies par armes à feu.

§ i. *Blessures.*

102ᵉ OBSERVATION. — *Coup de hache sur la partie interne du genou droit.—* **M. M...** (Pierre), propriétaire à Cousonel (Aveyron), tempérament lymphatique, constitution assez robuste, se donna un coup de hache sur la partie interne du genou droit, au mois de janvier 1855; la plaie était grande, profonde, et saigna beaucoup; elle ne fut cicatrisée qu'à la fin de mars, alors il put marcher sans boiter; mais s'étant beaucoup fatigué au mois de juin dernier, la douleur reparut, les muscles fléchisseurs se rétractèrent, la jambe se fléchit, devint plus courte et il fut obligé de prendre une béquille et un bâton pour marcher; il se rendit à Bagnols, le 25 août 1855, y prit les bains et la douche ordinaire pendant dix jours, termina son traitement par cinq douches fortes, et partit guéri.

103ᵉ OBSERVATION. — *Plaie pénétrante de l'articulation du genou droit.* — **M. C...** (Baptiste), 30 ans, propriétaire-cultivateur (Aveyron), constitution assez robuste, se donna, au commencement de décembre 1854, un coup de hache sur le genou droit en taillant un pieu; la plaie, dirigée en travers au niveau du bord supérieur de la rotule, coupa le tendon rotulien et pénétra dans l'articulation, il en sortit du sang mêlé de synovie. Ne se doutant pas de la gravité de sa blessure, il marcha pendant huit jours, mais alors il se manifesta des accidents formidables, qui l'obligèrent à garder le lit pendant trois mois et à marcher encore pendant trois mois avec des béquilles. Ce ne fut qu'à la fin de mai qu'il put sortir avec une canne. Lors de son arrivée à Bagnols, le 10 août 1855, il lui restait un gonflement des condyles du fémur et une grande raideur des ligaments latéraux et rotulien qui l'empêchaient de fléchir la jambe au-delà de l'angle droit.

M. C. prit les bains de piscine et la douche ordinaire pendant douze jours, termina son traitement par cinq douches fortes et partit très-amélioré; sa jambe était beaucoup plus forte et plus flexible et le genou avait diminué de volume.

104ᵉ OBSERVATION.—*Plaie pénétrante du genou gauche.*—Une femme étant tombée sur un morceau de bois pointu, celui-ci pénétra dans le genou gauche; il sortit de la plaie du sang mêlé d'une humeur visqueuse et limpide; après des accidents inflammatoires formidables, elle guérit en conservant la jambe fléchie sur la cuisse avec rétraction des muscles fléchisseurs et gonflement de l'articulation.

Les bains et les douches ordinaires de Bagnols en triomphèrent en vingt-deux jours; à son départ sa jambe était beaucoup plus forte et elle ne boitait presque plus.

§ II. *Plaies par armes à feu.*

Je range dans un article particulier les plaies par armes à feu, parce qu'elles constituent une espèce de plaies contuses à part, remarquables par leur extrême contusion, et que, d'après les auteurs qui ont écrit sur les eaux de Bagnols, elles passent pour avoir une grande puissance dans ces sortes de plaies; autrefois même, leur puissance était tellement connue des professeurs de la faculté de Montpellier, qu'ils les préféraient à celles de Barrèges. Prises en douches, elles activent la séparation et l'expulsion des esquilles, tarissent la suppuration et favorisent la cicatrisation des plaies, ou bien, elles assouplissent les cicatrices vicieuses, et font cesser les douleurs et les rétractions qui les accompagnent.

Bonnel de Labrageresse, dans sa dissertation, p. 65 et suivantes, rapporte plusieurs observations très-remarquables d'officiers généraux et autres qui, blessés grièvement à diverses batailles, y ont trouvé une guérison très-prompte. Telles sont les suivantes :

« 105ᵉ OBSERVATION.—*Blessures par armes à feu.* — Le chevalier de Saint-Sauveur, lieutenant-général, et le comte de Château-Neuf, qui furent tous deux blessés grièvement, en 1745, à la bataille de Fontenoy, l'un au coude du côté droit et l'autre à une cuisse où un morceau de drap, entraîné par la balle, resta emprisonné après la cicatrisation, furent envoyés à Bagnols par les médecins de la faculté de Montpellier, alors très-célèbre, pour y prendre les bains et la douche ; cette dernière assouplit la cicatrice, rouvrit les plaies de ces guerriers distingués, procura l'expulsion du morceau de drap et redonna aux membres la souplesse et la flexibilité dont ils étaient privés depuis plus d'un an.

« 106ᵉ OBSERVATION.— *Plaie par arme à feu de l'articulation du genou droit.* — M. de Verrac, capitaine au régiment d'Auvergne, ayant eu, en 1760, le genou droit traversé de part en part par une balle, conserva beaucoup de raideur et de grosseur à cette partie qui était ankylosée, et une flexion considérable de la jambe. Deux ans après, il se rendit à Montpellier où, de six médecins ou chirurgiens qu'il consulta, deux opinèrent pour la douche de Barrèges et quatre pour celle de Bagnols. Suivant l'avis de la majorité, M. de Verrac s'y

rendit dans le plus triste état, marchant avec des béquilles, le genou fort gros et la jambe très-fléchie.
Après quelques douches, la tumeur du genou se dissipa
et la jambe put être redressée et fléchie. Il quitta ses
béquilles, au bout de 15 jours, tout était rentré dans
l'ordre naturel; le genou avait repris sa grosseur naturelle, sa souplesse et sa liberté dans les mouvements;
la jambe était complètement redressée, assez forte
pour le soutenir et même lui permettre de danser; il
revint l'année suivante, sans besoin, et uniquement
par reconnaissance. »

107e OBSERVATION. — *Plaie par arme à feu à la
partie interne de la cuisse droite.* — M. B..., lieutenant
d'infanterie au 39e de ligne, me fut adressé par M. Mu-
tru, médecin de Nîmes.

Ce jeune homme, âgé de 28 ans, d'un tempérament
sanguin et d'une constitution robuste, étant dans une
tranchée devant Sébastopol, au mois de janvier 1855,
reçut un coup de feu dans la cuisse gauche; la balle
frappa vers la partie moyenne et postérieure de la
cuisse et vint ressortir un peu au-dessous de sa partie
antérieure et moyenne, en contournant le côté interne
du fémur. On ignore si la balle a passé devant ou derrière l'artère et les vaisseaux cruraux. Le projectile, ayant
entraîné avec lui des morceaux d'étoffe du pantalon ou
du caleçon, la suppuration s'est trouvée entretenue
longtemps par ces corps étrangers; cependant six semaines ou deux mois après, la cicatrice était complète ;
mais il restait beaucoup de raideur, la jambe ne pouvait
être entièrement redressée, et M. B... était obligé de

marcher avec une canne. Depuis le mois de mars jusqu'au 20 juillet, époque de son arrivée à Bagnols, il n'y avait pas eu beaucoup d'amélioration. Il portait encore un engorgement notable de la partie inférieure de la cuisse et du genou, qui était faible et ne pouvait supporter le poids du corps; la jambe, légèrement fléchie sur la cuisse, n'exerçait que des mouvements très-peu étendus dans le sens de la flexion et de l'extension ; aussi, M. B... éprouvait-il beaucoup de peine et de douleur, soit pour monter, soit pour descendre un escalier et ne pouvait-il marcher qu'en s'appuyant sur une canne.

M. B... prit des bains particuliers de trois quarts d'heure et la douche forte, d'abord en arrosoir, puis à jet plein, pendant neuf jours seulement, parce que des battements de cœur, déterminés par une endocardite avec dilatation de l'oreillette gauche, s'opposèrent à ce qu'il pût entrer dans la piscine et continuer plus longtemps; néanmoins, il éprouvait déjà une grande amélioration dans sa blessure, amélioration qui s'accrut rapidement après le départ, ainsi que me l'a écrit son médecin.

En traitant des paralysies (p. 305), j'ai rapporté une autre histoire de plaie d'armes à feu, très-intéressante, et qui s'est beaucoup améliorée sous l'influence des eaux de Bagnols.

CHAPITRE XIV.

ULCÈRES OU PLAIES CHRONIQUES.

La plupart des plaies chroniques qu'on désigne sous le nom d'ulcères, éprouvent d'excellents effets des eaux de Bagnols; la douche change leur mode de vitalité, et l'on est tout étonné, après l'avoir employée pendant quelques jours, de voir des ulcères indolents, existant depuis une ou plusieurs années, reprendre vie, donner issue à une suppuration de bonne nature; puis se déterger, changer de forme, se rétrécir et se cicatriser rapidement; elles facilitent la fonte des callosités, assouplissent les parties indurées, favorisent le développement des bourgeons charnus de bonne nature, et les ramènent à l'état de plaies simples. La cicatrisation s'opère souvent sur place, et lorsqu'elle ne s'y opère pas, elle s'y prépare.

Lorsque les ulcères ne sont pas entretenus par un vice interne, les bains et les douches suffisent; mais, lorsqu'il y a complication de vice interne, il faut y joindre les eaux en boisson et quelques étuves.

Voici quelques observations d'ulcères :

108ᵉ OBSERVATION. — *Ulcère sur le dos du pied droit.* — M. P..., propriétaire dans le canton de Ruines (Cantal), tempérament sanguin, constitution vigoureuse, fut atteint, il y a trois ans, d'une grosseur toute noire sur le dos du pied droit au niveau des deux derniers orteils. Cette grosseur s'est ouverte et a donné issue à du sang noir; pendant l'existence de cette tumeur, il éprouvait des douleurs très-vives dans toute la jambe, les reins et les épaules; il éprouvait des tournements de tête et des bourdonnements d'oreille. Lorsqu'il vint à Bagnols, en 1853, il marchait avec un bâton et boitait de la jambe du côté malade; il prit les eaux sous toutes les formes, pendant 15 jours, et se trouva fort amélioré au départ. De retour chez lui, l'amélioration a tellement augmenté qu'aujourd'hui, 4 juillet 1854, époque de son retour à Bagnols, il ne boite plus et que l'ulcère est en partie cicatrisé. M. P... a suivi le même traitement que l'année précédente, pendant 15 jours, et s'est trouvé presque guéri de son ulcère au départ.

109ᵉ OBSERVATION. — *Ulcères lymphatiques aux jambes.* — Mme T..., propriétaire dans le Gard, tempérament lymphatique, constitution robuste, eut les jambes très-enflées pendant une grossesse; après l'accouchement, l'enflure persista à un moindre degré; le soir surtout elles étaient plus enflées que le matin et conservaient l'empreinte des doigts lorsqu'on les pressait. A la suite de vives démangeaisons, la peau, très-amincie, s'ouvrit en plusieurs points, entre les malléoles et le genou et laissa échapper une abondante quantité d'eau rousse qui imbibait plusieurs linges par jour. Malgré les remèdes employés, ces ulcères ne guérissaient pas; ils faisaient beaucoup souffrir Mme T... et s'opposaient à ce qu'elle pût marcher et vaquer à ses occupations; cet état durait depuis 18 mois, lorsqu'elle vint à Bagnols au mois de juillet 1854; trois journées de voiture l'avaient beaucoup fatiguée et avaient beaucoup augmenté l'enflure des jambes qui s'élevait jusqu'au dessus du genou. Ces ulcères, situés entre les malléoles et le mollet, donnaient issue à une eau rousse et à un pus clair et mal lié, étaient un peu rouges et entourés de quelques croûtes analogues à celles de l'impétigo, ce qui l'obligeait à se gratter. La matrice, explorée par l'hypogastre, était plus volumineuse qu'à l'état normal et donnait lieu à un flux leucorrhéique assez abondant. Il y avait, à gauche surtout, des glandes engorgées dans la fosse iliaque. Les ulcères étaient très-douloureux, et Mme T... avait peine à marcher. Pendant trois jours, elle prit des bains particuliers; à dater du quatrième, elle pénétra dans la piscine et prit les eaux sous toutes les formes; elle transpira beaucoup; j'établis une compression modérée sur ses jambes avec des bandes de flanelle; au bout de huit jours, les jambes étaient dégorgées, les croûtes tombées et les ulcères détergés et indolents. Mme T... pouvait faire, sans fatigue, des courses plus longues que celles qu'elle avait faites depuis deux ans. L'appétit, le sommeil et les forces étaient revenus. Après le quinzième jour, ces ulcères étaient cicatrisés; les jambes ne

donnaient plus, il n'y avait plus ni douleurs ni fatigues ;
enfin les ganglions de la fosse iliaque gauche étaient
fort diminués. La guérison s'est soutenue et une seconde
saison n'a pas été nécessaire pour la consolider.

110ᵉ OBSERVATION. — *Ulcères variqueux.* — Un
paysan de la Lozère portait, depuis plusieurs années, des
ulcères variqueux aux deux jambes. De temps en temps,
il éprouvait, par ces ulcères, des pertes de sang assez
considérables. Lorsqu'il arriva à Bagnols, en 1854, leurs
bords étaient durs et calleux ; ils donnaient issue à un
pus séreux mêlé d'un peu de sang ; il prit les eaux sous
toutes les formes. En quelques jours, les bords des ulcères se dégorgèrent et s'affaissèrent presqu'au niveau
du fond des plaies qui se couvrirent de bourgeons charnus et furent presque cicatrisés en trois semaines. L'année fut bien meilleure que les précédentes. Il est revenu
en 1855 terminer sa guérison, qui a eu lieu au bout de
15 jours.

. Un autre malade, dont j'ai rapporté l'observation,
page 149, portait, depuis 18 mois, une ulcération à la
jambe droite, survenue, disait-il, pour avoir appliqué un
vésicatoire, et s'est trouvé bien guéri en trois semaines.

CHAPITRE XV.

MALADIES DES YEUX, DES OREILLES ET DU NEZ.

ARTICLE PREMIER.

Maladies des yeux.

M. le docteur Caillat a publié un travail inté-
ressant sur l'action des eaux sulfureuses dans les
maladies des yeux ; je devais donc chercher à ex-
périmenter les eaux de Bagnols contre quelques-
unes de ces maladies. Je me trouvai parfaitement
placé pour cela, car, les ophtalmies en général,
et principalement les ophtalmies scrofuleuses ou
lymphatiques et les blépharites diverses, sont
très-communes chez les habitants du village de
Bagnols, qui ne font d'autres remèdes que de se
laver plusieurs fois par jour les yeux avec l'eau
minérale, et d'en boire quelques verres le matin à
jeun ; et cependant, malgré l'état de pauvreté

dans lequel la plupart d'entre eux vivent, la mauvaise nourriture dont ils font usage, et leur tempérament lymphatique, on n'observe que très-rarement chez eux, des taches sur les cornées, relativement au nombre des malades ; mais seulement des paupières rouges, éraillées et déformées par la chronicité de la maladie.

§ I. *Tumeurs et fistules lacrymales.*

Les tumeurs lacrymales qui dépendent de l'engorgement de la membrane muqueuse qui tapisse le sac et le canal lacrymal, et les fistules lacrymales qui leur succèdent, de même que celles qui résultent de la carie de l'os unguis, guérissent ou s'améliorent considérablement à Bagnols.

En voici deux observations :

111ᵉ OBSERVATION. — *Tumeur lacrymale produite par le rétrécissement du canal nasal.*— Léopold C., 8 ans 1[2, fils de propriétaire du Gard, tempérament lymphatique, constitution très-robuste, me fut adressé par le docteur Martin. Depuis dix-huit mois, cet enfant était affecté d'une blépharite de la paupière inférieure gauche et d'une tumeur lacrymale dépendant d'un rétrécissement du canal correspondant, par engorgement lymphatique de la membrane muqueuse. En pressant la tumeur avec le doigt, on faisait sortir, par le point lacrymal inférieur, surtout le matin, une humeur blanche et muqueuse, la narine était sèche. Léopold C. prit les eaux pendant quinze jours en bains de piscine, en douche sur l'œil, la tumeur et le nez, en boisson, en étuves, y tint appliqués toute la journée et toute la nuit des linges imbibés d'eau thermale et la renifla à plusieurs reprises dans la journée; il y avait déjà de l'amélioration au départ, mais la guérison s'est achevée après son retour chez lui.

112ᵉ OBSERVATION.—M. D., 35 ans, propriétaire-cultivateur dans le Gard, tempérament lymphatique, constitution moyenne, portait une fistule lacrymale du côté droit depuis trois ans; il se rendit à Bagnols, au mois de juillet 1854, un stylet introduit par l'orifice supérieur de la fistule parvenait sur l'os unguis qui était ramolli, friable et carié, un cathéter introduit par l'orifice inférieur pénétrait avec peine dans le canal nasal et indiquait qu'il était le siége d'un rétrécissement très-notable.

Les eaux prises sous toutes les formes pendant trois semaines, en injections par l'orifice supérieur et en reniflement par le nez, produisirent une amélioration considérable. L'amélioration augmenta encore dans le courant de l'année. A son retour, en 1855, il me dit qu'il était sorti par l'orifice supérieur de petits fragments d'os irréguliers gros comme de petits morceaux d'ongles, et qu'à dater de ce moment l'orifice supérieur s'était beaucoup rétréci et que la narine était devenue humide.

Une nouvelle saison de 15 jours, que M. D. a passée à Bagnols en 1855, en facilitant le détachement de quelques fragments osseux cariés ou nécrosés amènera certainement une guérison complète.

ART. II.

Surdité.

Cette infirmité guérit très-souvent à Bagnols, mais elle dépend de trop de causes diverses pour pouvoir espérer de guérir dans tous les cas. Je vais indiquer ceux dans lesquels les eaux peuvent être employées avec succès.

1° *Surdité par lésion du conduit auditif externe*. C'est la plus fréquente ; elle tient presque toujours au vice herpétique, à l'herpès auricularis ou au vice lymphatique ; la membrane qui tapisse le conduit se gonfle et sécrète une quantité considérable de matière cérumineuse qui se concrète, devient dure, compacte, et remplit tout le conduit auditif jusqu'à la membrane du tympan.

Ici, la première chose à faire est d'enlever ces matières avec une curette (j'en ai une fois retiré des deux oreilles d'un malade jusqu'à 15 grammes); mais il n'est pas nécessaire d'enlever tout, car, pour extraire les parties les plus profondes qui sont adhérentes, le malade éprouve beaucoup de douleur; la curette râcle les cellules mastoïdiennes qui sont à nu, n'amène plus que des substances purulentes et sanguinolentes, et fait éprouver à la membrane du tympan des tiraillements très-douloureux, tandis que les injections émollientes et les petites douches sur les oreilles, suffisent pour dissoudre et détacher ce qui reste; alors, sous l'influence des bains de piscine, des étuves et de l'eau en boisson, la maladie déterminante disparaît, et celle du conduit auditif, qui n'a plus de raison d'être, guérit ainsi que la surdité.

Dans cette circonstance, des injections iodées composées de 15 grammes d'eau ordinaire, 5 grammes de teinture d'iode et 1 gramme d'iodure de potassium, produisent un effet excellent.

Si la membrane du tympan et celle qui tapisse le conduit auditif externe sont très-épaissies, de manière que ce conduit soit très-rétréci et que la membrane du tympan ait perdu une partie de son ressort, le traitement sera plus long, plus difficile, et moins certain.

Lorsque la maladie s'est étendue jusqu'à l'oreille moyenne et que la membrane du tympan et la chaîne des osselets ont été détruites par le pus, la surdité est incurable.

2° *Surdité par lésion de la trompe d'Eustache.* C'est toujours l'engorgement de la muqueuse qui tapisse cette trompe, ou son engouement par des matières muqueuses qu'elle sécrète qui amène cette surdité. Ici, les eaux prises sous toutes les formes, en guérissant l'engorgement de la trompe, guérissent la surdité, à moins qu'il ne soit de cause syphilitique, cas auquel les eaux mettent souvent la cause en évidence par une éruption caractéristique qui indique le traitement à suivre. Il est quelquefois utile de sonder en même temps la trompe d'eustache, d'y pratiquer des injections, et quelques cautérisations avec le nitrate d'argent; c'est là une affaire d'appréciation de la part du médecin traitant.

3° *Surdité par lésion de l'oreille moyenne.* Cette surdité est bien plus longue et plus difficile à guérir que celle qui tient aux deux causes précédentes, parce qu'il n'est pas aussi facile d'apprécier et d'atteindre celle qui y donne lieu. Cependant, s'il existait concurremment des douleurs rhumatismales dans d'autres parties du corps, quelque trace de vice herpétique sur la peau, ou bien un tempérament lymphatique très-prononcé, il ne faudrait pas hésiter à prescrire l'usage des eaux, car en détruisant la cause, elles pourraient guérir la surdité.

4° Enfin, si la surdité est causée par la paralysie du nerf acoustique et si cette paralysie tient à la compression de ces nerfs, soit par le gonflement des os de la muqueuse, ou par du sang épanché, ce qu'il est toujours difficile d'apprécier, et si la surdité n'existe pas depuis trop longtemps, les eaux de Bagnols auront chance de guérir la maladie. Mais si la paralysie est essentielle et indépendante de toutes ces causes, elles n'exerceront aucun effet sur la surdité.

113 OBSERVATION.— *Surdité par engorgement des trompes d'Eustache.*—M. Armand D., 36 ans, propriétaire dans la Haute-Loire, tempérament lymphatique, constitution assez robuste, fut atteint, il y a cinq ans, d'une surdité incomplète due au vice herpétique qui s'était portée sur le gosier et sur le conduit auditif externe; avant sa manifestation il avait eu mal à la gorge et ses oreilles avaient suinté. Malgré divers remèdes cette surdité s'était accrue, et à son arrivée à Bagnols, le 6 août 1854, il fallut crier très haut pour le faire entendre. Le fond de la gorge était rouge et gonflé, le conduit auditif était aussi engorgé, rempli de pellicules épidermiques et l'engorgement s'étendait jusqu'à la membrane du tympan qu'on découvrait avec le spéculum. M. D. avait aussi des douleurs rhumatismales dans diverses parties du corps; le cathétérisme des trompes produisit un excellent effet, et les eaux prises sous toutes les formes, plus en gargarismes, et en injections dans les oreilles lui rendirent la faculté d'entendre en trois semaines.

114e OBSERVATION.—*Surdité par engorgement herpétique du conduit auditif externe.* — François S.

33 ans, berger à Marcillac (Aveyron), tempérament lymphatico-nerveux, constitution bilieuse, vint à Bagnols, en 1854; il était atteint d'une surdité qui avait commencé six ou sept ans auparavant; elle avait augmenté peu à peu, et était arrivée au point qu'il n'entendait plus qu'en criant très-haut; l'examen des conduits auditifs externes y démontrait la présence de croûtes qui les rétrécissaient et augmentaient l'épaisseur de la membrane du tympan; S. prit les eaux sous toutes les formes, pendant quinze jours et partit très-amélioré.

115ᵉ OBSERVATION. — *Surdité herpétique avec abondante sécrétion de cérumen.*—M. P. (voy. obs. 107), outre l'ulcère qu'il portait sur le dos du pied droit, était atteint de surdité; en examinant ses oreilles, je trouvai que les conduits auditifs étaient remplis d'une matière cérumineuse; je réussis à en extraire de chaque oreille un plein dé à coudre, je m'arrêtai lorsque la curette ramena un peu de sang; à dater de ce moment, il entendit bien, les eaux prises sous toutes les formes, guérirent la maladie herpétique qui avait produit la sécrétion et la surdité ne reparut plus.

Dans ces cas, l'extraction de la matière suffit souvent pour guérir la surdité sans l'intervention des eaux.

ART. 3.

Ozène.

L'ozène ou *punaisie* est le nom qu'on donne aux ulcères et à quelques affections des fosses

nasales lorsqu'il s'en exhale une odeur très fétide.
Telle est la définition donnée par M. Lagneau
(Dictionn. de méd. 2ᵉ édit.) L'ozène n'est donc
qu'un symptôme de maladies très diverses siégeant dans les fosses nasales; ce symptôme est
l'odeur fétide que l'air acquiert en les traversant.

L'ozène peut dépendre : 1° de lésions qui
affectent la membrane muqueuse; 2° de maladies
des os qui concourent à former les fosses nasales ;
3° des vices de conformation des fosses nasales.

1° L'ozène qui succède aux lésions de la muqueuse nasale peut tenir à un simple épaississe-
ment de la membrane pituitaire, qui diminue la
largeur des fosses nasales et des narines ; à des
ulcérations chroniques de la membrane de Schneider ; ou bien à l'ulcération scrofuleuse, cancé-
reuse, scorbutique et syphilitique de cette membrane.

L'odeur qu'exhalent les malades est fade, nau-
séabonde et infecte ou bien cadavéreuse, ou semblable à celle de la punaise, d'où résulte le nom
de punais donné aux personnes atteintes de cette
maladie.

Il est souvent très-important de reconnaître la
cause de l'ozène, pour constater s'il tient à des
ulcères de la muqueuse ; comme ces ulcères sont
placés très-haut et ne peuvent être aperçus, on
se sert du crochet mousse de M. Cazenave. En

arrivant sur les ulcères, le crochet s'arrête sur leurs bords et cause de la douleur. — Dans l'ozène *syphilitique*, l'odeur est encore plus fétide que dans les autres cas et il y a ordinairement des ulcères dans la gorge ou dans la bouche, ou des syphilides sur la peau.

2º L'ozène qui dépend de la carie des os qui concourent à former les fosses nasales s'accompagne des mêmes symptômes que le précédent ; la muqueuse nasale s'ulcère pour laisser passer le pus de la carie et dure autant que cette dernière maladie.

3º L'ozène symptômatique de vices de conformation des fosses nasales se rencontre assez souvent chez les personnes dont le nez est écrasé ; dans ce cas, les matières sécrétées acquièrent une mauvaise odeur par suite du séjour trop prolongé qu'elles font dans le nez.

Cette dernière espèce est incurable ; elle tient à un vice d'organisation qui ne peut être que pallié à l'aide d'une extrême propreté et d'agents qui décomposent la matière sécrétée.

Mais les deux premières espèces sont généralement considérées sinon comme incurables, du moins comme très difficiles à guérir par les moyens ordinaires; ici, c'est encore les eaux minérales qui offrent les ressources les plus précieuses. Les eaux sulfureuses, et surtout celles qui ont pour principe sulfureux le gaz acide hydro-sulfurique comme à Bagnols, sont celles qu'on doit préférer, parce que leur principe actif, entraîné avec l'air dans l'acte de la respiration se porte directement sur le|mal, et le modifie. Les eaux doivent être employées sous toutes les formes ; les bains, les étuves et la boisson modifient la composition du sang lorsque la maladie est due aux vices herpétique ou lymphatique, et les neutralisent ; les douches sur la racine du nez et sur le front diminuent la sécrétion, ou favorisent l'expulsion des portions d'os cariés ou nécrosés; l'eau reniflée agit directement sur les parties malades.

On doit préférer les bains de piscine parce que l'eau contient plus de gaz acide hydro-sulfurique.

Le temps qu'il faut pour guérir l'ozène est généralement plus long que pour d'autres maladies ; trois semaines ou un mois chaque fois, et deux ans au moins sont nécessaires ; la première année la maladie est plus ou moins améliorée et la seconde elle diminue beaucoup, ou guérit entièrement.

116e OBSERVATION. — *Ozène pouvant se rattacher aux scrofules.* — Un jeune paysan de l'Ardèche, âgé de 23 ans, tempérament lymphatique, constitution assez robuste, se rendit à Bagnols, au mois de juillet 1854, pour se guérir d'une toux accompagnée de cra-

chats muqueux surtout le matin et d'une sécrétion
nasale qui avait une très-mauvaise odeur. Cet état,
qui existait depuis trois ans, avait été combattu par des
injections, des fumigations et une série de remèdes qui
n'avaient pas produit de résultats avantageux. Le crochet mousse me fit découvrir, dans la partie supérieure des fosses nasales, des ulcérations douloureuses
et saignantes que je considérai comme de nature scrofuleuse parce que le malade portait, en même temps,
quelques engorgements ganglionaires et des cicatrices
inégales sous les angles des mâchoires. Il prit les eaux
sous toutes les formes et transpira beaucoup. Plusieurs
fois par jour, il en reniflait. Pendant son séjour, je le
cautérisai cinq fois avec la pierre infernale que je di-
rigeai, à travers une canule, jusqu'à la partie supérieure
des fosses nasales; enfin, il prit chaque jour trois à
quatre prises de poudre composée de calomel de sucre
et d'oxide rouge de mercure. Après trois semaines, il
se trouva très-amélioré, mais point guéri. Après son
départ, il se trouva mieux pendant quelque temps;
mais dans l'hiver, il contracta un nouveau rhume de
poitrine, accompagné de coryza, et d'une sécrétion
muqueuse abondante; les matières sécrétées par la membrane de Schneider avaient bien encore une mauvaise
odeur, mais qui n'était pas comparable à celle qu'elles
avaient l'année précédente. Dans l'été de 1855, il revint à Bagnols suivre un nouveau traitement. Alors,
les matières sécrétées étaient peu abondantes et leur
odeur considérablement diminuée; l'exploration avec
le crochet ne produisit pas d'écoulement de sang et
pour ainsi dire pas de douleurs. Néanmoins, je joignis

au traitement par les eaux quelques cautérisations avec le nitrate d'argent. Après trois semaines, il partit dans un état très-satisfaisant.

117ᵉ OBSERVATION. *d'Ozène pouvant se ratta-cher à une affection herpétique.* — Au mois d'août 1854, une jeune personne de 17 ans, me fut adressée à Bagnols par deux des plus célèbres médecins de Paris, MM. Chaumel et Blache. Cette jeune personne, âgée de 19 ans, charmante sous tous les rapports et appartenant à une excellente famille, était malheu-reusement atteinte d'*ozène*. Habituellement, elle s'en-rhumait facilement et fréquemment; mais depuis deux ans surtout, elle était atteinte d'une sécrétion catarrhale qui l'obligeait à expulser chaque jour une vingtaine de crachats verts et épais comme de petites huîtres ; en outre, elle mouchait beaucoup, la matière sécrétée par les fosses nasales ressemblait à celle des crachats et laissait exhaler, malgré la grande propreté dont elle usait, une mauvaise odeur analogue à celle de l'ozène. La maladie avait été caractérisée par les deux médecins de Paris, de bronchorrée et d'ozène, sous la dépendance d'une affection herpétique répan-due sur la muqueuse noso-bronchique.

Un nouvel examen de la poitrine ne me fit rien dé-couvrir de plus; Mlle .... prit deux bains particuliers pour se préparer, puis elle prit les bains de piscine et les étuves, but l'eau thermale et renifla l'eau plusieurs fois par jour. Pendant son séjour, qui dura dix-sept à dix-huit jours, elle transpira beaucoup, l'expectora-tion et la sécrétion des fosses nasales diminuèrent en proportion, l'odeur était moins mauvaise et il y avait, sous tous les rapports, une amélioration très-notable; une seconde saison aux eaux de Bagnols me paraît devoir modifier encore avantageusement cet état et susceptible d'en amener la guérison.

Je pourrais encore alonger beaucoup ce volume, car je ne manque pas d'observations sur divers objets que j'ai passés sous silence ; mais mon principal but en l'écrivant a moins été de faire une excursion dans la pathologie entière que de mettre en relief, par des observations appropriées, les formes principales des maladies dans lesquelles les eaux de Bagnols m'ont paru avoir le plus de chances d'être appliquées avec succès , et de donner aux malades qui les fréquentent des conseils sur la manière dont ils doivent en user.

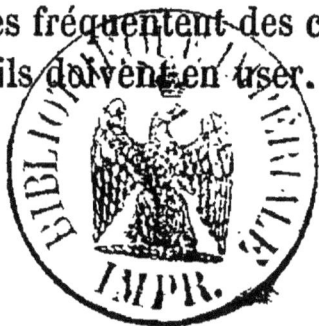

FIN.

TABLE DES MATIÈRES.

———

CHAPITRE II.

CHAPITRE III.

DEUXIÈME PARTIE.

CHAPITRE PREMIER.

CHAPITRE II.

CHAPITRE III.

CHAPITRE IV.

CHAPITRE XI.

CHAPITRE XII.

CHAPITRE XIII.

CHAPITRE XIV.

CHAPITRE XV.

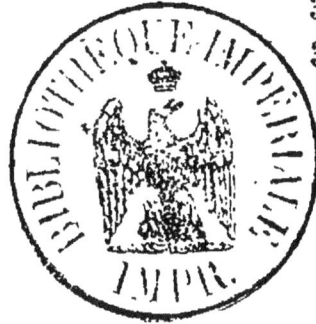

Angoulême, Imp. Girard et Joly.

.

www.ingramcontent.com/pod-product-compliance
Lightning Source LLC
Chambersburg PA
CBHW060956220326
41599CB00023B/3733